国家级一流本科专业建设项目配套教材
国家级一流本科课程建设项目配套教材
安徽省高等学校"十三五"省级规划教材

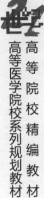

21世纪高等院校精编教材
高等医学院校系列规划教材

临床流行病学

（第2版）

叶冬青　姚应水◎主编

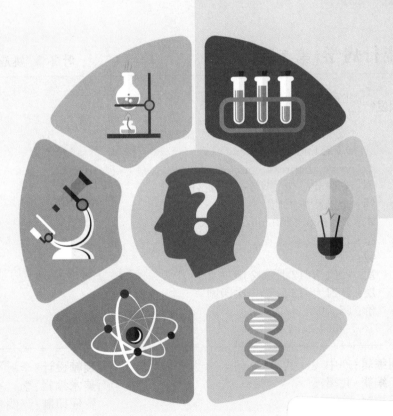

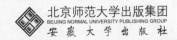

图书在版编目(CIP)数据

临床流行病学/叶冬青,姚应水主编.—2版.—合肥:安徽大学出版社,2021.12
高等学校规划教材.公共卫生系列
ISBN 978-7-5664-2354-2

Ⅰ.①临… Ⅱ.①叶…②姚… Ⅲ.①临床流行病学－高等学校－教材
Ⅳ.①R181.3

中国版本图书馆 CIP 数据核字(2022)第 000451 号

临床流行病学(第 2 版)

叶冬青 姚应水 主编

出版发行：	北京师范大学出版集团 安 徽 大 学 出 版 社 (安徽省合肥市肥西路 3 号 邮编 230039) www.bnupg.com.cn www.ahupress.com.cn
印　　刷：	安徽昶颉包装印务有限责任公司
经　　销：	全国新华书店
开　　本：	184 mm×260 mm
印　　张：	16.75
字　　数：	319 千字
版　　次：	2021 年 12 月第 2 版
印　　次：	2021 年 12 月第 1 次印刷
定　　价：	55.00 元

ISBN 978-7-5664-2354-2

策划编辑：	刘中飞　武溪溪	**装帧设计：**	李　军
责任编辑：	武溪溪	**美术编辑：**	李　军
责任校对：	陈玉婷	**责任印制：**	赵明炎

版权所有　侵权必究

反盗版、侵权举报电话：0551－65106311
外埠邮购电话：0551－65107716
本书如有印装质量问题,请与印制管理部联系调换。
印制管理部电话：0551－65106311

本书编委会

主　编　叶冬青　姚应水

副主编　范引光　袁　慧

编　者　（以姓氏笔画为序）

叶冬青　孙业桓　芈　静　苏　虹
李　静　杨林胜　冷瑞雪　张志华
张秀军　陈　燕　范引光　姚应水
袁　慧　黄　芬　常微微

秘　书　冷瑞雪

前　言

临床流行病学是一门研究临床医学的方法学。通过引入现代流行病学和医学统计学的基础理论和方法，将其应用于临床实践，从而发现和解决临床问题。临床流行病学强调临床研究中严谨的设计、测量和评价，从患者群体的角度出发，研究疾病的病因及其影响因素、临床诊断、治疗和预后评估等，为临床决策提供科学依据。临床流行病学的兴起深化了人们对疾病发生、发展和转归的整体认识，对于提高临床医学研究水平、改善临床实践工作具有重要的指导作用，极大地推动了临床医学的发展，为临床医学界所瞩目。

《临床流行病学(第2版)》一书根据当前深化教育改革和发展高等医学教育的实际需要进行编写。全书共13章，以临床流行病学研究全过程的基本知识和方法为主线，贯穿了临床流行病学的原则、理念及其应用；主要内容包括临床流行病学概述、临床问题与临床研究问题的构建、临床流行病学常用的测量指标、临床科研常用设计方案、疾病病因与危险因素研究和评价、诊断试验设计与评价、治疗性研究与评价、临床依从性评价、疾病预后研究与评价、临床科研资料的整理与分析、临床科研中常见的偏倚及其控制、循证医学、临床科研文献的评价等。

本书在编写过程中重视系统性、规范性、先进性和新颖性。围绕临床流行病学课程体系和结构要求，按照适宜、实用、可操作等原则来组织编写；在突出"三基"(基本理论、基本知识和基本技能)的基础上，进一步突出思想性、科学性和适用性的教材要求，提高医学相关从业人员对临床医学新问题的认识和应对能力。本书可作为高等医学院校本科生、研究生的教科书，也适用于一线的医疗、疾病防控、卫生监督、教学和保健人员作为工具书参考阅读。

由于临床流行病学的学科发展迅速，知识更新较快，加之编者水平有限和编写时间仓促，书中的错误和缺点在所难免，敬请读者批评指正，以使我们在今后的教材修订中予以改正和完善。

叶冬青　姚应水
2021年6月

目 录

第一章 临床流行病学概述 ······································· 1
    第一节 临床流行病学发展概况 ······································· 1
    第二节 临床流行病学的定义和特点 ································· 3
    第三节 临床流行病学的主要研究内容 ······························ 5
    第四节 临床流行病学的研究方法 ··································· 7
    第五节 临床流行病学的展望 ······································· 12

第二章 临床问题与临床研究问题的构建 ···························· 15
    第一节 概述 ··· 15
    第二节 临床研究问题的构建 ······································· 17
    第三节 临床研究问题的提出 ······································· 24

第三章 临床流行病学常用的测量指标 ······························· 29
    第一节 比、比例与率 ··· 29
    第二节 疾病频率的测量指标 ······································· 30
    第三节 死亡频率的测量指标 ······································· 38
    第四节 生命质量的测量指标 ······································· 40

第四章 临床科研常用设计方案 ·· 50
    第一节 概述 ··· 50
    第二节 描述性研究 ··· 52
    第三节 分析性研究 ··· 62

第五章 疾病病因与危险因素研究和评价 ··························· 86
    第一节 疾病病因与危险因素研究的意义 ························· 86

第二节　疾病病因与危险因素研究的基本概念 …………………… 87
　　第三节　疾病病因与危险因素研究的基本过程和方法 …………… 95
　　第四节　疾病病因与危险因素研究的评价原则 …………………… 103

第六章　诊断试验设计与评价 ………………………………………… 108

　　第一节　概述 ………………………………………………………… 108
　　第二节　诊断试验设计 ……………………………………………… 109
　　第三节　诊断试验评价 ……………………………………………… 111
　　第四节　确定诊断试验界值 ………………………………………… 117
　　第五节　提高诊断试验效率的方法 ………………………………… 120

第七章　治疗性研究与评价 …………………………………………… 123

　　第一节　概述 ………………………………………………………… 123
　　第二节　治疗性研究的设计 ………………………………………… 126
　　第三节　影响治疗性研究的常见因素及其控制 …………………… 145
　　第四节　治疗性研究的评价原则 …………………………………… 147

第八章　临床依从性评价 ……………………………………………… 151

　　第一节　概述 ………………………………………………………… 151
　　第二节　临床依从性的评价 ………………………………………… 156
　　第三节　临床依从性的预测 ………………………………………… 161

第九章　疾病预后研究与评价 ………………………………………… 165

　　第一节　概述 ………………………………………………………… 165
　　第二节　疾病预后研究的影响因素 ………………………………… 169
　　第三节　疾病预后研究的方法 ……………………………………… 173
　　第四节　疾病预后的判断 …………………………………………… 176
　　第五节　疾病预后研究中的常见偏倚及其控制 …………………… 181
　　第六节　疾病预后研究的评价原则 ………………………………… 184

第十章　临床科研资料的整理与分析 ………………………………… 188

　　第一节　临床科研资料的整理 ……………………………………… 188
　　第二节　统计分析方法的选择策略 ………………………………… 193

第十一章 临床科研中常见的偏倚及其控制 197

第一节 概述 197
第二节 选择偏倚 201
第三节 信息偏倚 208
第四节 混杂偏倚 212

第十二章 循证医学 218

第一节 循证医学概述 218
第二节 系统综述 222
第三节 Cochrane 协作网 232

第十三章 临床科研文献的评价 238

第一节 临床科研文献评价的重要性 238
第二节 临床科研文献评价的主要内容与基本步骤 241

参考文献 255

第一章 临床流行病学概述

临床流行病学(clinical epidemiology, CE)是一门研究临床医学的方法学(methodology),也是临床医学与流行病学结合的产物。通过引入现代流行病学和生物统计学的基础理论和方法,将其应用于临床实践,从而发现和解决临床问题。临床流行病学强调严谨的临床研究中的设计、测量和评价,从患者群体的角度出发,研究疾病的病因及其影响因素、临床诊断、治疗和预后评估等,为临床决策提供科学的依据。临床流行病学作为一门多学科相互渗透、相互结合而发展起来的新兴学科,它是临床科研中的方法学,也是临床医生必须掌握的基础学科。临床流行病学的兴起,深化了人们对疾病发生、发展和转归的整体认识,对于提高临床医学研究水平、改善临床实践工作具有重要的指导作用,极大地推动了临床医学的发展,为临床医学界所瞩目。

第一节 临床流行病学发展概况

一、国际发展概况

临床流行病学的概念首先由美国耶鲁大学 John Paul 教授于 1938 年提出,他认为临床流行病学是为临床医生和临床医学科研工作者服务的重要的方法学学科,是从病人群体着手来研究各种临床问题。但在其后的 30 多年里,这一学说未得到临床医学界的重视。直到 20 世纪 70 年代后期和 80 年代初期,Sackett DL、Feinstein AR 和 Fletcher RH 等学者经过艰苦的努力,创造性地将流行病学和生物统计学的原理和方法与临床医学有机地结合,深化了人们对临床医学的宏观认识,丰富和发展了临床科研的方法学,创建了现代临床流行病学。

Sackett DL 称临床流行病学为临床医学的基础学科;Fletcher RH 认为它是一门宏观地研究临床问题、科学地解释和观察临床问题的方法学;Feinstein AR 则称其为临床研究的"建筑学"(architecture),明确指出临床流行病学是临床研究的方法学,是为取得临床结局基本数据所进行的群体研究。

20世纪80年代初,在美国洛克菲勒基金会(Rockefeller Foundation)卫生部主任 Kerr White 和 Scott Halstead 博士等的发起和支持下,于1982年正式成立了国际临床流行病学工作网(International Clinical Epidemiology Network,INCLEN)。该国际性学术组织致力于推动全球临床流行病学的发展,实施总体计划。它的第一期项目(phase I of the project)是在美国、加拿大和澳大利亚率先建立5个国际临床流行病学资源和培训中心(Clinical Epidemiology Resource and Training Center,CERTC),为全世界尤其是发展中国家培训大量的临床流行病学高级专业人才,并在23个发展中国家的57所医科大学建立临床流行病学单位(Clinical Epidemiology Unit,CEU),担负着本地区或本国的人才培训和研究工作,其中包括我国的原上海医科大学和华西医科大学。各国临床流行病学单位积极努力,在当地进行了大量的普及工作,并相继建立了各自的临床流行病学工作网,如东南亚临床流行病学工作网(South East Asia Clinical Epidemiology Network,SEACLEN)和中国临床流行病学工作网(China Clinical Epidemiology Network,CHINACLEN)等。

20世纪90年代初,国际临床流行病学工作网进入总体计划的第二期项目(phase II of the project),并提出其宗旨:"在最可靠的临床依据和有效使用卫生资源的基础上,促进临床医学实践,从而改善人民健康。为达此目的,本工作网内各国临床医师、统计师、社会学家须共同奋斗,以建立和维持科学研究和医学教育最佳的和可靠水平的能力。"若某个临床流行病学单位成绩卓著,也可升格为第二期(phase II)的临床流行病学资源和培训中心,也称地区性临床流行病学资源和培训中心(R-CERTC)。我国原上海医科大学和华西医科大学的临床流行病学单位于1996年通过评审,正式升格为地区性临床流行病学资源和培训中心。随着国际临床流行病学工作网的发展,临床流行病学的事业不断壮大。

二、国内发展概况

我国临床流行病学的引入可追溯到20世纪80年代,在洛克菲勒基金会的帮助和卫生部的支持下,通过世界银行卫生教育贷款项目的资助,我国派遣4位医学专家参加了为期1个月的临床流行病学研讨会。他们学成回国后,成为上海医科大学和华西医科大学建立国际临床流行病学工作网临床流行病学单位的骨干力量。与此同时,我国13所部属医学院校也接受了世界银行的卫生教育贷款,成立了临床研究的设计、测量与评价(Design, Measurement and Evaluation on Clinical Research,DME)组织。通过开设临床流行病学课程、编写相关教材、建立临床医师继续教育培训班等,为我国医学院校培养了大量的临床流行病学专业人才。1989年,在成都召开了首届全国临床流行病学/DME学术会议,并成立了中国临床流行病学工作网(China Clinical Epidemiology Network,CHINACLEN),全国44所医学院校、医学研究所和医院积极参加。中国临床流行病学工作网的成立,是我国临床流行病学学科发展的重要里程碑。1991年,第二届全国临床流行病学/DME学术会议召开,参加中国临床流行病学工作网的单位已达130个。1993年,在第三届全国临床流行病学/DME学术会议上成立了中华医学会临床流行病学学会,为学科的发展打下坚实的组织基础。1997年,中国协和医科大学、湖南医科大学、第四军医大学和浙江医科大学成为国际临床流行病学工作网第二期的临床流行病学单位。1998年,中华医学会临床流行病学学会和中华医学杂志编辑委员会在成都联合召开了全国临床科研设计专题研讨会,对提高我国的临床科研设计水平,促进我国临床医学的发展,起到积极的推动作用。2016年,中华医学会、中华医学会临床流行病学和循证医学分会及中国临床流行病学工作网主办全国临床流行病学和循证医学学术会议,主题为"提高临床研究和循证医学实践的质量"。2018年,全国临床流行病学和循证医学学术会议暨中华医学会临床流行病学和循证医学分会召开,主题为"注重和突出与实际临床和科研相关的方法学与循证医学领域最新进展",旨在充分运用循证医学理念,提高对真实世界研究的认识。

实践证明,国际流行病学的蓬勃发展,已被世界卫生组织及医学界广泛重视和支持,对医学事业的发展产生了十分有益的影响。

第二节 临床流行病学的定义和特点

一、临床流行病学的定义

临床流行病学来源于它的前身学科,即临床医学和流行病学。著名临床流行病学专家Fletcher RH认为,临床流行病学通过建立和发展能够减少系统误差(systematic error)和随机误差(random error)的严格的临床研究方法,对许多类似病人加以测量,以保证对单个病人预测的准确性,以及临床研究结论的真实性和可靠性,使临床医生能立足于证据,作出正确的临床决策。临床流行病学就是取得这种证据的重要方法。有关临床流行病学的定义,目前国内尚无统一的阐述。

王家良在《临床流行病学——临床科研设计、衡量与评价》(1985年)一书中将临床流行病学定义为"在临床医学领域内,引入现代流行病学和卫生统计学方法,从患者个体的诊治,扩大到群体特性的研究,以探讨疾病的病因、发病机理、临床表现、诊治、预防及预后等临床规律,并进行严格的设计、衡量和评价的临床基础科学"。王家良在《临床流行病学(第3版)》(2008年)一书中提出:临床流行病学是在临床医学的领域内,引入了现代流行病学及统计学的有关理论,创新了临床科研的严格设计、测量和评价的方法学,用宏观的群体观点及相关的定量化指标,从患者的个体诊治扩大到相应特定患病群体的研究,探讨疾病的病因、诊断、治疗和预后的整体性规律,力求排除或防止偏倚因素的干扰,确保研究结果的真实性,获得研究的结论有充分的科学依据,并对防病治病的循证实践有重要实用价值。

林果为在《临床流行病学》(2000年)一书中提出:临床流行病学是20世纪70年代后期在临床医学领域里发展起来的新兴学科,是一门研究临床医学的方法学,采用近代流行病学、生物统计学、临床经济学及医学社会学的原理和方法来改善临床科研和临床工作。

李立明在《临床流行病学》(2002年)一书中提出:临床流行病学是将现代流行病学及生物统计学的原理和方法引入临床医学领域,研究患病群体的疾病自然史、诊断方法和治疗效果的交叉学科。

《现代流行病学词典》(2010年)中对"临床流行病学"给出的定义是:临床流行病学是研究在临床医学中进行科学观察并对其结果作出解释的一门方法学。其任务是应用流行病学的原理和方法,去观察、分析和解释临床医学中的诊断、筛检、治疗、预后以及病因等研究中所遇到的问题。

二、临床流行病学的特点

(一)临床流行病学是以临床医学为主体的多学科合作

临床流行病学以临床医学为基础,与流行病学、卫生统计学、卫生经济学及社会医学相结合,互相结合动态发展,将多个领域的基本理论和方法应用于临床医学研究中,目的是解决各种临床问题,包括疾病自然史、病因和危险因素研究、诊断方法、疗效分析以及疾病预后研究等。由此可见,临床流行病学工作者必须是不脱离临床实践、具有良好临床知识和经验的临床医生,临床研究基地应在临床各个学科,不受专业和疾病种类限制。只有将临床流行病学方法正确地应用于临床科研和诊疗实践中,才能获得科学的结论,用以指导临床实践工作,进而实现临床流行病学的宗旨。

(二)临床流行病学的研究对象是病人群体及其对应的正常人群体

临床医学研究包括微观和宏观两个方向,微观方向发展迅猛,现已进入分子生物学和基因时代,但临床医学的宏观研究仍停留在病例报告等描述性研究阶段。临床医生的日常工作往往是对单个病人的诊断、鉴别诊断和疗效分析等,这些工作常依赖于各自的临床经验,并在临床实践中得以逐渐积累,这种研究模式称为"基于医院的医学研究"(hospital-based medicine on research)。但是,这种基于医院的医学研究成果会受到各种主客观因素的影响,且具有某种局限性。例如,不同疾病在不同医院的入院率不同,且能够收入医院的病人的临床表现往往较重等,由此可产生入院率偏倚。因此,仅从患者个体出发,无法认识疾病的全貌,尤其是在疾病的早期。许多临床医学专家日益认识到群体观念在临床医学中的重要地位,必须从流行病学角度引入科学的方法,才能改变临床医学宏观研究的落后局面。因此,"基于群体的医学研究"(population-based medicine on research),即临床流行病学,便成为临床医生从事临床科研和实践的方法。临床流行病学将患者个体及其特定的患者群体作为研究对象,达到既认识个体患者的特征,又认识患者群体规律的目的,这就是临床流行病学形成和发展的根本基础。

临床流行病学以个体病例为基础,再扩大到患病群体,乃至其对应的正常人群体;从医院中对个体病人的诊治扩大到在社区中对人群疾病的防治;从疾病的早期发现、早期诊断和早期治疗,发展为对疾病的发生、发展和转归规律的全面而深入的阐述;使临床医学由经验医学转为循证医学(evidence-based medicine,EBM),对于临床医学的发展具有重要的意义和价值。

(三)临床流行病学强调质量控制,力求研究结果的真实性与可靠性

临床流行病学强调在临床医学研究中,应用流行病学和生物统计学的原理和方法,强化科研设计,重视质量控制,排除各种误差和偏倚对研究结果的干扰,并选择适当的量度指标,确保临床研究结论的真实性和可靠性。真实性可分为内部真实性(internal validity)和外部真实性(external validity)。内部真实性可通过严密的科研设计、控制偏倚和干扰因素的影响、正确地搜集数据和分析数据而获得;外部真实性是指以抽样研究所获得的结论是否能代表抽样来源的总体,也就是当研究结果推广到总体中其他病例时是否也适用。因此,一项优秀的临床研究结果不仅需要科学、周密的科研设计来保证其内部真实性,还需要经过实践的检验来验证其外部真实性,在临床研究过程中,这正是临床流行病学所要达到的最完美状态。同时,应用临床流行病学还可将研究成果用于临床决策,即引入循证医学,推动临床医学朝科学化的方向发展。

第三节 临床流行病学的主要研究内容

一、探索疾病的病因及危险因素

应用临床流行病学方法阐明疾病的病因,对于认清疾病的本质、准确地诊断疾病以及有效防治提供了科学的依据。目前临床流行病学在临床医学研究中得以广泛应用,尤其是在探索疾病病因与危险因素中已获得长足进步。临床医生处在诊疗工作的第一线,直接面对患者,往往能及时获得最新的信息。通过应用科学的研究方法,例如临床观察、描述性研究、病例对照研究、队列研究及实验性研究等多种方法,在合理利用信息的基础上,探索疾病的病因与危险因素,对于阐述疾病与病因之间的因果关系具有重要的作用。与传统流行病学病因学研究方法相比,临床病因学研究还包括临床实践中的病例分析和个案报告,有助于及时提供研究线索。此外,临床流行病学较传统流行病学病因学研究更侧重于疾病致病机制的研究,对于疾病的早期诊断、有效防治、改善预后和提高患者的生存质量具有重要的现实意义。

二、筛选合理的诊断试验或方法

随着医学科技的发展,新的临床诊断试验层出不穷。面对日新月异、种类繁多的临床检验项目,如何对同一疾病的多种诊断性试验进行分析评价,筛选和推荐灵敏度高、特异度高、可靠性好的最佳诊断试验或方法,以较少项目的检查和化验获得对疾病的正确诊断,用来指导临床实践,则显得尤为重要。同时,临床医生应认识到,大多数诊断试验的正确性并非是绝对的,只是提供患病与否的概率,这就要求临床医生树立诊断概率的观念。临床流行病学方法通过分析各种诊断试验的灵敏度、特异度、预测值、似然比及受试者工作特征曲线(receive operator characteristic curve,ROC),为临床研究提供科学的方法。

三、评价临床疗效

临床医生在日常工作中,为患者提供安全有效的治疗措施或方法是极重要的一环。任何一种新药或治疗方法在正式推广应用之前,必须经过正规、严格的临床试验研究与评价才能作出判断。因此,对各种新药或新疗法进行临床疗效分析是临床流行病学研究中的一项重要内容。但是国内外的临床实践中,应用未经严格的临床试验考核的药物和治疗方法的情况屡见不鲜,非但不能达到预期的效应,还可能给患者带来不良反应,甚至造成严重的后果。最著名的事件就是"反应停"造成胎儿短肢畸形。

四、研究疾病自然史,探索改善患者预后的因素

临床实践中必然会经常涉及疾病的预后问题,例如患者能否治疗、能否痊愈等,这些是临床医生、患者及其家属最为关心的。医生了解该病的预后,不仅有助于选择恰当的治疗方案,而且可以回答患者及其家属提出的各种问题。但是,若

要对预后作出客观评价,必须采用严格的临床流行病学方法,尤其是针对目前还没有特殊治疗措施的疾病(如病毒性疾病或新发现的一些疾病),这就涉及疾病自然史(natural history)的研究。疾病自然史是指在不给任何治疗或干预措施的情况下,疾病从发生、发展到结局的整个过程。对有特殊治疗措施的疾病(如细菌性感染疾病和多数外科疾病),其研究重点应放在经干预后的转归与生存质量等问题上。

五、临床决策分析

临床医生在诊断和治疗疾病的过程中,要经常作出简单且重要的临床决策。为了提高临床决策的科学性,必须以各种概率数量为依据,以策略论和概率论的理论为指导,通过将复杂的临床问题数量化,才有可能选出最佳的临床决策分析。决策分析的基础在于对各种处理措施,包括诊断和治疗两方面的利弊进行比较与评价。如冠状动脉搭桥术在美国曾风行一时,耗用了大量的人力、物力和财力。但是一些随机对照试验研究结果表明,术后患者的生活质量虽然得到改善,但患者的5年生存率并无显著变化。对此国内外仍有不同意见的争论,有待实施全面、深入且系统的临床试验加以验证。

六、循证医学

循证医学意为"遵循证据的医学",又称实证医学。其核心思想是医疗决策(即病人的处理、治疗指南和医疗政策的制定等)应在现有的最好的临床研究依据基础上作出,同时也重视结合个人的临床经验。

循证医学不同于传统医学。传统医学是以经验医学为主,即根据非实验性的临床经验、临床资料和对疾病基础知识的理解来诊治病人。循证医学并非要取代临床技能、临床经验、临床资料和医学专业知识,它只是强调任何医疗决策应建立在最佳科学研究证据基础上。循证医学的目的是解决临床问题,包括发病与危险因素→认识与预防疾病;疾病的早期诊断→提高诊断的准确性;疾病的正确合理治疗→应用有疗效的措施;疾病预后的判断→改善预后,提高生存质量;合理用药和促进卫生管理及决策科学化。

第四节　临床流行病学的研究方法

临床研究是在研究者与研究对象密切配合下进行的,患者的临床特点、病情的严重程度、病期处于自然病程中的不同阶段,以及心理状态和社会经济状况等内外环境各不相同,造成不同疾病或同一疾病在不同患者中的临床状况的复杂性。同时,由于临床医生的理论水平、实践经验以及工作态度的差异,尤其是当患者个体的病征观察和有关实验室检查结果源于患者的主观感受时,也可能造成临床医生在观察同一个病人时作出不同的临床诊断和治疗方案选择上的差异。此外,临床工作还可能受到某些机遇或偏倚因素的干扰,从而导致临床研究中出现错误的结论。因此,面对病人复杂的临床状况以及临床资料的复杂性,解决这些影响因素的关键就是选择科学的研究方法来识别和防止各种因素的干扰。为此,经过多专业领域的科学家们的长期努力,逐渐形成和发展了临床流行病学的方法学。临床流行病学的宗旨就是面对复杂的临床医学研究,重点抓住和针对研究对象的选择、诊断标准的确立、重要的临床特点和影响预后的基线状况(baseline)、可能发生的各种偏倚(bias)、机遇(chance)和混杂(confounding)以及患者对诊治措施的依从性(compliance)等采取相应的质量控制方法,以消除和避免它们对研究结果的影响,确保结论的可靠性和真实性。

临床流行病学通过提供严谨、系统的科学方法,创造性地建立了临床医学研究的设计、测量和评价的方法学,以应用于复杂的临床医学研究实践。这种方法学是疾病诊治、预后评价的强有力的科学工具,对于保证科研质量具有重要作用。

一、设计

设计(design)是指临床研究方案和观察方法的设计,是临床科研实施前最重要的内容。研究设计的优劣直接决定科研的成败。因此,临床流行病学首先根据研究目的,结合临床实施的可行性进行研究设计,通过研究各种设计方案的特点、优点及其局限性,确定研究对象及其分配(分组)方式、计算样本含量、确定暴露或干预试验方法、搜集资料、整理与分析资料、测定结局以及防止和控制各种偏倚的措施等。只有在严格设计的前提下,才能不断提高临床科研水平。临床科研设计主要包括下列内容。

(一)研究目的和科研假设的确定

研究目的和科研假设属于选题和立题的范围。其来源可以是临床实践中遇到的问题,也可以直接通过查阅文献资料来获得科研思路。在保证科学性、创新性和可行性等的基础上,提出具体、明确的科研假设。

(二)科研设计方案的确立

应根据不同性质的临床研究课题、不同设计方案的特点以及实施的可行性,来选择相应的设计方案。表1-1提供了在不同性质研究课题下不同研究方案的选择,以及各种设计方案的论证强度。表内的"＋"号数目表示论证强度及其可行性,"＋"号的数目越多则越佳。

表 1-1　依不同性质的研究课题选择不同的研究方案

研究目的	方案备选	可行性	论证强度
病因/危险因素 (causation/risk factor)	描述性研究(descriptive study)	++++	±
	病例对照研究(case-control study)	+++	+
	队列研究(cohort study)	+++	+++
	随机对照试验(randomized controlled trial, RCT)	−	++++
防治性研究 (prevention treatment)	描述性研究(descriptive study)	++++	±
	病例对照研究(case-control study)	+++	+
	前-后对照试验(before-after study)	++	+
	交叉试验(cross-over study)	++	++
	随机对照试验(randomized controlled trial, RCT)	++	++++
预后研究 (prognosis)	描述性研究(descriptive study)	++++	±
	病例对照研究(case-control study)	+++	+
	队列研究(cohort study)	++	+++
	随机对照试验(randomized controlled trial, RCT)	++	++++

(三)研究对象的确定

在临床流行病学研究设计中,根据研究方案的不同,可将研究对象分为四个层次:第一层是目标人群(target population),第二层是源人群(source population),第三层是合格人群(eligible population),第四层是研究对象(study participants)。研究对象选定后,应根据课题设计的具体要求,确定研究对象的选择标准。任何一项临床研究都会涉及疾病诊断,故而在研究对象选择时,要求疾病的诊断标准应确切、可靠、准确无误,不但要符合临床公认的诊断标准,而且应明确研究对象的纳入和排除标准,以保证入选的研究对象具有统一的研究基础,确保结论的可靠性。

分析性研究和实验性研究(如随机化临床试验)中一定要设置合理且具有可比性的对照组,有比较才能说明问题。例如在随机化临床试验中,按随机化分配(randomization)方式,使得重要的临床特征和影响预后的相关基线状态(baseline)在实验组和对照组间保持均衡性、可比性,保证研究结果的正确性。

由于研究对象是人,研究中必须遵循一定的道德规范,同时又要尽量保证研究对象有较好的依从性。因为依从性的大小直接影响研究质量,甚至关系到研究的成败。在设计时尤应考虑提高研究对象依从性的具体措施。

最后,根据研究目的和设计要求,按照不同研究类型的相应样本含量计算公式或查表,科学地估计所需的合适的样本含量。

(四)研究因素的确定

研究因素包括生物性因素、理化性因素以及研究对象的人口学特征、遗传、心理因素、不良的行为和生活方式等。对于不同的设计类型,研究因素的确定有所差异。例如,疾病危险因素的研究需要确定暴露于危险因素的标准,防治性研究需要设计干预措施的具体要求等。但这些研究因素都应具有创新性、实用性和科学价值,这也是决定一项临床研究课题的先进性的关键。

(五)观察指标和效应指标的确定

临床科研是通过观察研究因素在研究对象身上所产生的效应来反映疗效和因果关系,因此,观察指标和效应指标的选择应力求客观、定量和具有可操作性,这些在研究设计时就必须明确,它们是进行资料分析的基础。常用的观察指标和效应指标有发病率、死亡率、有效率、生存率和临床体征及实验室指标的变化等。

(六)资料的收集和统计学方法的选择

由于临床研究对象是人(尤其是患者),在资料收集中常会受到人的主观因素影响和出现意想不到的问题,因此,资料收集的方法应客观,必要时可采用盲法。

临床研究的复杂性也决定了资料的多样性。临床研究资料有定量的,也有定性的;有非配对的,也有配对的;有单因素分析的,也有多因素分析的。因此,在设计中,应根据预期结果及观察指标,有针对性地选择正确且恰当的统计学分析方法。

(七)质量控制措施

任何一项临床研究都有可能受到已知的或未知的各种偏倚的干扰,研究者在设计时就应对此有充分的认识,通过制定具有针对性的质量控制措施来防止各种偏倚对研究结果的影响,保证研究结果的真实性。质量控制实质上贯穿于临床研究的始终。

二、测量

测量(measurement)是指用定量的方法来度量和比较各种临床研究结果。主要包括:①疾病发生的频率测量,如发病率、患病率等;②疾病的结局测量,如死亡率、病死率等;③临床症状和体征,如呼吸困难的程度、体重指数等;④评估疾病对体力和精神的影响,如生活质量的测量等;⑤预后估计,如预后指数的测量等;⑥临床经济分析,如成本-效果分析等。

测量可分为个体测量与群组测量。个体测量是指针对研究对象个体,按设计规定的测量方法和标准,收集研究设计中预期观察指标的相关信息的过程。例如测量患者的血压、血糖等。群组测量是指应用统计学方法,将个体测量数据进行分析比较的测量。群组测量常应用下述三类指标,即均数(如算术均数、几何均数、中位数等)、频率指标(如治愈率、病死率、生存率等)及效应测量指标(如绝对效应、相对效应和归因比例等)。

为了准确地反映临床效应,需要研究测量方法、数据的性质、各种测量变异和生物学差异等。

(一)暴露因素或试验措施的反应性和可度量性

临床科研中,无论是病因学研究还是防治性研究,抑或是预后研究,都需要采用有针对性的能客观反映暴露因素和试验措施效应的指标;同时,效应能被临床及实验室检测方法或指标等度量。

(二)测量方法的灵敏度和特异度

为降低误诊率和漏诊率,采用的测量方法应具有较高的灵敏度和特异度。

(三)测量指标的判断标准和临床意义明确

测量所获得的各种数据又分为硬数据和软数据,这些数据应有明确、公认的判断标准及临床意义。硬数据较容易测量,如血压、体重、脉搏等;而软数据则不容易测量,如疼痛、焦虑和抑郁情绪、生存质量等。对于软数据,常采用主观指标定量化的方法进行度量。如疼痛的测量可分为"轻微的疼痛,不影响工作;疼痛可以忍受,略微影响工作;疼痛剧烈,出冷汗,在地上打滚",并以积分的方式进行测量。

三、评价

评价(evaluation)是指运用流行病学、生物统计学的理论和方法,结合临床实践,科学地制定出某些标准,再运用这些标准来评价各种临床数据、实验数据、临床研究结论、建立的病因联系、预后估计及临床不一致性(clinical disagreement)等,并评价其真实性(validity)和实用性(applicability)。评价是临床流行病学的重要任务之一,既可以对新出现的诊断方法和治疗方案进行评价,也可以对已报道过的老的诊断方法和治疗方案进行分析,尤其是当杂志上已发表的论文有不同的结论时,则更需要进行客观和系统的评价。

临床资料的严格评价十分重要,其评价的主要内容如下。

(一)临床意义的评价

对于临床中的各种检查,包括临床体征、各种实验室检测报告和特殊影像学资料等,不同的检查者可能获得一致性的结果或意见,也可能针对结果产生分歧。这就要对不同意见作分析处理,最后作出准确的评价,其评价指标常用Kappa值来表示,这是研究工作的重要内容之一。

(二)统计学意义的评价

对于临床科研资料,必须应用正确的统计学方法对结果进行显著性检验,才能评价临床差异存在的真实程度。但统计学的显著性意义并不涉及临床差异的大小,也不能评价差异是否有临床意义。研究结果中,若临床差异和统计学差异相一致，则可以得出肯定性的结论；若两者不一致，例如临床上有差异，而统计学上的差异无显著性，此时不能因此而否定临床意义，应计算Ⅱ型错误和检验效能的水平。

(三) 诊断性试验的评价

研究新的诊断试验是否有价值，一定要采用"金标准"，其主要分析指标有灵敏度、特异度、符合率、预测值以及似然比、ROC曲线等。

(四) 防治性研究的评价

设立对照、随机化分组、应用盲法和遵循重复原则是防治性研究效果评价中极其重要的原则。

(五) 疾病病因以及致病危险因素的评价

疾病病因以及致病危险因素的研究结论，需用因果判断标准加以评价。

(六) 疾病预后评价

应用某种新药或新的治疗方案以后，需要进一步评价患者的生命质量是否得以改善和提高，以便于鉴别新药或新方案的远期疗效。

(七) 卫生经济学评价

卫生经济学评价包括成本-效果(cost-effectiveness)、成本-效益(cost-benefit)、成本-效力(cost-efficacy)等分析，以使那些价廉质佳的研究结果能够推广应用。

临床流行病学的研究方法从设计、测量和评价三大方面入手，通过排除各种主客观偏倚的影响，有助于保证研究结果的准确性和可靠性。

第五节 临床流行病学的展望

临床流行病学是临床医生在医学实践中从事医疗、教学和科研非常有用的工具和科学的方法。学习、掌握和创造性地应用临床流行病学的原理和方法，将更加开阔视野，活跃思维，改进临床医疗的质量，不断提高临床科研和学术水平。

一、临床流行病学的主要任务

今后一段时期内，临床流行病学的主要任务是：①研究常见病、多发病的危险因素，以认清疾病本质和得到准确的诊断，并为有效的防治提供依据；②探索新的诊断性试验和方法，以不断提高临床诊断水平；③开展临床试验研究，以发现和评价治疗措施或药物疗效，从而提高临床治疗水平；④开展药物不良反应和药物依赖的监测与控制；⑤熟悉临床科研设计和资料分析的方法，并能对各种医学论著及学术论文作出科学性综合与评价;⑥研究疾病自然史和有关干预措施,探索如何改善患者的预后;⑦为卫生工作的决策提供科学依据。

二、促进临床医学从关注医院内患病个体转向患病群体及其相应的正常人群体

临床医学从患者的个体出发,通过采集病史、体格检查、实验室检测等,对处在临床期的病人进行诊断、治疗,作出临床决策。正是因为其缺乏群体观点,往往使研究结果产生片面性。临床流行病学促使临床医生从患者个体转向患病群体,不单是对医院内就诊的病人感兴趣,同时关注分散于社区内的临床前期病人的早期诊断和早期治疗;同时,不只是关心疾病的治疗问题,而是将眼光放在疾病的预防上。这样不但有利于临床医生更加深刻地认识疾病的全貌、分布概率及致病因素,而且有助于提高临床决策的正确性,促进临床医学的整体进步和保障人类的健康。

三、促进生物医学模式向社会-心理-生物医学模式的根本转变

在现代医学领域,随着临床医学、基础医学的发展及环境医学和社会医学的崛起,医学模式也已由以疾病为中心的模式向群体、保健、预防和主动参与为特点的以病人为中心的社会-心理-生物的综合治疗模式转变,这种转变给医务工作者提出了要求更高、更广泛、更人性化的职业内容。对于长期处于生物医学模式下的医务工作者来说,转变是需要时间和过程的,然而病人的需求变化却来得突然而迅猛,以至于医患之间的沟通发生冲突,导致很多的医疗纠纷。因此,对于广大的医务工作者乃至即将成为医生的我们,为了适应这种要求更高、更广泛、更人性化的职业,良好的医患关系是必然的。因为医患之间必须构筑一个良好的思想情感和知识上的沟通交流平台,达到意识上的共鸣、行为上的一致,从而实现向社会-心理-生物医学模式的根本转变。

四、促使临床医学从经验医学转向循证医学

传统临床医学中的诊断、治疗和预后的评价及临床决策是建立在临床医生个人的经验之上的,而循证医学是临床医学的新范例,即提供给病人的医疗服务是建立在目前所能提供证据的基础上的。要求临床医生运用新的技巧,包括有效的文献检索,应用评价临床文献的科学规则,以获得最可靠的信息,然后依据这些证据对所接诊病人的诊断、治疗和预后作出正确的决策。

目前,世界卫生组织已开始运用循证医学的方法制定基本药物目录和基本医疗措施;澳大利亚每年根据循证医学的证据制定外科领域的治疗指南,其医疗服务咨询委员会通过卫生技术评估,为国家的医疗决策提供依据;英国卫生技术协

调评估中心负责全英卫生技术评估的总体规划,指导国家卫生研究的质量和方向。循证医学正影响着这些国家的医疗实践、医学教育和临床科研,促使其完成从经验医学向循证医学的转变。

(陈　燕　姚应水)

第二章 临床问题与临床研究问题的构建

第一节 概 述

一、临床问题和临床研究问题

临床医学作为一门应用科学,其最根本的目的在于准确诊断患者的疾病类型,查找疾病发生的原因,及时采取恰当的治疗方法,尽最大可能帮助患者恢复健康或改善预后。在临床实践工作中,患者需要医生帮助解决的基本问题具有很大的共性,这些共性问题往往直接或间接来自患者,不外乎是:我患的是什么病(关于诊断的问题)?为什么会得这种病(关于病因的问题)?这种病是怎么发生的(关于疾病自然史的问题)?这种病可以预防吗(关于预防的问题)?用什么方法治疗?其效果怎么样(关于治疗的问题)?能不能治好(关于预后的问题)?这些共性问题我们统称为临床问题(clinical question),临床医生的常规临床实践就是回答和解决患者的这些临床问题的整个过程。

临床研究问题(question on clinical research)源于临床问题。临床实践是建立在许多与临床相关学科的发展和研究基础之上的,包括对人体的生物功能、结构、生理生化和病理、疾病的病因(包括环境因素和遗传因素)、发病机制、疾病过程和表现形式的不断深入和日益全面的认识,也包括早期、准确和安全有效地诊断和防治疾病的技术、药物、器械的发明和研究。这些研究起源于临床实践中遇到的技术层面或实施层面的障碍以及人类对控制疾病以追求健康长寿的需求,这些障碍和需求构成了临床研究问题,也就是说,临床研究问题是尚无解决方法、尚无理性认识或尚无对策规范的临床问题,临床研究问题也可以是对一些已知的结论甚至是已经建立的理论提出的质疑。而临床研究问题的解决有助于提高在临床实践中解决临床问题的能力。

目前,医学上对许多疾病的认知程度和防治能力尚存不足,所以合格的临床医生不仅要利用现有的诊断、治疗和预防技术解决患者的临床问题,还需要关注和了解临床实践中存在的障碍,学会将不能处理的临床问题转化为临床研究问题,从而促进医学水平的提高和发展。

二、临床问题的类型和结构

(一)临床问题的类型

临床医生在进行临床实践活动中,由于他们的经验、教育水平、视角与医疗水平不一,即使在临床实践中面对同一个患者,其发现和提出的临床问题也会不大一样。临床遇到的问题大致可分为一般性临床问题、特殊临床问题以及患者特别关心的临床问题等。

1. 一般性临床问题　大多属于背景问题(background questions),涉及患者的一般知识性问题,如患者的性别和年龄;主要的临床表现是什么,何时、何地发病,与发病相关的因素有哪些等。

2. 特殊临床问题　主要属于前景问题(foreground questions),是临床医师在诊治患者的过程中,特别是充分掌握病史、体征、相关检查结果之后,以专业角度去做临床综合分析后得出的问题,也涉及与治疗有关的患者的生物、心理及社会因素等。

(二)临床问题的结构

1. 一般性临床问题　一般性临床问题是与患者罹患疾病有关的一般知识性问题,由以下两部分构成:①疑问词(谁、什么、怎样、何处、何时、为什么)+动词构成。在患者入院时,临床医生一般通过询问病史和体格检查即可得到这些问题的答案。例如,每一个患者的主诉都应包括疾病症状、发病情况(急性还是慢性、持续性还是进展性)、疾病严重程度、加重和缓解的因素等。同时,还应了解疾病的既往发作情况,以前做过的检查以及治疗情况,对预后有意义或对治疗有影响的既往史,相关疾病的治疗情况等。如呕血为动词时,就必须弄清楚是谁呕血(患者的性别、年龄等特征)、呕血的性质(颜色、量、次数等)、何时何地发生,呕血时患者有无其他症状以及什么是发生呕血的主因、诱因及其基本病变等。②一种疾病或疾病的某个方面。例如,"我患的是什么病?""我怎么会患这种病?""为什么引起发热?""胰腺炎通常什么时候出现并发症?"

2. 特殊临床问题　在临床实践中,临床医生与患者都会在诊断、病因、治疗以及预后、预防等各个方面提出许多需要解决的临床问题。例如,患者常常会问医生"我患的是什么病?"(诊断问题)、"我为什么会患这种病?"(病因问题)、"这种病应该用什么方法进行治疗?"(治疗问题)、"这种病对我的健康有多大影响? 会不会影响我的寿命?"(预后问题)。医生在诊治不同疾病或同一种疾病的不同患者时,提出的问题可能会不相同,通常包括以下基本成分:①患者或问题,应包括患者的诊断及分类;②主要干预措施,包括一种暴露因素、一种诊断试验、一种预后因素、一种治疗方法等;③对比措施,在必要时与拟研究的干预措施进行对比的措施;④重要的临床结局。

第二节　临床研究问题的构建

临床实践是构建临床研究问题的丰富源泉,临床医生在临床实践中无时无刻不面对许多关于诊断、病因、治疗、预后、预防等方面的问题,不少诊断方法和治疗手段也有待进一步的科学评价。从临床实践的需要出发提出临床研究问题,用可靠的方法进行研究,得到可靠的证据回答所提出的临床研究问题,最终指导他人的临床实践。

一、找准临床研究问题应具备的条件

(一)扎实的临床基本技能和高度的临床责任心

扎实的临床基本技能是一个合格临床医生的基本功。临床医生在临床实践中应当熟练掌握接触患者、采集病史、体格检查、合适的诊断试验以及选择恰当的治疗方案和判断预后的能力。另外,临床医生要对患者有高度的责任心,关心和同情患者,要以患者为中心思考问题。在此前提下,临床医生才有可能在与患者的交流观察中发现患者最迫切需要解决的临床问题。

(二)系统扎实的医学基础知识和临床医学知识

临床医生应熟悉疾病的病因、发病机制和临床表现,以及各种诊断试验和辅助检查的特性和适应证,了解各种药物的治疗机制、药理作用和可能的不良反应,这样才能针对一个具体的患者提出适当的临床问题。因此,具备系统扎实的医学基础知识和临床医学知识是找准临床问题的基础。

(三)临床综合分析能力和判断能力

临床医生除了要掌握医学基础知识和临床基本技能外,还应结合患者的临床资料进行综合分析和逻辑推理,从错综复杂的临床线索中去粗取精,去伪存真,找出主要矛盾并加以解决,这是临床医生准确把握临床问题的必备条件。

(四)具备一定的人文社科和心理学知识

随着医学模式的改变,人们发现许多疾病的发生与心理、精神因素有关,这些因素既可能是病因,也可能影响疾病的发展和预后。因此,临床医师不仅要了解

患者对疾病的想法、期望及忧虑,还要了解患者的社会经济状况和家庭负担等,只有这样,才能在临床工作中发现患者的心理问题并帮助加以解决,心理问题本身也是疾病治疗的一部分。因此,这就需要临床医生掌握一定的人文社科和心理学知识。

二、构建临床研究问题的前期准备工作

(一)临床科研思维

将临床问题凝练成临床科研问题是一个由感性认识上升到理性认识的严密科学思维过程,它是临床科研工作过程(图 2-1)的重要阶段,也是临床科研工作者理论水平和科研能力的综合体现。科研思维就是通过对所获得的感性认识材料进行综合与分析、归纳与演绎、抽象与概括、想象与假设等,最终形成具有推测性与假说性的科学问题。善于运用科学的思维方法是提出新问题并产生思维火花的最佳途径。

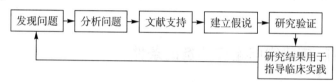

图 2-1 临床科研工作过程

(二)相关文献支持

临床医生在临床实践中针对不能解决的临床问题,在与同行交流、讨论的基础上,还应查阅相关文献寻找证据。如果文献中已有证据并且能够回答自己的问题,则可以在临床上直接应用证据解决临床问题;如果文献中的证据不能解决自己的问题,则可以考虑将临床问题转变成临床研究问题。由于临床科研工作具有延续性和继承性的特点,因此构建临床研究问题后必须查阅文献,得到文献的支持。查阅文献的目的在于:首先,查明自己构建的临床研究问题的背景资料与现状、研究历史、国内外研究动态、研究水平等,从而判断是否与其他人的工作重复或类似,避免盲目性;其次,为自己构建的临床研究问题寻找理论依据;最后,查阅与临床研究问题相关的文献,以启发和丰富自己的研究思路和方法。

(三)可行性论证

可行性(feasibility)是指完成拟开展的研究项目所需要的条件是否具备。临床研究受专业理论知识、技术水平、经费以及伦理等多种因素限制,因此,并非所有的临床问题都可以转换成临床研究问题。构建临床研究问题之前,还应该和同行以及相关专家进行充分讨论,以确定该项研究的可行性。临床研究项目的可行性论证包括如下几方面:

第二章　临床问题与临床研究问题的构建

1. 技术可行性　技术可行性是指是否具备完成该项研究所需的技术能力，包括研究者本身是否具有相关的专业知识背景、是否具有前期工作基础、是否掌握研究所需要的关键技术和方法，以及是否涉及伦理学问题等。

2. 实施可行性　要考虑拟开展的研究项目在具体实施阶段的各个环节所需要的条件是否具备，如研究对象（病人群体）、研究团队的资质、试剂、仪器设备、实验室以及临床试验基地等条件是否具备。

3. 经费可行性　经费是顺利开展临床研究的保证，临床问题转化成临床研究项目一般需要经费支持。研究经费可以从多种渠道申请，但不同的研究资金有不同的资助额度，研究者应根据自身可能得到的经费支持强度来判断自己选择的研究课题是否在经费上可行。

4. 时间进程可行性　包括研究者本人和研究团队的时间安排，所申请的研究基金对项目的时间进程的要求和研究设计本身需要的时间是否符合。临床医生既要从事临床实践工作，又要兼顾临床科研，一旦选择了某个研究项目，应保证有足够的时间来完成。

三、临床研究问题构建的基本要素

临床研究一般是观察或阐明某个（些）因素作用于研究对象所产生的效应或影响。因此，它的主要构成必然是研究对象（subject）、研究因素（factor）和研究效应（effect），如何正确选择三要素，是构建临床研究问题的关键。

（一）研究对象的确定

临床研究所选择的研究对象是人，可以是正常人，也可以是患者，研究对象的确定和选择取决于研究的目的，必须按构建的临床研究问题严格选取。在临床流行病学研究设计中，应根据研究方案的不同，在不同的层面上选择研究对象。一般根据来源将研究对象分为四个层次：第一层是目标人群（target population），第二层是源人群（source population），第三层是合格人群（eligible population），第四层是研究对象（study participants）。研究对象选定后，应根据课题设计的具体要求确定研究对象的选择标准。任何一项临床研究都会涉及疾病诊断，故而在研究对象选择时，要求疾病的诊断标准应确切、可靠、准确无误，不但要符合临床公认的诊断标准，而且应明确研究对象的纳入和排除标准，以保证入选的研究对象具有统一而齐同的研究基础，确保结论的可靠性。

分析性研究和实验性研究（如随机化临床试验）中一定要设置合理的对照组，有比较才能说明问题。例如在随机化临床试验中，按随机化分配（randomization）方式，使得重要的临床特征和影响预后的相关基线状态（base line）在实验组和对照组间均衡、可比，保证研究结果的正确性。

由于临床研究的对象是人,研究中必须遵循一定的道德和伦理规范,同时又要尽量保证研究对象有较好的依从性。因为依从性的大小直接影响研究质量,甚至关系到研究的成败,所以在设计时尤其应考虑提高研究对象依从性的具体措施。

最后,根据研究目的和设计要求,按照不同研究类型的相应样本含量计算公式或查表,科学地估计所需的合适的样本含量。

(二)研究因素的确定

研究因素是指外界施加于研究对象的干预措施,包括生物性因素、理化性因素以及研究对象的人口学特征、遗传、心理因素、不良的行为和生活方式等。设计类型不同,研究因素的确定也有一定差异。例如,疾病危险因素的研究需要确定暴露于危险因素的标准,防治性研究需要设计干预措施的具体要求。但这些研究因素都应具有创新性、实用性和科学价值,这也是决定一项临床研究课题的先进性的关键。

(三)观察指标和效应指标的确定

构建临床研究问题时所选指标是否符合关联性要求,可充分体现研究者的专业知识和技术水平高低。临床科研是通过观察研究因素在研究对象身上所产生的效应来反映疗效和因果关系,因此,观察指标和效应指标的选择应力求客观、定量和具有可操作性,这些在研究设计时就必须明确,它们是进行资料分析的基础。常用的观察指标和效应指标有发病率、死亡率、治愈率、有效率、缓解率和临床体征及实验室指标的变化等。医学技术的发展日新月异,临床科研工作者应当及时了解最新信息,以使自己在构建临床研究问题时选择的指标具有高度关联性。

四、构建临床研究问题的原则

构建临床研究问题是临床科研的起点,同时贯穿于研究的全过程,且自始至终占据主导地位,是临床科研工作基本内容和目标的高度概括,是指导和安排临床科研各项工作的主线以及科研设计和实施的主要思想;是临床研究中具有战略意义的首要问题,它直接决定了科研工作的水平、意义和价值,也直接关系到临床科研工作的质量和效益,关系到科研工作的成败。因此,构建临床研究问题必须遵循需要性、科学性、创新性、可行性、效益性等基本原则。

(一)需要性原则

社会需要是临床科研选题的前提和动力,事先发现问题固然是选题的基础,但同时也必须事先对问题的意义作出判断,即临床科研工作者通过开展所选定的课题,是否能够给科学和社会带来效益以及效益大小。根据经济建设和社会发展的需要,临床科研工作者应选择疾病负担(burden of disease)较大的病种进行研究,这些即是临床科研工作的重点,其预期成果及应用前景对防病治病和医学发展有重大促进作用,能够以较少的投入和较低的成本尽快取得较大的实际价值。随着社会经济的发展和医学模式的转变,疾病谱和疾病负担也在不断发生变化,传染病的发病率和死亡率大幅度下降,慢性非传染性疾病成为全球范围内的主要公共卫生问题;另外,不同地区的疾病谱和疾病负担也存在差别,这些情况在临床科研选题时均需考虑。一般来说,在临床科研选题时判断能否满足社会需要,应考虑如下三个方面:①课题自身意义;②社会的经济科技背景;③社会资源背景。满足了社会需要之后就有了明确的临床科研目的,同时还要有正确的行为上的目的,个人选题一般都体现了临床科研工作者的个人兴趣,这时要将个人理想与国家利益相结合,要有为临床科研献身的精神。

(二)科学性原则

构建任何临床研究问题都必须有科学依据,符合基本的科学原理,遵循客观规律,符合逻辑推理,做到有理有据。科学性原则是衡量临床科研工作价值的核心标准。临床科研选题时的科学性原则包括以下三层含义:①临床科研选题必须有科学依据,以前人的科研结果作为选题的理论基础;②临床科研选题要实事求是,符合客观规律;③临床科研设计必须具有科学性,符合逻辑,对整个研究工作的方法、时间分配和人力调配等都要作出科学安排。

由于临床科研的研究对象主要是病人,因此任何新的药物或者新的诊疗措施,在进行临床试验前必须有足够的科学依据,必须经充分的动物实验证明其安全有效后方能进行人体研究。例如,新药的临床研究在人体试验前必须具备详细的药理学和毒理学资料,有可靠的基础医学实验研究的结论。同时还必须选择少量健康志愿者进行一期临床试验,从绝对安全的初始剂量开始,考察人体对该药的耐受性。对人体能够耐受的剂量进行药代动力学研究,了解药物在人体内的吸收、分布和消除的规律,以制定出合理的给药方案,然后才能立题,在病人中开展二期临床试验。

(三)创新性原则

创新性原则就是要求构建临床研究问题时应具有先进性和新颖性。创新是临床科研的本质和核心,是衡量临床研究水平高低的标准。临床科研的选题应该具有与以前的研究不同的特点,要选择前人没有解决或没有完全解决的课题,使未知转化成已知。研究的预期成果应该是前人不曾获得的成就,即要有所创新。创新体现了临床科研工作者的创造性,是临床科研选题得以成立的基本条件和价值所在。如果临床科研工作者只是在同一领域、同一范围或同一层次上重复前人的研究成果,就不能算是真正的科研劳动。

创造性不是靠凭空想象,而是依赖于平时的医学工作观察和积累,通过广泛查阅国内外文献,及时掌握国内外学术信息和学术动态,最终确定课题的学术价值。创新性可分为两种类型:一是根本性创新,它带有突破性,包括在所研究领域中基本概念的建立或对原有学术观点的突破、新方法新研究手段的建立或其在新领域的拓展,基础研究的工作多强调根本性创新;二是增量性创新,它带有改进性,主要表现在对现有的概念和方法的补充和改良,应用基础研究和部分应用研究中的创新多属于增量性创新。创新性的衡量取决于临床科研选题是否开拓了新领域,提出了新思想和新理论,采用了新设计、新工艺、新方法和新材料等。随着科学的进步,各个领域的空白逐渐地被填补。在这种情况下,临床科研工作者更应经常着眼于思想上、角度上和方法上的创新,从已有研究的某一方面挖掘出新颖独到的研究课题。具体地说,可以选择前人没有研究和涉及的课题,即填补某一临床医学领域的一项空白;或者选择前人已有研究,但随着社会的发展和进步,原有技术、方法和产品已不能满足需求的课题,本次选题提出了新的实验结果或事实资料,即对以往的理论认识有所发展和补充,在原有基础上开拓新领域,解决新问题;另外,也可以选择国外已做过一些研究,但尚需结合我国临床科研实际的课题,从而填补国内空白,引进新的临床医学技术。

(四)可行性原则

可行性原则是指构建的临床研究问题的最大可能实现度。首先,临床科研的选题要符合医德的有关规定,如研究对象的权益和隐私是否受到侵犯,宗教信仰和生活习俗是否遭到违背等。其次,要充分估计临床科研实施方案所需要的客观条件,如完成课题必需的仪器设备和实验条件、合格的实验动物和实验试剂、必要的人员配备、足够的经费资助和合理的时间周期等。再次,要正确认识开展该课题的临床科研工作者及其科研团队的主观条件,即研究者是否具备胜任开展该课题的自身条件、生活经历、知识范围、研究经验、组织能力和心理素质,甚至包括性别、年龄和体力等纯生理条件,以及学术团队的专业结构、知识结构和年龄结构是否合理,结合本单位和本科室的优势和需求,争取单位领导和相关科室的支持和配合。只有各方面的条件同时具备,才能确立研究问题并使随后的研究工作顺利开展,最后才能取得预期的效果。

(五)效益性原则

效益性原则是指构建的临床研究问题的预期成果可得到的效益。效益是投入和产出的关系,包括经济效益、社会效益和生态效益等。临床科研要力争以最小的人力、物力和财力的投入获取最大的经济效益或社会效益,即选题时要做出成本-效果估计,对研究的成本同预期成果的科学意义、学术水平和实用价值等进行综合衡量。例如,30岁以上人群中冠心病的发病率仅为5%左右,如果在人群中开展冠心病普查,其成本-效果很小;而如果在人群中开展高血压普查,由于检查方法简便,所需设备简单,其成本-效果较大。通常来说,要求基础研究课题具有重要理论意义和(或)潜在应用价值,应用研究课题必须围绕我国经济发展或社会发展中的重要临床问题,有明确的应用目的,能解决危害人民健康的疾病的诊疗问题,开发研究课题的产品要能应用于临床,并在市场上推广。

解决临床研究问题所投入的时间、人力、物力、财力与最后得到成果的水平、使用价值、学术意义、社会效益、经济效益是否相适应,是衡量临床问题是否值得通过临床研究来解决的重要标准。一般来说,临床科研预期成果的效益应高于(至少不低于)投入。

五、构建临床研究问题的模式

基于临床实践工作,将遇到的临床问题进行凝练并提出临床研究问题的一般步骤如下:文献调研,提出构建思路,初步论证,评议和确定临床研究问题。文献调研除了用于在构建临床研究问题前的准备工作中寻找文献支持外,还是对构建思路进行评价的一种常用手段。临床研究问题常用的构建思路就是遵循PICOT原则,使研究问题的定义、层次、涉及的范围和相关影响因素更加清晰、明确。根据PICOT原则构建临床研究问题最大的好处就是提供构建临床研究问题的逻辑框架和思路,同时将问题聚焦,有利于制订检索策略,容易找到关键点,高效、快速地检出与临床问题相关的文献资料,将临床实践中碰到的问题转变为可以进一步开展研究的临床研究问题。

所谓"PICOT原则",就是指将临床问题按照五个要素进行构建:P表示研究对象(patient population of interest),指需要明确你的研究对象,如研究对象的性别、年龄或种族有何特点,具有哪种疾病特征,样本量多大,如何抽样等;I表示干预措施(intervention or exposure of interest),代表你考虑的主要干预措施或与观察的项目相关的问题,比如一种药物治疗、手术方式、饮食习惯和危险因素的暴露状况等;C表示给予对照组的措施(comparison with another intervention/exposure),如果是诊断性研究,通常为"金标准";O表示干预措施的结局指标(outcome),如检验结果的改变、改善功能或者改善病情等;T代表时间(time frame),即拟开展的研究需要做多长时间。构建完整的研究问题能使研究者的研究目标更加明确。

总之,需要具备系统扎实的基础与临床专业知识和技能,深入临床实践,善于思考,跟踪本专业的研究进展,学会从患者的角度加以考虑,才能提出和构建良好的临床问题。

第三节 临床研究问题的提出

临床医生不仅要正确地应用现有的诊断治疗技术解决病人的临床问题,也应该关注各种疾病在预防、诊断、治疗实践中存在的障碍,关注和了解已经提出的临床研究问题,同时勤于思考,学会提出新的临床研究问题。临床研究问题来自临床问题,故可分为与病因相关的研究问题、与疾病诊断相关的研究问题、与治疗和预防相关的研究问题、与临床依从性相关的研究问题和与疾病预后相关的研究问题。

一、与病因相关的研究问题

疾病的病因学研究一直都是医学探索的一个重要领域。基础医学、临床医学和预防医学的各科专家都致力于疾病病因的研究,但不同学科研究病因的方法和手段、考虑问题的角度各有不同,甚至对病因概念的理解及用于判断病因的标准也不一致。通过病因学研究弄清病因、掌握其发病机制和转归,可帮助医师对患者进行正确的诊断和治疗。针对疾病需要对因治疗,力求治本,从而获得好的疗效。医师在临床诊疗过程中,面对患者的实际情况,总要探讨可能致病的直接病因和危险因素,有针对性地进行相关的体检和化验检查,得到必要的信息,进行临床综合分析,力求获得准确的病因诊断,从而有利于实施更有效的治疗。流行病学是从群体的角度,应用概率论和逻辑推理的方法探索疾病的病因和疾病发生的影响因素。而在临床实践中,任何一种干预措施,包括手术和药物,都可能引起严重程度不等的不良反应。研究不良反应实质上也是确定因果关系,只是此处的"因"是指临床医生在疾病预防、诊治过程中采用的各种措施和方法,如诊断技术、手术和药物等。在病因学研究(因果关系研究)中,必须强调的一点是:任何与结局(疾病)有关联的原因性暴露都必在结局发生之前,但发生在结局(疾病)之前的暴露未必就是病因。病因学研究是正确认识疾病发生和流行规律的基础,也是临床正确诊断、治疗和预防的科学基础,同时可为临床决策提供依据,从而获得疾病防治的最大效益。

目前,绝大多数慢性病,如原发性高血压、糖尿病、动脉粥样硬化性血管疾病和肿瘤,均为环境和遗传共同作用的多病因疾病,因病因和发病机制的复杂和不明确而无法针对病因进行诊断、治疗,这也是大部分慢性病缺少根治方法或容易复发的原因。病因和发病机制不明确是疾病诊断临床研究问题的主要来源之一。对疾病病因的认识需要临床、流行病学和基础研究各学科的共同努力。

二、与疾病诊断相关的研究问题

诊断是临床工作的一项重要内容,对疾病进行诊断是临床医生面对病人时首先要解决的临床问题,是临床医生处理和治疗疾病的主要依据。但在临床实践中,临床医生的诊断决策可受多种因素的影响,正确的诊断决策依赖于医生对特定疾病病因、发病机制、各种临床表现形式的认知程度。首先是不典型临床表现造成的误诊或漏诊问题。症状、体征和相关病史是疾病诊断的第一要素,是病人感知自身健康异常的主要判断依据。但是,许多疾病都可能出现不典型的临床表现,相当比例的病人不具有医生或病人本人所熟知的特定疾病的表现形式,这是误诊或漏诊的常见原因。其次是早期诊断问题。由于许多疾病始于人体内部器官组织出现的病变,绝大部分器官的早期病变是难以被病人察觉的,但等到出现临床表现时,往往已经处于不可逆转的晚期,这就涉及早期诊断问题。再次是诊断标准研究问题。临床诊断疾病时,对正常和异常的划分往往是二元的,即有病或无病,但疾病的发展常常是渐变与突变、量变与质变相结合的过程,正常和异常之间常常缺少可明确感知的界限。因此,对疾病的诊断标准或诊断切点往往会具有不同程度的主观性。同时,对疾病的认识不断增加和检查能力的提高也在不断促进着诊断标准的优化,因此,诊断标准不是一成不变的。而对这些问题的研究属于诊断研究中对实施环节的研究。

随着科学技术的不断发展和人们对健康要求的不断提高,各种新的诊断方法和技术也层出不穷,但利用这些新方法诊断疾病的准确性如何,是否可以广泛应用于临床诊断,则需要对该方法进行科学的研究和评价后才能确定。每一项新的诊断试验应用之前都应进行诊断正确性、可行性、安全性等方面的评价,并通过比较该试验与目前常用诊断试验的正确性,评价增加该试验或用该试验替代原有的诊断试验对患者预后可能造成的影响来确定其应用价值。对诊断试验进行科学的研究和评价是正确认识该诊断试验的临床应用价值以及临床上合理选用各种诊断试验、科学地解释诊断试验各种结果的基础。

疾病诊断是临床的首要问题,临床医生在学习掌握现有的诊断知识的同时,应系统了解常见疾病在诊断上尚未解决或尚待改善的临床研究问题,并主动和不懈地及时跟踪疾病诊断科技领域的进展。

三、与治疗和预防相关的研究问题

临床治疗疗效研究是临床医学研究中最为活跃和最实用的部分。临床治疗疗效研究在于提高临床治疗水平。由于疾病的复杂性,以及人们的认识水平和对疾病的干预又受到科学水平的制约,因此,对疾病的认识、对疾病进行的干预及干预后效果等均要不断地深化和提高。临床医学的治疗方法包括药物治疗和非药物治疗，后者又包括手术理疗（包含放疗）、生活方式调整和心理治疗等。治疗也可以分为病因治疗（如感染性疾病的抗生素治疗）、解剖学治疗（去除或改变异常病变结构，如肿瘤手术切除和冠状动脉内搁放支架解决血管狭窄的问题）和病理生理治疗（通过干预人体的代谢和生理过程纠正异常，如大多数降血压药物、调脂药物等）。疾病的预防是指通过各种措施预防疾病的发生或疾病的进展。从广义角度讲，在人群中控制危险因素、减少疾病发生或减缓疾病发展均属于治疗范畴。在疾病的不同阶段干预疾病的发展过程，其目标是不一样的。干预疾病的发生属于一级预防，该阶段主要针对疾病的危险因素；干预疾病的发展及并发症的出现属于二级预防；为了减少疾病的危害，防止伤残和促进功能恢复，提高生存质量，延长寿命，降低病死率而采取的措施属于三级预防。

从20世纪90年代初期开始，我国逐渐发展和完善的循证医学（evidence-based medicine）理论和实践在全球范围内促进和完善了对治疗和预防方法的科学评价，同时也带动了临床疾病治疗预防新研究领域的发展。首先是对新治疗方法的研究，主要为对药物和仪器、器械装置治疗方法的研究，包括对新药或新仪器的临床阶段的评价或对已有的治疗药物和仪器的新治疗功能的评价。其次是对临床诊治指南更新和实施的研究。临床指南是临床实践的规范和指导性文件，代表着对当前某类疾病诊断和治疗的最新认识。一部好的临床指南不仅能指导临床医生为病人选择当前最佳的治疗方案，同时也能让临床医生明确地了解哪些治疗方法尚需要进一步的研究，但更新的指南推荐的治疗方法在临床实践的实际应用中存在一些差距。这些问题催生了一个新的治疗研究领域，即实施研究（implementation study）。实施研究的主要研究内容是评价临床指南在临床实践中的应用状况和影响因素，促进临床治疗的优化和规范，最大限度地改善临床实践的质量，提高病人的依从性，使病人受益，并避免医疗错误，减少医疗纠纷。另外，近年来出现了越来越多的大规模疾病注册研究，通过持续大量地收集在常规临床实践接受治疗的病人信息和进行随访，了解一些治疗方法在"真实世界"（real world）的效果、不良反应和影响治疗效果的因素，被称为疗效比较研究（comparable study）或真实世界研究（real world study）。这些注册研究可为随机对照试验（randomized controlled trial，RCT）研究提供补充，可对已经上市的药物进行持续的监测。再次是对药物基因组学的研究。药物基因组学主要研究遗传基因变异与药物代谢和药物效果的关联，希望能通过高通量的基因芯片识别对药物具有不同反应的个体，找到更具针对性的治疗方法。药物基因组学的研究进展正在不断挑战以RCT结果指导的同一化的临床治疗策略，并将促进个体化治疗领域的开拓和发展。

四、与临床依从性有关的研究问题

由于临床科研大多在患者群体中进行,因而受到许多因素的限制。依从性(compliance)是指临床科研中患者执行规定的医疗或科研措施的客观行为的程度,完全遵照执行者的要求,称为依从性好,否则为不依从或依从性低。依从性是除机遇和偏倚之外,影响临床科研结果质量的另一个重要因素。临床科研工作者作出正确的诊断并制订出有效的治疗方案后,依从性对疗效起着关键作用,两者呈正相关。要想获得真实可靠的研究结果,在临床科研设计时必须对依从性进行认真研究。

良好的依从性是保证临床科研获得科学结论的重要条件,在前瞻性研究中,研究对象的依从性越好,所得结果的说服力就越强。一般要求失访率不超过10%,如果退出或终止研究的不依从者占比高于20%,则值得怀疑本次研究的真实性,要慎重考虑结果的解释和推论。此外,即使是自始至终坚持研究者,也应作依从程度的分析。衡量依从性的方法尚有待探索,现有各种方法的结果并不一致,至今尚无任何一种完善而简明的衡量方法。衡量依从性的结果是否可信,除了方法本身外,还取决于患者和研究者的忠实程度。目前采用的方法主要有:

(1)生物化学法:应用药物代谢动力学知识,采用生物化学或放射免疫等技术,将患者的血药含量或尿液中的药物代谢产物浓度作为衡量患者依从性的指标。如测定血浆中碳氧血红蛋白水平以了解研究对象对戒烟的依从性。

(2)疗效监测法:可以根据患者是否达到治疗效果(痊愈或缓解)来测定依从或不依从的情况。

(3)药片计数法:在研究对象每次接受随访时,由临床科研工作者清点剩余的药片数,再由处方和用药时间推算出应该剩余的药片数,根据二者比较的结果衡量患者服药的依从性。

(4)病人自报法:一般多采用面询结合问卷的方式来了解患者的依从性。

(5)电子治疗监测仪:随着医用电子技术的发展,电子治疗监测仪(electronic medication monitor, EMM)已成为衡量依从性最准确的方法之一,包括药盒监测仪(pill box monitor)、滴眼剂监测仪(eyedrop monitor)和吸入计量仪(metered-dose inhaler, MDI)等。电子治疗监测仪可以自动记录开合和用药的具体日期、时间、次数和用量。

五、与疾病预后相关的研究问题

在临床诊断和治疗的实践中,随时都需要对疾病预后进行评估,这不仅是医生十分关切的问题,也是患者及家属所希望了解的。患者和家属往往会问病情是否严重、能否治愈、有无特效疗法、是否会有后遗症、还能活多久等。医生也会时常碰到日常临床诊断、治疗过程中涉及患者预后的一些实际问题，如疾病将会发生什么样的结果，该病发生不良结局的可能性有多大，不良结局会在什么时间发生，这些问题均需要医生认真思考、评价，并耐心地作出解释和答复。医生知道该病预后情况，不仅对选择治疗方案有重要意义，还可以回答患者及家属所提出的各种问题，然而回答这些问题必须有真实可取的科学依据，不能仅仅凭借个人的临床经验。要对预后作出客观估计与判断，只有进行疾病预后研究，在掌握了大量的预后信息后才能做到科学预测。

疾病的预后与病因作用的强度、诊断决策的早晚及准确程度、接受治疗状况、疾病过程的个体差异、治疗效果的个体差异和病人依从性等诸多因素相关，疾病的实际预后随着上述多因素的变化可能与基于以往自然史的观察或临床过程研究提供的预测有明显的差异，也就是说，与预后相关的研究需要与时俱进。与预后相关的临床研究问题基本来自下列三类研究需求，即疾病的自然史或疾病的临床过程、影响预后的因素及疾病预后的预测方法研究。

（张秀军）

第三章 临床流行病学常用的测量指标

指标（indicator）是对某一事物或现象的标记或反映，是衡量某种变化的变数。指标应能对所要衡量的事物进行实际的衡量；对有关情况和现象的变化反应灵敏，应具有客观性、敏感性和特异性。在流行病学的研究工作中，经常要对疾病的分布现象进行描述，并由此进行一系列的定量分析研究。本章将介绍一些基本的指标，涉及诊断、治疗和预后的效应指标会在相应的章节进行详细介绍。

第一节 比、比例与率

一、比

比（ratio）是两个变量的数值之商。一般称之为相对比，用来说明一变量是另一变量的几倍或百分之几，常以倍数或百分数表示。其公式为

$$R = \frac{a}{b} \quad \text{式(3-1)}$$

这两个变量的性质可以相同，也可以不同。a 与 b 可为绝对数、相对数或平均数。但是分子与分母应是两个互不重叠、不包含的量。

二、比例

比例（proportion）表示事物或现象的各个部分在全体中所占的比重，即同一事物局部与总体之间数量上的比值。常以百分率来表示，用来表示疾病或死亡的顺位、位次或所占比重。例如，死于肺癌的病例数在死于恶性肿瘤病例数中所占的比例。其公式为

$$P = \frac{a}{a+b} \quad \text{式(3-2)}$$

分子和分母的单位相同，且分子包含于分母之中。P 的取值范围在 0~1 之间。比例有两种，一种是反映静止状态内部各构成成分在全体中所占的比重，称

为构成比,通常以百分数表示,故又称为百分比。但构成比通常只能说明比重,不能反映事物发生的频率或强度。另一种是与动态的发生概率密切相关的指标——发生比,它是反映在一定时间内,发生某种变化者占全体的比例。这两种指标之间的主要区别在于:发生比反映在某时间内发生某种变化的概率,是和时间联系在一起的;而构成比不反映时间区间内的变化过程。

三、率

率(rate)表示在一定条件下,某种现象或事件实际发生的例数与可能发生的总例数之比,用来描述某种现象发生的频率和强度。其公式为

$$率 = \frac{发生某现象的观察单位数}{可能发生某现象的观察单位数} \times k \qquad 式(3-3)$$

$$k = 100\%、1000‰ 或 100000/10万$$

常用的率有发病率、患病率、死亡率和病死率等。在应用率时应注意以下几点:①计算率时必须以一定数量的绝对数作为基础。②在应用比与率时,应注意正确理解它们的性质。③必须注意分母是否用得适当。④在比较各个不同的率时,应注意它们的可比性、资料来源的条件及其性质是否相同。⑤率与发生比都是用来描述变量随时间变化的动态指标,但前者可以取任何值,是反映动态过程的一个参数;后者取值在 0~1 之间,是变量在一定期间内发生变化的概率。当观察期间为一个单位时段,变量的变化远远小于变量的值时,率与发生比在数值上近似相等。

第二节　疾病频率的测量指标

一、发病率

(一)定义

发病率(incidence rate)表示一定期间内某特定人群中某病新病例出现的频率,是用来衡量某时期一定人群发生某种疾病的危险性大小的指标。

$$发病率 = \frac{一定期间内某人群中某病新病例数}{同时期暴露人口数} \times k \qquad 式(3-4)$$

$$k = 100\%、1000‰ 或 100000/10万$$

式中,k 值根据计算结果的数值大小选择合适的比例基数。观察时间可根据所研究疾病的病种及研究问题的特点决定,可以是年度、季度、月份或旬等,一般以年为单位,即年发病率,若不是以年为单位,则应注明观察时间。

发病率的分子是一定期间内的新发病例数,而不是病人数。若在观察期间内一个人多次患病,则应分别计为新发病例数,如流感、腹泻等疾病。发病率分母中的暴露人口是指暴露于致病因子的人口数,理论上应当只包括那些有可能患该病的人群,而那些在研究开始前就已经患有或不可能患有所研究疾病的人,则不应计入分母中。例如,已患麻疹者或接种麻疹疫苗有效者在计算麻疹发病率时应排除在外。又如在研究口服避孕药与子宫内膜癌的关系时,如果把子宫已被切除的妇女也包括在内,最终将低估子宫内膜癌的发病率。但实际工作中往往不易做到。当描述某地区某病的发病率时,分母多用该地区该时间内的平均人口数。如观察时间以年为单位,可以用年初人口数与年终人口数之和除以2或当年年中(7月1日或6月30日)的人口数表示。

(二)应用

发病率在流行病学研究中的应用非常广泛。该指标可用来描述疾病的分布,反映疾病发生的频率,它的变化意味着病因因素的变化。我们常通过比较不同特征人群某病的发病率来帮助寻找可能的病因,探讨发病因素,提出病因假说,并评价防治措施的效果。发病率也是队列研究常用的指标,可用来比较不同队列的发病率,以检验病因假设。

发病率可按不同的特征,如疾病的种类、性别、年龄、职业、民族等分别计算,即发病专率。由于多数疾病的发生与居民的性别、年龄等因素有关,年龄、性别构成不同,其发病率也不同。因此,在对某病发病情况进行组间比较时,必须对发病率进行标准化。不同标准化的方法所得到的具体数值是不同的,它反映的是相对水平,而不是实际水平。因此,标准化后的率只能作为相互比较的依据。

应用发病率描述疾病对某一人群的影响,不能直接地将发病率理解为人群中单个个体患某病的危险性。它的本质是反映某特定人群从无病状态转为有病状态的转变速度。

在计算发病率时,那些发病时间比较清楚的疾病,如脑中风、心肌梗死等,是否为新发病例容易判断。但是恶性肿瘤、精神病等疾病,其准确的发病时间很难确定,这时可以用该疾病的初次诊断时间作为发病时间。由于大部分慢性病不能准确地确定其发病时间,故发病率主要用于急性病的流行病学研究。

因为发病率计算的是新发病例数,而不是现存病例数,所以发病率不受存活因素的影响。任何影响疾病的病程和疾病严重程度的因素,都不会影响疾病的发病率。因此,在探讨疾病与暴露因素之间的关系时非常明确,所以发病率最适用于病因学的研究。

发病率主要是根据病例报告而获得的。如登记、报告制度不健全,诊断技术不高,则容易产生误诊、漏诊,影响其准确度。

应用发病率作为反映疾病负担的指标,虽然具有计算简便、结果直观、方法易于掌握等优点,但发病率只能从频数上反映疾病的危害大小,难以真实地反映疾病所致的伤残程度和持续时间,故其在应用时受到一定的限制。

二、累积发病率

(一)定义

累积发病率(cumulative incidence,CI)是指某病在一定时间内新发生的病例数占该固定人群的比例,用来表示无病的人群经过一段时期暴露于某种因素后发病的平均概率。分子必须是该人群在随访期的所有病例,分母应是随访的起始人数。其取值介于 0 和 1 之间。每一个体在开始观察时必须未患此病,但有患此病的可能。累积发病率的高低取决于观察期的长短,观察期越长,累积发病率就越高。所以,在计算某病的累积发病率时,必须注明时间间隔,否则计算出来的累积发病率毫无意义。如某人群白血病的累积发病率为 5% 不一定比另一人群白血病的累积发病率为 2% 要高,因为前者可能随访了 20 年,而后者可能只随访了 5 年。

(二)应用

累积发病率可用于估计某一个体在一定时期内发生某种疾病的概率。如某一人群某病的 10 年累积发病率为 5%,表示该人群中的每一个体在这 10 年中发生该病的可能性平均为 5%。但上述解释须有一定的前提:①随访开始时,该人群中的每一个体均未患该病,但有可能发生该病;②由各种原因导致失去观察的人数所占比例极小;③所计算的累积发病率没有受到竞争危险的影响。

累积发病率不需标化,可直接进行相互比较,计算方便,可用于纵向观察疾病与暴露因素的动态变化,并能评价干预措施的效果。

三、发病密度

(一) 定义

发病密度(incidence density,ID)是指在一定时间内发生某病新病例的速率。分子为新发病例数,分母为人时数。该指标的含义与传统的用人年数作分母的发病率相同,在队列研究中常用。当观察对象较多,或观察时间较长,很难保证人口稳定时,如观察对象进入研究的时间先后不一,或在观察结束前由于迁移、其他原因导致死亡以及各种原因造成失访,每个观察对象随访的时间不同,用总人数计算率来探讨病因或进行不同特征人群的比较是不合理的。此时可以用观察人数乘以观察时间即人时为单位计算率。用人时为单位计算出来的率带有瞬时频率性质,和累积发病率相区别而称为发病密度。

(二)人时的计算

人时是将观察人数与时间结合起来考虑的一种度量单位。最常用的人时单位是人年,人年指研究对象被观察的实际暴露年数。如某一研究对象只观察1年,就是1人年;若观察了10年,则是10人年。现以人年的计算举例说明。

1. 以个体为单位计算人年　该方法结果准确,但计算比较费时。如果样本不大,可用此法,见表3-1。现在已有专门用于人年计算的计算机软件,如PYRS、OCMAP等。

表3-1　以个体为单位计算人年

编号	进入观察时间	退出观察时间	人年数(精确法)	人年数(近似法)
1	1977.05.06	1985.07.23	8.3	8.0
2	1970.08.05	1980.05.12	9.8	10.0
3	1970.12.05	1990.11.15	19.9	20.0
4	1973.03.25	1986.01.06	12.8	13.0

该计算方法为精确法,实际工作中还可以用近似法。将开始与终止观察的年份各算0.5年,同一年开始与终止观察的算0.25年,开始与终止观察年份之间每年算1年。

2. 以人群为单位计算人年　如果每一个成员进入观察与退出观察的具体时间难以获得,就不能以个体为单位直接计算人年数。此时,可以用平均人数来计算人年数。平均人数取相邻两个时间段的人口平均数或年中人数。见表3-2。

表3-2　人年的计算

年龄组(岁)	观察人数					人年数
	1990.06.06	1991.01.01	1992.01.01	1993.01.01	1993.10.18	
25~	950	989	1134	1258	1293	3805
35~	2144	2231	2469	2571	2638	8134
45~	2763	2935	3207	3346	3085	10452
55~64	1669	1834	1969	1981	1874	6358
合计	7526	7989	8779	9156	8890	28749

25~年龄组的人年数为(950+989)÷2×6/12+(989+1134)÷2+(1134+1258)÷2+(1258+1293)÷2×10/12=3805,以此类推,35~、45~和55~64年龄组的人年数计算同上述方法。

3. 用寿命表法计算人年　当观察对象人数较多时,利用寿命表法计算人年较为简便。下式计算中,进入观察的当年按0.5人年计算,由于各种原因失去观察或出现终点结局的年份亦按0.5人年计算。

$$L_n = I_n + \frac{1}{2}(N_n - D_n - W_n) \qquad 式(3\text{-}5)$$

$$I_{n+1} = I_n + N_n - D_n - W_n \qquad 式(3\text{-}6)$$

式中,L_n为n时间内总人年数,I_n为n时间开始时的人数,N_n为n时间内新进入观察的人数，D_n 为 n 时间内出现终点结局的人数，W_n 为 n 时间内失去观察的人数。现以表 3-3 举例说明，计算如下：

观察的第一年的总人年数为：

$$L_1 = I_1 + \frac{1}{2}(N_1 - D_1 - W_1) = 5603 + 1/2(120 - 6 - 57) = 5631.5$$

$$I_2 = I_1 + N_1 - D_1 - W_1 = 5603 + 120 - 6 - 57 = 5660$$

$$L_2 = I_2 + \frac{1}{2}(N_2 - D_2 - W_2) = 5660 + 1/2(62 - 7 - 24) = 5675.5$$

以此类推，合计得 44543.5 人年。

表 3-3 寿命表法计算人年

观察时间 (n)	年初人数 (I_n)	年内新进入人数 (N_n)	年内发病人数 (D_n)	年内失去观察的人数 (W_n)	人年数 (L_n)
1	5603	120	6	57	5631.5
2	5660	62	7	24	5675.5
3	5691	46	3	11	5707.0
4	5723	53	5	18	5738.0
5	5753	19	5	79	5720.5
6	5688	21	2	165	5615.0
7	5542	16	3	238	5429.5
8	5317	0	1	580	5026.5
合计			32		44543.5

（三）累积发病率与发病密度的关系

累积发病率与发病密度不同，累积发病率是指某一观察期间人群的发病比例，它的数值大小随观察期的长短而相应地发生变化；而发病密度是指单位时间（通常指一年）内人群的发病率。

累积发病率（P）与发病密度（I）之间的关系可以用近似公式表示。

$$P = 1 - e^{(-I \times \Delta t)} \qquad \text{式}(3\text{-}7)$$

式中，P 为 Δt 时间内的累计发病率，I 为在 Δt 时间区间的人年发生率，若 $P < 0.1$，则 $P \approx I\Delta t$。

四、续发率

（一）定义

一个家庭、病房或班级内发生传染病时，当第一例病人出现后，在最短潜伏期至最长潜伏期内受其感染而发生的病人称为续发病例。续发率（secondary attack rate, SAR）是指原发病人发生后，在其接触者中所发生的续发病例占所有易感接触者总人数的百分率，又称二代发病率。

$$\text{续发率} = \frac{\text{一个潜伏期内易感接触者中的发病人数}}{\text{易感接触者的总人数}} \times 100\% \qquad \text{式}(3\text{-}8)$$

当续发率应用于家庭时,有时称为家庭续发率(family secondary attack rate)。"家庭"这个概念比较明确,同时家庭中的成员彼此接触比较密切,便于不同疾病之间的比较。当然,与家庭类似的如同班、同宿舍,也可以计算其续发率。

在计算续发率时应除去原发病例、与原发病例同期发生的病例(发病时间与原发病例的时间间隔小于该病的最短潜伏期)以及自原发病例以外感染的病例。续发病例出现的这段时间,一般为某病最短潜伏期到最长潜伏期之间的时间间隔。但有时根据某疾病的特点,还需考虑其传染期。以痢疾为例,痢疾的潜伏期为1~7天,而其传染期可达1个月,传染性最强的时间为发病后的第一周。故有人认为在计算痢疾的续发病例时,应将原发病例发生后的1~14天作为续发病例的时间间隔。又如伤寒的潜伏期为1~3周,但伤寒发病后第一周肠道中排菌率非常低(菌血症阶段),故将计算伤寒续发率的时间间隔定为2~4周(14~28天)。

在计算续发率时,一般要具备以下材料:①原发病人的发病日期;②易感接触者人数;③续发病例的发病日期。

(二)应用

1. 测定病人作为传染源的意义大小　在一般情况下,测量并比较某一阶段家庭接触者与一般居民的发病机会大小,可以判断病人作为传染源的意义大小,从而显示针对病人的各项管理措施(如隔离、消毒、治疗等)的重要性和必要性,并能评价其效果。

例如,某地区某年痢疾发病率为2‰,家庭续发率也为2%。对这两个率进行比较时,要注意两者观察时间的不同。家庭续发率的计算时间间隔为原发病例发生后1~14天,按观察时间计仅为半个月,而年发病率的观察时间为1年。将家庭续发率的时间换算成以年计算,为$2\% \times 365/14 = 52\%$。家庭续发率是发病率的26倍,即家庭接触者得痢疾的几率是一般居民的26倍。说明病人作为传染源的作用较大,提示对病人加强管理是非常重要的。

如再结合原发病例与续发病例之比,来说明续发(或原发)病例在整个发病中的地位,可以指明防治工作的方向。

2. 评价生物制品(或预防药物)的预防效果　对续发率较高的一些疾病,可用续发率对疫苗等生物制品的预防效果进行评价。

3. 其他　比较不同传染病的家庭续发率,用以了解条件基本相似的两种疾病相对传染力的大小;通过对家庭续发率的比较,研究性别、年龄、家庭大小以及经济文化等条件对传染病传播的影响;比较不同季节的家庭续发率,可以观察传染病的季节变异情况;比较不同防治措施的续发率,可评价其防治效果。

五、罹患率

(一)定义

罹患率(attack rate)与发病率一样,是测量新发病例的指标,通常是指在某一局限范围内短时间新发病例出现的频数。观察时间的单位可以是日、周、旬、月,也可以一个流行期为单位,使用时比较灵活,但应用时应注明观察时间,同时应注意暴露人口数的准确性。

$$罹患率 = \frac{某人群观察期间新病例数}{该人群同期暴露人口数} \times 100\% \text{ 或 } 1000‰ \quad 式(3-9)$$

(二)应用

罹患率在疾病暴发或流行的病因探讨时经常运用,多用于局部地区疾病的暴发,如食物中毒、传染病及职业性中毒的暴发等。其优点是可以根据暴露程度精确地测量发病几率。

六、患病率

(一)定义

患病率(prevalence rate)又称现患率或流行率,是指某特定时间内总人口中现患某病新旧病例所占的比例,是用来衡量某一时点或时期人群中某种疾病存在多少的指标。患病率按观察时间的不同可分为时点患病率和期间患病率两种,以时点患病率较为常用。时点在理论上应是无限度的,但在实际工作中以不超过1个月为限。而期间患病率的时间范围指的是特定的一段时间,通常超过1个月。时点患病率与期间患病率的含义应该是不同的,但实际上有时区别并不明显。

$$时点患病率 = \frac{某时点一定人群中现患某病的新旧病例数}{该时点人口数} \times k \quad 式(3-10)$$

$$期间患病率 = \frac{某观察期间内一定人群中现患某病的新旧病例数}{同期平均人口数} \times k \quad 式(3-11)$$

上面两式中,$k=100\%$、$1000‰$ 或 $100000/10$ 万……

(二)影响患病率升高和降低的因素

1. 影响患病率升高的因素包括:①新病例增加(即发病率增高);②病程延长;③未治愈者的寿命延长;④诊断水平提高;⑤病例迁入;⑥健康者迁出;⑦报告率提高。

2. 影响患病率降低的因素包括:①新病例减少(即发病率下降);②病程缩短;③病死率高;④治愈率提高;⑤病例迁出;⑥健康者迁入。

(三)患病率与发病率的关系

患病率主要取决于两个因素,即发病率和病程。因此,患病率的变化反映的是发病率的变化或疾病结果的变化或两者兼有。例如,在胰岛素被证实对糖尿病有效后,糖尿病的患病率开始逐渐增高,这是因为胰岛素虽不能治愈糖尿病,但可控制病情,使许多患者没有死亡而继续生存下来。患病率下降既可由发病率下降所致,也可由病人恢复期变短或死亡变快所致。如果病程缩到很短,尽管发病率增高,患病率仍可降低。

如果某病的发病率和病程在相当长的时间内保持稳定,则患病率、发病率和病程三者之间的关系可用下列公式表示:

$$患病率(P) \approx 发病率(I) \times 病程(D) \qquad 式(3-12)$$

患病率与发病率计算时的主要不同是患病率不需要确定分子的发病时间,只需确定分子在某一时点或某一期间是否处于患病状态。而分母通常包括所有的人群,不必限定于可能患有某种疾病的人群。通常把发病率和患病率统称为疾病率(morbidity rate),它是与死亡率相对而言的。

(四)应用

由于患病率的资料主要从现况调查中获得,对于病程较短的急性病,一次调查往往得不到有价值的资料。但对病程较长的慢性病,如心血管疾病、癌症等,则能反映有价值的信息,故患病率适用于病程较长的慢性病的流行病学研究。

在进行防治工作的评价时,特别是慢性病的防治,患病率可以反映人群对某种疾病的负担程度,并可依据它来计划人力、物力及卫生资源的需要,为医疗设施规划、医疗经费投入和医疗质量评价提供科学的依据。

在缺少计算发病率条件的情况下,可以用患病率代替发病率来估计人群中疾病的严重程度。但患病率不适于做病因学研究。因为:①疾病的病程可影响疾病的患病率,任何影响存活的因素都将影响疾病的患病率。因此,用现患病人进行的研究很可能反映的是影响存活的因素,而不是真正的病因。②患病率主要通过现况调查来获得,而通过现况调查所获得的资料很难判断疾病与可能病因的先后关系,因而无法分析它们之间是否有关联。但是,有些疾病很难知道其准确的发病时间,患病率可能是其仅有的资料。

七、感染率

(一)定义

感染率(infection rate)是指在某时间内受检查的总人群中,某病现有感染者所占的比例,用以说明人群感染某种病原体的程度,常用百分率表示。其公式为

$$感染率 = \frac{受检者中阳性人数}{受检人数} \times 100\% \qquad 式(3-13)$$

某些传染病感染后不一定发病,但可以通过微生物学、血清学及皮肤试验等方法测定其是否感染。感染率调查属于横断面调查,如果直接检测病原体,感染率的分子则为感染该病原体的人数,所得的感染率相当于患病率,表示当时人群感染病原体的程度。但是,有时由于技术条件的限制,直接检测病原体存在困难,而用免疫学试验检测血清抗体或进行皮肤试验来估计感染情况,此时,感染率的分子为阳性人数,所得感染率表示既往感染程度或目前人群免疫状况。

(二)应用

这一指标在流行病学工作中的应用非常广泛,常用于描述某些传染病或寄生虫病的感染情况,评价防治工作的效果或估计某病的流行势态,也可为制订防治措施提供科学的依据,是评价人群健康状况常用的指标,特别是对那些隐性感染、病原携带及不典型病例的调查非常有用,如乙型肝炎、结核病、脊髓灰质炎、寄生虫病等。

第三节 死亡频率的测量指标

一、死亡率

(一)定义

死亡率(mortality rate)是指某人群在一定期间内死于某病(或死于所有原因)的频率。它是测量人群死亡危险最常用的指标。

$$死亡率 = \frac{某期间内死亡总人数}{同期平均人口数} \times k \qquad 式(3-14)$$

式中,$k=100\%$、$1000‰$ 或 $100000/10$ 万……在人口学研究中常用千分率,便于与出生率相比较。而在流行病学研究中,多采用十万分率,便于地区与国际间的比较。计算时应注意分母必须是与分子相应的人口。如计算宫颈癌死亡率,分母应为女性人口;计算 20 岁以下人群白血病死亡率时,分母应为 20 岁以下的人口,分子应为 20 岁以下死于白血病的人数。

死于所有原因未经过调整的死亡率,称为粗死亡率(crude death rate)。粗死亡率反应一个人群总的死亡水平,是用来衡量人群因病伤死亡的危险性大小的指标。它所提供的信息比较笼统、粗糙,不能表明总人群中各构成部分的健康状况。死亡率还可按疾病的种类、性别、年龄、职业、种族等分类计算,称为死亡专率。在比较不同地区的死亡率时,应考虑人口构成不同等因素的影响,须进行年龄、性别、职业等方面的标化。

(二)应用

死亡率是一个相对稳定的指标,是一个国家或地区经济文化、卫生发展水平的综合反映。不仅在医学上受到重视,在政治、经济研究中也受到关注。例如,一些发展中国家儿童死亡率较发达国家高出 10 倍,在这些儿童的死亡中,有近一半是因腹泻、营养不良或呼吸系统疾病造成的。如果这些国家的儿童死亡率能下降到发达国家的水平,则每年就有约 1100 万儿童免于死亡。死亡率不仅能反映一个地区在不同时期的居民健康状况和卫生保健工作水平,还可为当地卫生保健工作的规划提供科学依据。

疾病的死亡诊断较发病诊断准确,且死亡资料也较发病资料容易掌握,死亡率对于病死率高的一些疾病(如恶性肿瘤、心肌梗死等)的流行病学研究很有作用,因为它可间接反映发病水平且不易搞错。故死亡率是流行病学研究的一项重要指标,它常用于描述疾病的分布、探索疾病病因和考核防治措施效果。但是,用死亡率反映疾病分布仅适用于病死率较高的一些疾病,对于不致死的疾病,如关节炎、普通感冒等,用死亡率进行分析是不合适的。一些传染病如乙型肝炎、流感等虽然发病率很高,但死亡的很少,所以死亡率的应用有其特殊性。

由于流行性感冒等传染病的发病率很不准确,死亡率极低,因此,为了测定其流行强度,常使用超额死亡率。例如,某地区某年肺炎流行严重,已知既往肺炎的年平均死亡率,又知本年度肺炎死亡率。用本年度肺炎死亡率减去既往的肺炎年平均死亡率,即为本年度肺炎的超额死亡率,这样便能清楚地显示出肺炎流行的强度。

死亡率的不足之处是只能单纯反映死亡对健康的影响,不能反映疾病对人的社会价值造成的影响。若单纯从死亡的角度来看,某种疾病导致病人在 40 岁死亡与另一种疾病导致病人在 60 岁死亡并无差别。但实际上,两者的意义及产生的影响却相差很大。显然,前者的社会损失明显大于后者。因此,死亡率只能从一个侧面反映疾病负担情况。

二、累积死亡率

累积死亡率(cumulative mortality rate)是指在一定时间内死亡人数占某特定人群的比例,多用百分率来表示。它反映在整个观察期间个体死亡的概率,常用来说明在某一年龄以前死于恶性肿瘤等疾病的累积概率的大小。有时累积死亡率可由各年龄死亡专率相加而获得。

三、病死率

(一)定义

病死率(fatality rate)表示在一定时期内(一般为一年),患某种疾病的人群中因该病而死亡的频率,常用百分率表示。式中分母因场合不同而异。如计算医院中某病住院病人的病死率,其分母为因该病住院的病人总数;如计算某急性传染病某年的病死率,其分母就是该年该病的发病人数。同一疾病的病死率和死亡专率分子相同,但病死率的分母是患病人数,而死亡专率的分母是平均人口数。

$$某病病死率 = \frac{某时期某病死亡人数}{同时期患该病人数} \times 100\% \text{ 或 } 1000\text{‰} \quad 式(3-15)$$

如果某病的病情相当稳定,病死率可通过该病的死亡专率和发病专率计算而得。

$$某病病死率 = \frac{该病死亡专率}{该病发病专率} \times 100\% \quad 式(3-16)$$

(二)应用

病死率主要受疾病的严重程度、早期诊断水平和医院治疗水平的影响,常用来反映疾病对生命的威胁程度或医院的医疗水平。在比较不同医院的病死率时须注意,医疗设备好、规模较大的医院接受的危重型病人数比规模较小的医院要多,因而大型医院有些疾病的病死率可能高于小医院。所以用病死率评价不同医院的医疗水平时,要注意可比性。

四、生存率

(一)定义

生存率(survival rate)又称存活率,是指患某病(或接受某种治疗措施后)的病人经过一段时间的随访观察后,尚存活的病人所占的比例。其公式为

$$n \text{ 年生存率} = \frac{活到 n \text{ 年的病人数}}{随访满 n \text{ 年的病例数}} \times 100\% \quad 式(3-17)$$

研究存活率必须有随访制度。首先确定随访的起始时间及结束时间,一般以确诊日期、手术日期或住院日期为起始时间,结束时间通常为 1 年、3 年或 5 年后,以 5 年较常用,即 5 年生存率。也可以 10 年计算,称为 10 年生存率。

(二)应用

生存率反映疾病对生命的危害程度,可用于评价某些病程较长疾病的远期疗效,如某些慢性病(癌症、心血管疾病等)的远期疗效评价。

第四节 生命质量的测量指标

传统指标如发病率、死亡率只是从疾病或死亡等某一个侧面评价人群健康状况,随着社会和经济水平的发展,医疗保健措施日益完善,人群健康状况有了很大

的改善,死亡率与寿命已达到相对稳定的水平;用传统的生命统计指标反映目前人群健康状况的敏感性已有所降低,并有一定的局限性。为弥补传统评价指标的不足,反映不断变化的人群健康状况,一些新的评价指标应运而生,力求更加准确地反映更深层次的人群健康状况问题。

一、潜在减寿年数

(一)定义

1982年,美国疾病控制与预防中心(Centers for Disease Control and Prevention, CDC)提出潜在减寿年数(potential years of life lost, PYLL),这一指标是指某病某年龄组人群中死亡者的期望寿命与实际死亡年龄之差的总和,用来描述死亡所造成的寿命损失。它是以期望寿命为基础,计算不同年龄死亡造成的潜在寿命损失年数,可以更加合理地反映和评价疾病造成的死亡负担情况。它主要强调早死对健康的影响,并能对疾病造成早死的程度进行定量的估计。其计算公式为

$$PYLL = \sum_{i=1}^{e} a_i d_i \qquad 式(3-18)$$

式中,e 为预期寿命;i 为年龄组(通常计算其年龄组中值);a_i 为剩余年龄,$a_i = e - (i+0.5)$,意义是当死亡发生于某年龄(组)时,离活满预期寿命还相差的年龄,由于个体的死亡年龄通常按死亡时前一个生日计算,因此在计算时加上一个平均值 0.5 岁;d_i 为某年龄组的死亡人数。

$PYLL$ 是在考虑死亡数量的基础上,以期望寿命为基准,进一步衡量死亡造成的寿命损失,强调早死对健康的损害。当平均死亡年龄较大时,对期望寿命影响较小;反之,当平均死亡年龄较小时,对期望寿命的影响则较大。一般以 1~70 岁的死亡作为"早死"。而减寿的年龄范围除去婴儿死亡,因为大部婴儿死亡往往有特殊的死亡原因;除去 70 岁以上的死亡者,因为他们的死亡往往伴随老化过程。用潜在减寿年数来评价疾病对人群健康影响的程度,能消除因死者年龄构成的不同而对预期寿命损失的影响。

(二)应用

$PYLL$ 是人群中疾病负担测量的一个直接指标,也是评价人群健康水平的一个重要指标。该指标的主要用途有:①可用于计算某病因引起的寿命减少年数,并能比较各种不同原因所致的寿命减少年数;②该指标可用于某一地区和另一标准地区的相互比较;③在卫生事业管理中,潜在减寿年数可用于筛选、确定重点卫生问题或重点疾病,同时也能评价防治措施的效果和进行卫生政策的分析等;④对疾病连续多年计算 $PYLL$ 可了解疾病的趋势。

$PYLL$ 具有计算简便、易于理解、结果直观等优点,在评价疾病的负担时,比

一些传统的指标更客观、准确和合理,但这一指标也存在很大的局限性。如它只能反映疾病负担的一种形式或结局;对超出期望寿命的死亡难以评价其疾病负担。在计算老年人的死亡时,超过期望寿命的老年人死亡没有计算在该指标内,这与实际情况不符,而且与社会对老年人健康的重视及卫生资源对老年人的投入情况也不相符。另外,该指标只有在相同年龄个体社会、经济价值相同的情况下才适用。

二、伤残调整寿命年

随着全球疾病模式的改变,慢性非传染性疾病对人类的威胁日益严重,这些疾病不仅造成大量的死亡,而且导致众多的残疾。慢性非传染性疾病在工业化国家和许多发展中国家普遍具有高发病率、高死亡率、高致残率且病程长等特点,所以,在分析这些卫生问题的时候,不仅要考虑死亡,还要考虑患病后的失能(disability)情况。因此,探索同时考虑疾病的致死效果及致失能效果的疾病负担(burden of disease,BOD)指标日益受到研究者的重视。在世界银行和世界卫生组织的支持下,Murray及Lopez提出了伤残调整寿命年(disability adjusted life year,DALY)这一概念。

(一)定义

伤残调整寿命年又称调整病残生存年,是指从发病到死亡所损失的全部健康寿命年,包括因死亡所致的寿命损失年(years of life lost,YLL)和疾病所致伤残引起的健康寿命损失年(years lived with disability,YLD)两部分。$DALY$是一个定量计算因各种疾病造成的早死与残疾对健康寿命年的损失的综合性指标,某一人群的$DALY$就是将YLL和YLD结合起来进行计算,再以生命年的年龄相对值(年龄权数)和时间相对值(现贴率)作加权调整。

疾病可给人类健康带来两方面的危害,包括死亡和残疾(暂时性失能或永久性残疾),这些危害的结果均可减少人类的健康寿命。定量计算某个地区各种疾病对健康寿命所造成的损失,便可以科学地显示该地区严重危害居民健康的疾病和主要的卫生问题。这种方法可以对发病、失能、残疾和死亡进行综合性分析,克服了一般方法中存在的片面性、局限性,是测量疾病负担的主要指标之一。

因为流行病学是从宏观、群体的角度来认识疾病和防治疾病,所以在制定卫生策略时,首先要考虑健康方面存在问题的严重程度。通常这些问题用死亡率来反映,但这一指标没有将残疾或一些丧失生活和工作能力等所引起的损失考虑进去,具有片面性。因此,$DALY$这一指标的引入在研究人类疾病负担的过程中,能更加全面、准确地评价不同疾病的负担情况,客观地评价不同地区的卫生状况,为卫生资源的合理分配和有效使用提供科学的依据。

(二) DALY 的计算

DALY 是死亡损失健康生命年与残疾损失健康生命年相结合的一种综合性指标。死亡损失的健康寿命年采用西方家庭模型寿命表编号第 26 级进行计算,女性出生期望寿命为 82.5 岁,男性为 80.0 岁,男女各年龄别标准期望寿命见表 3-4。

表 3-4　标准期望寿命及死亡 DALY 损失

年龄(岁)	期望寿命		一例死亡的 DALY 损失	
	女性	男性	女性	男性
0	82.5	80.00	32.45	32.34
1	81.84	79.36	33.37	33.26
5	77.95	75.38	35.85	35.72
10	72.99	70.40	36.86	36.71
15	68.02	65.41	36.23	36.06
20	63.08	60.44	34.52	34.31
25	58.17	55.47	32.12	31.87
30	53.27	50.51	29.31	29.02
35	48.38	45.56	26.31	25.97
40	43.53	40.64	23.26	22.85
45	38.72	35.77	20.24	19.76
50	33.99	30.99	17.33	16.77
55	29.73	26.32	14.57	13.92
60	24.83	21.81	11.97	11.24
65	20.44	17.50	9.55	8.76
70	16.20	13.58	7.33	6.55
75	12.28	10.17	5.35	4.68
80	8.90	7.54	3.68	3.20

引自:Murray CJL, Lopez AD. Global comparative assessments in the health sector. Geneva. WHO. 1994:9.

根据短暂性失能或永久性残疾的严重程度,将残疾及失能分成几类并赋予不同的权重值(表 3-5)。0 代表完全健康,1 代表死亡,权重值在 0~1 之间。当发生疾病遗留短暂性或永久性残疾时,其剩余的期望寿命年应乘以残疾权数,从而转换为相应的死亡损失健康生命时间。

表 3-5　全球疾病负担(GBD)的伤残等级分类及 22 个指标症状

残疾等级	等级权限	指示症状
第一级	0.00~0.02	脸部瘢痕,体重-身高比小于 2 个 SD
第二级	0.02~0.12	腹泻,严重咽喉疼痛,严重贫血
第三级	0.12~0.24	胫骨骨折,不育,阴茎勃起障碍,风湿性关节炎,心绞痛
第四级	0.24~0.36	膝下截肢,耳聋
第五级	0.36~0.50	直肠阴道瘘,轻度智力迟钝,先天愚型
第六级	0.50~0.70	精神忧郁症,失明,半身不遂
第七级	0.70~1.00	精神分裂症,痴呆,严重心绞痛,四肢瘫痪

引自:夏毅,龚幼龙. 疾病负担的测量指标——DALY. 中国卫生统计,1998,15(4):56.

一个病例损失的 DALY 数量的计算公式如下：
$$DALY = YLL_s + YLD_s \qquad 式(3\text{-}19)$$

YLL 为因疾病死亡而导致的 DALY 损失，YLD 为因疾病导致残疾而损失的 DALY。YLL 和 YLD 的计算公式都用下式来表示：

$$\int_{x=a}^{x=a+L} DCx e^{-\beta x} e^{-r(x-a)} dx \qquad 式(3\text{-}20)$$

将该被积函数在区间 a 到 $a+L$ 上积分，得下式：

$$DALY = -\frac{DCe^{-\beta a}}{(\beta+r)^2} \times \{e^{-(\beta+r)L} \times [1+(\beta+r)(L+a)] - [1+(\beta+r)\times a]\}$$

$$式(3\text{-}21)$$

式中，a 为死亡或残疾的发生年龄；L 为在伤残状态下的生存时间或死亡损失的时间；D 为残疾权数；C 为年龄权数调节因子，经全球疾病负担(globe burden of disease, GBD)分析，取一常数 0.16243；r 为现贴率，为一常数 0.03；β 为年龄权重函数的参数，取固定值 0.04；e 为常数 2.71。

当一个人在某一年龄发病后，他可能有好几种结局，可能当时就死亡了；或者发病后失能一段时间，在活满期望寿命之前死亡；有可能在发病后失能直到活满期望寿命；又或者失能一段时间后重新恢复。各种死亡结局在计算 DALY 时存在一定的区别，下面我们举例来说明这一问题。

例：假定现在有一人群中有 20 名 5 岁的小女孩感染了小儿麻痹症，在她们当中有 6 人当时就死亡了，有 4 个活到 10 岁后死亡了，7 个小女孩在患病后一直未治愈，还有 3 个在发病后 5 年治愈了。假定现在的期望寿命为 82.95 岁，计算在这一人群中因小儿麻痹症而损失的总 DALY 为多少。

(1) 当时就死亡的女孩损失的 DALY。

$C=0.16243$；$D=1$(死亡的权数为 1)；$r=0.03$；$\beta=0.04$；$a=5$(死亡时的年龄)；$L=82.95-5=77.95$；$e=2.71$。

$$DALY = -\frac{1\times 0.16243 \times 2.71^{-(0.04\times 5)}}{(0.04+0.03)^2} \times \{2.71^{-(0.04+0.03)\times 77.95} \times$$
$$[1+(0.04+0.03)\times(77.95+5)] - [1+(0.04+0.03)\times 5]\}$$

计算出的结果为 35.85。

(2) 活到 10 岁后死亡的女孩损失的 DALY。

在这种情况的计算中我们要分两步进行。第一步，先计算 5 岁到 10 岁这 5 年因失能而损失的 DALY。

$C=0.16243$；$D=0.5$(小儿麻痹症的残疾权数)；$r=0.03$；$\beta=0.04$；$a=5$(发病时的年龄)；$L=10-5=5$；$e=2.71$。

$$DALY = -\frac{0.5 \times 0.16243 \times 2.71^{-(0.04 \times 5)}}{(0.04+0.03)^2} \times \{2.71^{-(0.04+0.03) \times 5} \times$$
$$[1+(0.04+0.03) \times (5+5)] - [1+(0.04+0.03) \times 5]\}$$

计算出的结果为 2.0。

第二步,计算 10 岁后因死亡而损失的 $DALY$。

$C=0.16243$;$D=1$(死亡的权数为 1);$r=0.03$;$\beta=0.04$;$a=10$(死亡时的年龄);$L=82.95-10=72.95$;$e=2.71$。

$$DALY = -\frac{1 \times 0.16243 \times 2.71^{-(0.04 \times 10)}}{(0.04+0.03)^2} \times \{2.71^{-(0.04+0.03) \times 72.95} \times$$
$$[1+(0.04+0.03) \times (72.95+10)] - [1+(0.04+0.03) \times 10]\}$$

计算出的结果为 36.85。这里有一个地方需要注意,就是在计算 10 岁后因死亡而损失的 $DALY$ 时,我们是从 10 岁开始计算的,而要将这两步计算出来的结果加在一起,需把因死亡而损失的 $DALY$ 计算以 10 岁开始换算成以 5 岁发病开始,这种转换有一个公式:

$$DALY(x) = DALY(10)e^{-rs} \qquad \text{式(3-22)}$$

x 为需要转换成的年龄;$r=0.03$;$e=2.71$;s 为需要贴现的年数。

$$DALY(5) = 36.85 \times 2.71^{-0.03 \times (10-5)} = 31.7$$

所以,活到 10 岁后死亡的女孩损失的 $DALY$ 为 2.0 加上 31.7,等于 33.7。

(3)患病后一直未愈而导致的 $DALY$ 损失。

$C=0.16243$;$D=0.5$(小儿麻痹症的残疾权数);$r=0.03$;$\beta=0.04$;$a=5$(发病时的年龄);$L=82.95-5=77.95$;$e=2.71$。

$$DALY = -\frac{0.5 \times 0.16243 \times 2.71^{-(0.04 \times 5)}}{(0.04+0.03)^2} \times \{2.71^{-(0.04+0.03) \times 77.95}$$
$$\times [1+(0.04+0.03) \times (77.95+5)] - [1+(0.04+0.03) \times 5]\}$$

计算出的结果为 17.92。

(4)发病后 5 年治愈的女孩在这 5 年中损失的 $DALY$。

$C=0.16243$;$D=0.5$(小儿麻痹症的残疾权数);$r=0.03$;$\beta=0.04$;$a=5$(发病时的年龄);$L=10-5=5$;$e=2.71$

$$DALY = -\frac{0.5 \times 0.16243 \times 2.71^{-(0.04 \times 5)}}{(0.04+0.03)^2} \times \{2.71^{-(0.04+0.03) \times 5} \times$$
$$[1+(0.04+0.03) \times (5+5)] - [1+(0.04+0.03) \times 5]\}$$

计算出的结果为 2.0。

通过上面的计算,最后,这 20 名女孩损失的 $DALY$ 为 $6 \times 35.85+4 \times 33.7+7 \times 17.92+3 \times 2.0=481.3$。

(三)应用

1.$DALY$ 对于从宏观上认识疾病和控制疾病有十分重要的作用,可用于跟踪一个国家或地区疾病负担的动态变化以及监测其健康状况在一定期间的变化情况,并可对已有的计划措施进行初步的评价,测定干预措施的有效性。

2. 对不同地区、不同人群、不同病种进行 DALY 分布的分析,可以帮助人们确定严重危害人群健康的主要病种、高发地区和重点人群,为确定防治及研究重点提供科学的依据。

3. 可进行成本效果分析,比较不同病种、不同干预措施挽回一个 DALY 所需的成本,以求找到最佳的干预措施来防治重点疾病,使有限的资源得到更大的发挥。

Murray 及 Lopez 已经成功地应用 DALY 定量地测定了 1990 年全球疾病负担和医疗卫生干预措施的有效性。表 3-6 显示 1990 年世界各地区伤残调整寿命年损失的分布情况。

表 3-6 1990 年世界各地区 DALY 损失的分布

	全世界	撒哈拉以南非洲	印度	亚洲其他地区和岛屿	拉丁美洲加勒比地区	中东伊斯兰教地区	中国	欧洲前社会主义国家	已建立市场经济国家
人口(百万)	5267	510	850	683	444	503	1134	346	798
传染病、妇科及围生期疾病	45.8	71.3	50.5	48.5	42.2	51.0	25.3	8.6	9.7
肺结核	3.4	4.7	3.7	5.1	2.5	2.8	2.9	0.6	0.2
STD 和 HIV 感染	3.8	8.8	2.7	1.5	6.6	0.7	1.7	1.2	3.4
腹泻	7.3	10.4	9.6	8.3	5.7	10.7	2.1	0.4	0.3
可用接种预防的疾病	5.0	9.6	6.7	4.5	1.6	6.0	0.9	0.1	0.1
疟疾	2.6	10.8	0.3	1.4	0.4	0.2	*	*	*
寄生虫病	1.8	1.8	0.9	3.4	2.5	0.4	3.4	*	*
呼吸道传染病	9.0	10.8	10.9	11.1	6.2	11.5	6.4	2.6	2.6
母亲感染	2.2	2.7	2.7	2.5	1.7	2.9	1.2	0.6	0.6
分娩前后感染	7.3	7.1	0.1	7.4	9.1	10.7	5.2	2.4	2.2
其他	3.5	4.6	4.0	3.3	5.8	4.9	1.4	0.6	0.5
非传染性疾病	42.2	19.4	40.4	40.1	42.8	36.0	58.0	74.8	78.4
癌症	5.8	1.5	4.1	4.4	5.2	3.4	9.2	14.8	19.1
营养缺乏病	3.9	2.8	6.2	4.6	3.7	3.3	1.4	1.7	
神经性精神病	6.8	3.3	6.1	7.0	8.0	5.6	8.0	11.1	15.0
脑血管病	3.2	1.5	2.1	2.1	2.6	2.4	6.3	8.9	5.3
局部缺血性心脏病	3.1	0.4	2.8	3.5	2.7	1.8	2.1	13.7	10.0
肺梗阻	1.3	0.2	0.6	0.5	0.7	0.5	5.5	1.6	1.7
其他	18.0	9.7	18.5	17.9	19.1	18.7	23.6	23.4	25.6
外伤	11.9	9.3	9.1	11.3	15.0	13.0	16.7	16.6	11.9
车祸	2.3	1.3	1.1	2.3	5.7	3.3	2.3	3.7	3.5
有意伤害	3.7	4.2	1.2	3.2	4.3	5.2	5.1	4.8	4.0
其他	5.9	3.9	6.8	5.8	5.0	4.6	9.3	8.1	4.3
百万 DALY	1362	293	292	177	103	144	201	58	94
相当于婴儿死亡数(百万)	42.0	9.0	9.0	5.5	3.2	4.4	6.2	1.8	2.9
每千人 DALY	259	575	344	260	233	286	178	168	117

注:*不足 0.05%;STD:性传播疾病;HIV:人类免疫缺陷病毒(World Bank,1997)。

由表 3-6 可见,全世界每千人的总 $DALY$ 值为 259,即 1990 年每千人因病损失 259 个健康人年。但不同国家和地区间的差异较大。发达国家疾病负担最低,$DALY$ 损失值为 117;撒哈拉以南非洲最高,为 575,为全球平均值的 2.22 倍;印度、中东伊斯兰教地区、亚洲其他地区和岛屿的 $DALY$ 损失值在 260~344 之间。通过感染性(含传染性)、非传染性、外伤三大类疾病 $DALY$ 的构成显示,全世界感染性疾病负担比重最大,为 45.8%,且疾病负担水平越高的地区,其传染因素所致的疾病负担占的比重也越大。在撒哈拉以南非洲,71.3% 的疾病负担由感染性疾病所致,而发达国家仅为 10%。传染性疾病主要以呼吸系统感染、消化系统感染(腹泻)及分娩前后的母婴感染为主。由此可见,通过卫生条件的改善和有效地开展疾病防治工作,各种疾病所造成的总负担均可降低。

(四)对 $DALY$ 的评价

以往对人群健康状况的评价指标多限于客观测量,但在疾病负担的 $DALY$ 研究中引入了人的社会健康价值观,通过年龄权重(age weighing)和贴现率(discounting rate)使现实社会中人群的生命价值得到了充分体现。众所周知,处于不同年龄段的人群生命价值是不一样的,青壮年期身体健康,精力旺盛,能给社会创造出巨大的财富。而在幼年或老年期,反需要社会给予物质和精神上的支持。所以,对社会而言,成年人的健康生命较儿童和老年人具有更高的价值。因此,经过调整后,青壮年期早亡引起的生命损失比过去指标计算的生命损失提高了,而老人和儿童的生命损失降低了。这就是全球疾病负担中采用的年龄权重突出年龄这一社会优势在生命价值中的作用。贴现率反映的是一个时间偏好的问题,相同的收益现在获得和将来获得是不等价的,对社会而言,健康寿命年的现有价值较未来更高。

虽然 $DALY$ 可将疾病造成的早死和失能合并起来考虑来反映疾病对人群造成的负担,但该指标存在主观性,如由于 $DALY$ 选择了最高的期望寿命(日本人的)作为出生期望寿命的估计值,势必夸大了其他国家的疾病负担情况,在国家的水平上过高地估计了寿命损失年数。公式中有关残疾权重等参数的确定均具有主观性,难免与实际情况不完全一致。$DALY$ 在计算时认为 10 个人丧失 1 年寿命与 1 个人丧失 10 年寿命是相等的,这与实际不相符。此外,$DALY$ 不能对疾病给人群造成的心理负担、社会负担和家庭负担予以充分的评价,这些均是其不足之处。

三、健康寿命年

自从 Murray 和 Lopez 提出了失能调整寿命年的概念后,带动了全球疾病负担的研究热潮。1998 年,Hyder 等人提出了另一个试图将疾病的致死效果及致失能效果结合在一起的指标——健康寿命年(health life years,HeaLY)。

(一) HeaLY 的计算公式

$$HeaLY = L_1 + L_2 \quad \text{式}(3-23)$$

L_1 为该人群中因患某种疾病死亡而损失的健康寿命年。其公式为

$$L_1 = P \times I \times CFR \times [E(A_0) - (A_f - A_0)] \quad \text{式}(3-24)$$

式中,P 为该人群的总人口数;I 为该人群中某种疾病每年每千人口的发病率;CFR 为该病的病死率;A_f 和 A_0 分别为因该病死亡年龄和发病时的平均年龄;$E(A_0)$ 为年龄 A_0 时的期望寿命,采用标准期望寿命。

L_2 为该人群中因患某种疾病失能而损失的健康寿命年。其公式为

$$L_2 = P \times I \times CDR \times D_e \times D_t \quad \text{式}(3-25)$$

式中,P 为该人群的总人口数;I 为该人群中某种疾病每年每千人口的发病率;CDR 为患此病人群因该病失能的比例;D_e 为失能权重,它是 HeaLY 计算中唯一的一个主观指标,由一组专家权衡各种疾病的失能情况,与死亡相比较而确定,其取值范围为 0~1,0 代表完全健康,1 代表死亡;D_t 为此病的平均病程。

在 HeaLY 计算中,有两点值得注意:第一,任何年龄的生命是等价的,即在 25 岁生存的一年和在 60 岁生存的一年是等价的。第二,HeaLY 用时间贴现对早逝和失能期间的健康寿命损失进行调整,它是一个基于经济学的概念,即人们更愿意获得既得利益而不是倾向于未来,所以,在计算 HeaLY 时,对 $E(A_0) - (A_f - A_0)$ 和 D_t 这两部分,以每年 3% 的贴现率贴现。

(二) HeaLY 与 DALY 比较

HeaLY 与 DALY 一样,均以发病为起点,以一种疾病发病后的自然史作为基本的框架,来评价患病和死亡的综合效应。在估计 HeaLY 或 DALY 时,都用到了标准期望寿命,即在目前最佳环境下的期望寿命,通常都采用西方模型寿命表编号第 26 级,即日本人群的年龄别期望寿命。应用标准期望寿命的目的是通过建立一种"理想"的期望寿命,以解决不同地区同一年龄段死亡导致的负担水平相互比较的问题。但同时也存在一个问题,即其提供的估计要比疾病所致的实际寿命损失大,尤其在实际期望寿命低于人为确定的"理想"期望寿命的地区,更是如此。另外,应用 DALY 或 HeaLY 的一个主要问题是所需的资料在发展中国家不易得到,大多数国家不得不用局部的数据外推来估计当地的情况。这就要求我们需不断完善基础资料的收集工作,以利于更客观、准确地评价当地的疾病负担情况,为卫生资源的分配提供更为准确的依据。

DALY 和 HeaLY 在应用时有不同的地方。

(1)在 HeaLY 中,各个年龄存活一年的价值是等价的,而在 DALY 中,中青年的生命每存活一年较儿童和老年人存活一年更为重视,各年龄组的每一生命年

的相对价值可表示为 $Cxe^{-\beta x}$ 的形式，x 表示年龄，$\beta=0.04$，C、e 是常数。可以看出，该函数由出生时的 0 岁到 25 岁到达峰值，然后又迅速下降。年轻人患病用 DALY 方法比用 HeaLY 方法具有更大的权重。对不同年龄段生命的价值，是从人权的角度认为是等价的，还是从对社会所作的贡献角度给予中青年以更高的权重，目前争论很多，哪个更合理、更能被人们所接受，有待于进一步的探讨。

（2）HeaLY 的计算是从疾病的发病开始，根据疾病自然史考虑疾病引起死亡的情况及不同年龄组死亡的影响。同时更充分地考虑发病期间失能对健康的影响，这对宏观地认识疾病和控制疾病有十分重要的意义。在 DALY 的计算中，失能的计算形式与 DALY 基本相同，而死亡率考虑的是当年所有死亡的情况，而不考虑发病是何时开始的。在实际的应用中，可能会有一些细微的差异。

（3）DALY 是世界银行和世界卫生组织投入大量人力物力联合推出的一个新的综合指标，大量专家利用 DALY 对三大类 100 余种疾病的失能权重进行评价；DALY 作为一个标准化的方法，可以对不同地区、不同人群和不同病种间的疾病负担情况进行比较。HeaLY 作为一个相对比较简便的新指标，其计算公式更简单且易于理解。

四、其他

健康期望寿命（active life expectancy, ALE）亦称活动期望寿命，是以生活自理能力丧失率为基础计算而得的。生活自理能力是指正常人生存所必须具备的、日常生活所必须完成的活动，如吃饭、穿衣、上厕所、洗澡等活动。该指标目前已得到了广泛的应用，它不但能客观地反映人群生存质量，而且有助于卫生政策与卫生规划的制定。除此之外，还有人类发展指数、社会发展指数、生活质量指数等新的评价指标。

传统的生命统计指标在评价人群健康状况、评价卫生工作效果、制定卫生政策与卫生规划等方面曾起到非常重要的作用。新的评价指标不断出现，这并不意味着否定了传统指标的价值，在今后相当长的时间内，这些指标对卫生工作仍然具有非常重要的价值。

（张志华）

第四章 临床科研常用设计方案

第一节 概 述

一、临床流行病学研究常用设计方案

临床科研设计的重要内容之一就是临床科研设计方案的选择,要合理地选择科研设计方案,必须掌握各种临床科研设计方案的原理、特点、优缺点及其适用范围。临床流行病学常用研究设计方案与流行病学常用方法一致,即描述性研究(descriptive study)、分析性研究(analytical study)和实验性研究(experimental study)。具体的设计类型又包括病例报告(case report)、病例分析(case analysis)、现况调查(prevalence survey)、纵向研究(longitudinal study)、生态学研究(ecological study)、病例对照研究(case control study)、队列研究(cohort study)和临床试验(clinical trial)。临床流行病学的研究方法归纳起来主要有两类:观察性研究(observational study)和实验性研究。前者又可分为描述性研究和分析性研究。

(一)描述性研究

在临床流行病学中,描述性研究主要用来描述疾病的分布和频率,根据从人群中所获得的数据信息来推断评估总体的参数。严格设计的描述性研究还可获得关于疾病危险因子的线索,有助于形成病因假设。

现况调查是临床流行病学最常用的描述性研究方法,它是指通过一次调查,了解特定人群在调查时某种疾病的实际患病情况或感染状况。例如对高血压、结核病、病毒性肝炎、儿童疫苗接种率等的调查。纵向研究和生态学研究也有应用。对流行性感冒、疟疾等疾病的疾病监测即属于纵向研究;生态学研究如对地方性克汀病的患病率与土壤中碘含量进行相关分析,从而推测地方性碘缺乏是地方性克汀病的病因。

在临床上，针对罕见病例或某种疾病的罕见现象，可采用病例报告的形式对罕见疾病的病情、诊治过程及出现的罕见现象进行描述和记录，以提供疾病的临床信息，并可为进一步的病因研究、预后评价等提供有意义的线索。临床医师还可应用日常积累的大量临床资料进行研究，即病例分析，了解疾病的临床表现与特征，总结临床工作中存在的问题，促进医疗质量的提高。

(二)分析性研究

分析性研究可分为病例对照研究和队列研究两种。分析性研究与描述性研究最大的不同是分析性研究能检验病因假设。病例对照研究又称回顾性研究(retrospective study)，主要用来检验病例人群是否比非病例人群有较大的概率曾暴露于某种因素，即探索疾病的危险因素。队列研究又称前瞻性研究(prospective study)，主要用来检验暴露于某因素的人群是否有较大的概率患某种疾病，即观察人群暴露于某因素的情况及其结局，从而确定危险因素与疾病的关系。

(三)实验性研究

实验性研究又称实验流行病学(experimental epidemiology)，与描述性研究和分析性研究等观察法不同。观察法没有人为干预，只能建立和检验病因假设；而实验性研究有人为干预，验证病因假设的可靠性高于观察性研究。

实验性研究可分为社区试验(community trial)和临床试验两种。社区试验一般是以未发病人群为研究对象，对药物或某种预防治疗方法进行考核的一种试验方法，又可分为预防性试验和干预试验(intervention trial)，前者如在饮水中加氟预防龋齿、预防接种等试验，后者如观察减少食盐摄入量对高血压的作用、增加体育锻炼对冠心病的作用等试验。

临床试验通常是采用完全随机化原则，将研究对象分为试验组和对照组，试验组给予某种新的治疗药物或措施，而对照组则给予安慰剂或不采取这种治疗措施，从而观察该药物或治疗措施对研究对象产生的效果或影响。临床试验按对照设置方法的不同可分为同期随机对照试验(concurrent randomized control trial, CRCT)、同期非随机对照试验(concurrent non-randomized control trial)、历史对照试验(historical control trial)、自身对照试验(self-control trial)、交叉设计试验(cross-over design trial)和序贯试验(sequential trial)。临床流行病学研究的主要研究现场是在临床，因此，临床流行病学实验性研究一般主要是指临床试验。

二、临床流行病学实验研究设计原则

临床流行病学研究方法与流行病学基本一致，但临床流行病学更常用的是实验性研究，即临床试验。临床试验是严密的科学试验，为得到真实可靠的研究结果,临床试验研究设计必须遵循三大原则,即对照、随机和盲法。

(一)设立对照

有比较才有鉴别,对照是比较的基础,要确定处理因素与试验效应的关系,没有对照就不能说明任何问题。在实验性研究中,除研究因素外,研究对象所具备的其他一些非研究因素,如性别、年龄、心理状态、病程、治疗经历等,都可能对研究结果产生影响。只有通过设立对照,增加实验组和对照组之间的可比性和均衡性,才能排除各种非研究因素的影响,进而确定所研究因素的作用。因此,合理地设立对照能成功地将研究因素的真实效应客观、充分地显示或识别出来,使研究者对研究结果作出正确、客观的评价。

(二)随机化分组

在临床流行病学研究中,常用的随机方法有两种形式。第一种是随机抽样,即采用随机的方法,将需要的研究对象从目标人群中选择出来。第二种是随机化分组,即采用随机的方法对所得到的样本进行分组,使每一个研究对象以相同的概率进入实验组和对照组,接受相应的处理措施。

随机化分组的目的主要是通过严格正规的随机化方法将研究对象随机分配到实验组和对照组,研究人员和研究对象在分组前均不知道分组情况,以平衡实验组和对照组已知和未知的一切可能影响结果的因素,保证两组具有充分的可比性,避免可能出现的各种偏差因素的干扰,从而获得准确、可靠的研究结果。

(三)应用盲法

在临床试验中,从研究设计到结果分析的任一环节都可能产生偏倚,这些偏倚既可能来自研究人员方面,也可能来自研究对象方面。在研究中,若研究者知道研究对象的分组情况,研究对象知道自己的治疗情况,则可能会由于双方的主观原因而产生信息偏倚。为避免此类偏倚,一个有效的方法是使研究对象、试验观察者和试验设计者中的一方、双方或三方都不知道各个研究对象分组和所接受处理措施的具体内容,即所谓的"盲法"(blinding/masking)。

第二节 描述性研究

描述性研究又称描述流行病学(descriptive epidemiology),是利用已有的资料或对特殊调查的资料(包括实验室检查结果),按不同地区、不同时间以及不同人群特征分组,通过初步分析,对疾病或健康状态在人群中的分布情况加以描述,并提出病因假设和进一步研究的方向。

描述性研究是流行病学研究的起点,是其他流行病学研究方法的基础。其特点是以观察为主要研究手段,不对研究对象施加任何干预措施,一般不能分析暴露与效应之间的因果关系,研究设计时无须设立对照。

描述性研究的主要用途是描述疾病或健康状态的三间分布情况,有助于确定高危人群,为卫生决策的制定提供基础资料。另外,通过比较疾病频率在不同暴露因素状态下的差异,可以获得病因线索,提出病因假设。

描述性研究的设计类型主要包括病例报告和病例分析、现况调查、纵向研究和生态学研究。

一、病例报告和病例分析

(一)病例报告

1. 概念　病例报告又称个案报告,是临床上对罕见疾病进行研究的主要形式。病例报告通常是对单个病例或5个以下病例的病情、诊断及治疗中发生的特殊情况或经验教训等的详尽临床报告。

由于报告的是临床上罕见的疾病或疾病的特殊表现,常为医学界所重视,并可能为进一步研究提供线索,从而成为临床研究新思路的起点。

病例报告一般首先要说明此病例值得报告的原因,提供所报告病例是罕见病例的证据或指出病例的特别之处;其次要对病例的病情、诊断治疗过程、特殊情况等进行详尽描述,并提出各种特殊之处的可能解释;最后要进行小结,并指出此病例报告给读者和作者以怎样的启示。

2. 目的和用途

(1)发现新的疾病或提供病因线索。病例报告往往是识别一种新的疾病或暴露的不良反应的第一条线索。例如,口服避孕药增加静脉血栓栓塞的危险;孕妇服用反应停(沙利度胺)引起新生儿先天畸形;食用劣质奶粉导致"大头娃娃";生吃福寿螺引发广州管圆线虫病等。

(2)用来探讨疾病的致病机制和治疗方法的机理。例如,人们怀疑麻醉药氟烷可能引起肝炎,但是由于暴露于氟烷后发生肝炎的频率极低,并且手术后肝炎还有许多其他可能的原因,因此"氟烷肝炎"一时难以被证实。然而,一个病例报告澄清了这个问题。一名经常使用氟烷进行麻醉的麻醉医师反复发作肝炎并导致肝硬化,肝炎症状总是在他进行麻醉工作后几小时内发作。该病例暴露于小剂量氟烷时肝炎就复发,再加上临床观察、生化检验和肝组织学等方面的证据,从而证实了"氟烷肝炎"一说。

(3)报告个别比较离奇的病例以及疾病不常见的临床表现。例如,浙江大学医学院附属邵逸夫医院曾在世界上首次报道食用五步蛇蛇胆及血导致鞭节舌虫病;另外还有右心室原发性恶性心脏肿瘤病例报告等。

3. 优缺点 病例报告至今仍是临床研究的重要方法之一,很多疾病第一次被人们所认识都是通过病例报告的形式,而且病例报告不需要累计样本,能在第一时间报告出来。但由于病例报告的研究对象具有高度选择性,因此极易发生偏倚。病例报告只是基于一个或少数几个病例,不能用来估计疾病或临床事件发生的频率,所发现的任何危险因素都具有偶然性,因此不能用来论证科研假设,除极少数例外情况,也不应该把病例报告作为改变临床诊断、治疗等实践的依据。

4. 实例 广州管圆线虫病又名嗜酸性粒细胞增多性脑脊髓膜炎,为食源性寄生虫病,主要为进食含有广州管圆线虫幼虫的生或不熟的螺肉而感染。自1945年在我国台湾首例报告后,本病在太平洋地区某些岛屿及东南亚一些国家均有散在和暴发流行。我国大陆于1984年报告了首例广州管圆线虫病。

患者刘××,男性,13岁,学生,广东省徐闻县人。因头痛低热1个月、复视半个月于1984年9月29日到暨南大学医学院附属医院传染病科住院。患者8月28日突感右侧头痛,次日转为前额持续性钝痛,夜间为剧痛,整夜呻吟。第三天曾呕吐一次,为胃内容物。病后一直有低热,伴头晕,食欲减退。在当地医院治疗1周,头痛有所减轻,但低热不退。且半个月来自觉视物模糊,出现复视,疑为颅内肿瘤,故转院诊治。起病后无咳嗽、抽搐和昏迷。

入院后行体格检查、实验室检查、影像学检查等,病例报告中对上述检查结果进行了详细的描述,其中在患者脊液中发现广州管圆线虫幼虫。经追问病史,患者发病前一个多月,在家饲养30多只鸭子,每天采集东风螺(即褐云玛瑙螺),打碎取螺肉饲鸭。个人卫生习惯欠佳,无饭前洗手习惯。家中曾有吃褐云玛瑙螺数次。结合病史和实验室检查,确诊患者为广州管圆线虫病。经激素对症治疗后,患者症状好转,头痛消失,复视消失,左侧面神经核下轻瘫征亦消失,体温正常,复查脊液,未再找到管圆线虫。(参考文献:中国大陆人体广州管圆线虫病首例初步报告.广州医学院学报,1984,12(3):40-41.)

(二)病例分析

1. 概念 病例分析是指对一组(可以是几例、几十例、几百例甚至是几千例)相同疾病患者的临床资料进行整理、统计、分析并得出结论。

2. 目的和用途

(1)分析某种疾病的临床表现和特征。例如病人的性别、年龄、职业分布、主要临床体征及其出现频率、主要检验指标、诊断及鉴别要点、主要治疗方法及疗效、预后情况等。

(2)评价某种治疗、预防措施的效果。例如,调查发生肺结核和结核性脑膜炎儿童的卡介苗接种情况,发现这些患者大多未接种过卡介苗,从而表明卡介苗能预防严重性结核病的发生。

(3) 促使临床工作者在实践中发现问题,提出新的病因假设和探索方向。例如,临床发现原发性肝癌患者中乙型肝炎病毒感染率高,从而为研究原发性肝癌的病因提供了线索,即乙型肝炎病毒感染可能与原发性肝癌有关。

3. 优缺点　病例分析是利用日常积累的大量临床资料进行分析,因此,其最大的优点就是资料收集容易,节省时间、人力和物力。但由于记录质量不一,参与的医生较多,偏差大且无法控制,其资料的真实性和可靠性也相对较差。由于不同医疗机构日常收集的临床资料缺乏标准化的方法,故难以保证资料的可比性。

二、现况调查

(一) 现况调查的概念

现况调查是指在某一特定时间(时点或短时间)内,以个体为单位对特定人群的某些特征以及疾病或健康状态的分布情况进行调查,并对疾病或健康状况的分布及其与相关特征的关系加以描述。现况调查是描述性研究中应用最为广泛的方法之一。

由于现况调查所获得的资料是在某一时点或在某一个短时间内收集的,客观地反映了当时的疾病或健康状态分布情况以及人们的某些特征与疾病之间的关联,好似时间上的一个横断面,故又称为横断面调查或横断面研究(cross sectional study)。现况调查主要使用患病率指标,所以又称为患病率调查(prevalence study)。

(二) 现况调查的用途

1. 描述特定时间内某种疾病或健康状态在某地区特定人群中的分布情况,即三间分布。例如,1988年上海市开展甲型肝炎流行的现况调查;2010年全国开展肺结核患病率现况调查等。

2. 探索人群的某些特征与疾病或健康状态之间的联系,为建立病因假设提供线索。例如,探索吸烟与肺癌之间的关系;饮酒与肝硬化之间的关系;血脂水平与脑卒中之间的关系等。

3. 通过定期随访调查,考核疾病防治措施效果。例如,对某地区儿童进行乙型肝炎疫苗接种前后乙肝患病率调查,通过比较,可了解接种效果。

4. 了解人群的健康水平,为医疗卫生保健机构寻找工作重点,为卫生部门制定工作计划和决策提供参考依据。例如,2002年我国开展了居民营养与健康状态调查,获取了居民体格发育与营养状况、慢性病患病情况等资料,有助于当地卫生部门开展保健工作。

5. 通过疾病监测,可以发现某些疾病的分布规律和长期变化趋势,另外,可达到早发现、早诊断、早治疗的效果。

(三)现况调查的种类

现况调查可分为普查和抽样调查两类。

1. 普查(census)

(1)概念:普查是为了解某种疾病在人群的患病率或者一定范围人群的健康状态,在某一特定时间内对该人群内所有成员所作的调查或检查。"一定范围人群"既可以是某个单位或某个居民点的全部居民,也可以指某个地区,甚至全国的所有人口。"特定时间"应该较短,有时甚至指某个时点。小规模普查可在几天或几周内完成,大规模普查亦可在几个月内完成。但无论普查规模大小,时间不宜拖延过长。时间太长,人群中某病的患病率或健康状态会发生变化,影响普查质量。

(2)目的。

1)早期发现和治疗病人:早期发现病例是普查的主要目的。普查能够在较短的时间内了解某种疾病在特定人群中的流行概况,发现的病例可以及时进行治疗,改善疾病进程或延长病人寿命,减少死亡。例如,通过血压、血脂及血糖普查,可早期发现高血压、高血脂及糖尿病,进行及时干预和防治可以减少脑卒中、动脉粥样硬化、糖尿病肾病等疾病发生。

2)了解疾病的分布情况:将普查的资料制成相应的图表,可以较全面地描述疾病的分布及特征,揭示明显的规律性,从而为病因提供线索,为疾病的预防和控制提供依据。例如,通过高血压、糖尿病、肺结核的普查可以了解这些疾病的地区、性别、年龄、职业、民族等分布情况。此外,通过普查可了解一些传染病的流行情况,对疫情的进一步发展进行早期预测,并采取有效措施以达到控制传播和流行、减少感染和死亡的目的。例如,可通过对人群血清中甲肝抗体、麻疹抗体等的检测,了解人群对这些疾病的免疫水平,预测发生大规模感染和流行的可能,及早采取防制措施。

3)了解人群健康水平,建立生理标准:医学上需要确定大量的生理标准和正常参考值,如组织结构、血红蛋白量、儿童的生长发育及营养状况指标等,从而指导临床实践。这些生理标准的建立只有通过对不同性别、不同年龄正常人群的检测才能获得。

4)评价卫生服务利用率,评价疾病防治措施效果:例如,通过普查了解乙肝疫苗接种率、社区医院就诊率、儿童妇幼保健覆盖率等。

(3)原则。

1)普查的疾病应该是患病率较高的疾病,如高血压、糖尿病等,对患病率极低的疾病不宜开展普查。

2)普查的目的是早期发现病例,因此,普查的疾病应该是目前有切实治疗方法的疾病,无可靠治疗方法的疾病不宜开展普查。

3)普查前应划定明确的普查范围,要有普查对象的性别、年龄、职业等的分组资料。根据普查目的事先确定好调查对象,而且调查时间和期限应统一。

4)普查中使用的筛检方法的灵敏度和特异度要高,且简便易行。

5)普查的诊断标准必须统一,保证资料的可比性。

6)普查中应尽可能提高应答率,一般要求应答率在80%以上。若漏查率高于30%,则普查可能无实际意义。

(4)优缺点:普查能发现人群中的全部病例,使其得到及时治疗,并可揭示疾病规律,为病因分析提供线索。但普查也存在一些缺点,如普查对象难免漏查;工作量大,不易细致;普查的疾病的患病率不能太低;普查会耗费大量的人力、物力和财力。

2.抽样调查(sampling survey)

(1)概念:抽样调查是指从人群中抽出一部分有代表性的人(即统计学上的样本人群)进行调查,根据这部分人的调查结果来估计出整个人群某病的患病率或某些特征的情况,是一种从局部推断总体的研究方法。

(2)原则:抽样调查的关键在于样本的代表性。要保证样本能代表总体,必须做到以下两方面:随机抽样和样本足够大。随机抽样是指总体人群中的每一个人都有同等被抽到的机会;样本足够大是指样本的数量要足够但又不能过多,样本不足会导致抽样误差大,不能代表总体,样本过大虽能保证代表性,但耗费大量人力、物力和时间,产生偏倚的可能性也会增大。

开展抽样调查时,还要特别考虑调查的真实性(validity)和可靠性(reliability)。真实性是指从样本所得到的观察值与总体的真实值之间的差异;可靠性是指在相同的条件下,反复抽样得到相同结果的稳定程度。

(3)优缺点:抽样调查范围小,调查工作易细致,节省时间、人力和物力。但是抽样调查不适用于个体间变异过大的材料。所调查的疾病患病率不能太低,患病率越低,则所需样本量越大,如果样本量超过总体的75%,则适宜用普查,并且抽样调查研究的设计、执行和资料分析都比较复杂,重复调查和漏查不易被发现。

(4)抽样方法:抽样方法多种多样。不论哪种抽样方法,其原理都是从总体中抽取部分研究对象作为样本进行研究,从而对总体作出估计。目前,常用的抽样方法有单纯随机抽样、系统抽样、分层抽样、整群抽样和多阶段抽样。

1)单纯随机抽样(simple random sampling):是最简单的随机抽样,其原则是让人群中每一个人都有同等的机会被选入样本,故是同等概率的抽样。单纯随机抽样前,一般先要有一份抽样总体的总名单,对名单中每一个人或抽样单位进行统一编号,然后根据所需样本大小,采用随机方法选出进入样本的号码即可。具体的方法多种多样,如抓阄、抽签等,但如果抽样总体太大,则工作量甚大,不太方便。一般情况下,可使用随机数字表来进行。不同的随机数字表其数字的位数不尽相同。

例如,需要从500个单位的总体中抽取100个单位,可以先对500个单位进行一一编号,然后随机指定从随机数字表中的任一个数字开始记录,如果表中数字多于3位,可以只看后面3位,因为总体是500。依次记下后面3位在500以下的随机数字,已经选入的号码一般不再列入,直到满100个为止。记录下来的100个号码所对应的总体中的对象即为需要的样本。

单纯随机抽样不适用于总体中个体差异太大的抽样,如果个体差异甚大,则需要的样本量要足够大,才能保证代表性。目前,单纯随机抽样方法使用较少,但它是其他抽样方法的基础。

2)系统抽样(systematic sampling):又称机械抽样,是指按一定比例或一定间隔从总体中抽取样本的方法,即按照一定的顺序,严格地每隔一定数量的单位抽取一个单位组成样本。

例如,采用系统抽样方法从1000人中抽取一个例数为100的样本,则抽样间距为10(1000/100)。可先对这1000人进行编号,每隔10人抽取一例,抽样可从1到10中任一数字开始,依次抽取100人组成样本。

系统抽样的优点是易于理解,简便易行,在总体很大时一样适用。样本在总体人群中分布较为均匀,代表性较好。一般来说,其抽样误差要小于单纯随机抽样。其缺点是,如果总体带有周期趋势和单调增减趋势,则抽取的样本可能产生很大的偏性。系统抽样抽取的各个样本并非彼此独立,当第一例样本抽取之后,随后的样本单位则随之确定下来,因此不便于估计抽样误差。

3)分层抽样(stratified sampling):是指先将调查对象的总体按不同特征,如性别、年龄、民族、职业、疾病严重程度等分成不同层次,然后分别在不同层内再进行随机抽样或系统抽样,各个层内抽取的样本再合成一个总的样本。分层抽样排除了因特征不同而引起的差异,因此其抽样误差较其他抽样方法小,代表性也较好。分层抽样还便于在不同的层采取不同的抽样方法,并可对不同的层进行独立的分析。例如调查某地区居民的高血压患病率,可分城乡来进行,城区采用系统抽样,农村采用整群抽样,而且可分别对城市、农村进行分析。

4)整群抽样(cluster sampling):是指先将总体划成若干群组,每个群组包括若干观察单位,再从这些群组中随机抽取一些群组,对被抽中群组中的所有对象进行调查。

整群抽样的优点是易于组织和实施,节省经费,容易进行质量控制。其缺点是,当样本例数一定时,其抽样误差一般要大于单纯随机抽样误差。因为个体之间的差异往往较群组之间差异小,故在抽样时多抽几个小的群组要比抽一些大的群组效果更好。

5) 多阶段抽样(multistage sampling):是将上述几种抽样方法在一次调查中进行综合应用,一般用于大规模社会卫生调查。多阶段抽样先从总体中抽取范围较大的单位,称为一级抽样单位(如省、自治区、直辖市),再从一级抽样单位中抽取范围相对较小的二级单位(如县或镇),最后再从二级单位中抽取范围更小的单位,即三级单位,进行调查。我国开展过的慢性病大规模现况调查大多采用此种抽样方法。

(5) 样本量估计:抽样调查前的一项重要工作就是样本量的估计。样本量不能过大,也不能过小。样本量过大,工作量也大,会造成人力、物力和时间的浪费,而且容易产生偏性;样本量太小,所得指标不够稳定,代表性不足,不能用来推断总体。

样本量的估计一般需考虑以下几方面因素:①预期现患率:预期现患率或阳性率越高,所需样本量越小。②容许误差(δ):即样本预计统计量与总体真实值的最大相差控制在什么范围,也即对结果精确性的要求。要求的精确性越高,即容许误差越小,则样本量相应要大些。一般情况下,容许误差应控制在 10% 以内。③显著性水平(α):即犯第一类错误的概率。通常取 0.05 或 0.01,显著性水平越低,则所需样本量越大。④变异程度:即总体标准差(σ),个体之间差异越大,σ 越大,对样本量的需求也越大。

1) 均数的抽样:均数抽样调查样本量的计算公式如下:

$$n = \left(\frac{Z_\alpha \sigma}{\delta}\right)^2 \qquad \text{式(4-1)}$$

式中,n 为样本量,Z_α 是指在标准正态分布中,显著性水平为 α 时的 Z 值(如 $Z_{0.05}=1.96$,$Z_{0.01}=2.58$),σ 为总体标准差,δ 为容许误差。如果是对有限总体(N)作均数抽样,则算得的 n 需代入公式(4-2)进行校正,求校正后的样本量 n_c。

$$n_c = \frac{n}{1+n/N} \qquad \text{式(4-2)}$$

2) 率的抽样:对率作抽样调查,其样本量计算公式如下:

$$n = \frac{Z_\alpha^2 pq}{\delta^2} \qquad \text{式(4-3)}$$

式中,n 为样本量,p 为总体预期患病率或阳性率,$q=1-p$。如果 p 有几个可供参考的估计值,则应取最接近 0.5 者;如果对总体 p 一无所知,也可设 $p=0.5$。与均数抽样相同,如果是对有限总体(N)抽样,所得 n 也应代入公式(4-4)进行校正。

$$n_c = \frac{n}{1+(n-1)/N} \approx \frac{n}{1+n/N} \qquad \text{式(4-4)}$$

如果容许误差要求不大于10%,即$\delta=0.1p$,则样本率与总体率的差别不超过10%。假设取$\alpha=0.05$;$Z_{0.05}=1.96\approx2$,则

$$n=\frac{2^2pq}{(0.1p)^2}=400\times\frac{q}{p} \qquad \text{式(4-5)}$$

公式(4-5)即为一般通用的估计样本量的公式。

例如,调查某学校学生的近视率,已知该地区学生患近视率约为30%,现作抽样调查,容许误差为10%,请计算所需样本量。根据公式(4-5),则

$$n=400\times\frac{1-0.3}{0.3}=933(人)$$

(四)现况调查的基本步骤

1. 选题并确定调查研究的目的　选题要有创新性,临床上一般选择疾病负担重大的疾病进行研究。确定选题方向后,要查阅文献,搜集信息,了解目前该研究领域的研究状况;明确进行本次调查要回答或解决哪些问题。一般要求研究目的明确、具体,一项研究的项目不宜过多,以解决一到两个问题为宜。

2. 选择研究方法　研究目的决定研究方法。是选择抽样调查还是选择普查要视研究目的而定。选择抽样调查要确定抽样方法和样本量,选择普查要确定普查范围和时间。同时要确定对象的来源和研究对象的选择标准。

3. 设计调查表　调查表的设计是调查研究工作的关键环节之一。调查表是研究目的、研究方法和研究手段的具体体现,是收集和分析资料的依据。调查表设计得合理与否决定资料收集的难度和质量。调查表无固定格式,一般可分为开放式、封闭式和混合式三种。开放式是指调查表中问题的答案都已列出,调查对象只需从中选择即可;封闭式是指调查表中的问题需要调查对象自己填写,常见的如姓名、年龄等;混合式是指调查表中既有开放式问题,又有封闭式问题,以混合式为常见。但无论何种格式调查表,其内容都包括以下四个基本部分。

(1)调查表名称和编号:每份调查表都应有一个表头,例如"某某高校大学生艾滋病相关知识调查表"等。

(2)一般项目:又称识别项目,主要包括姓名、性别、民族、年龄、职业、文化程度、工作单位、居住地等。有了这些项目,可以对每一个被调查者进行识别,便于核查或补查。

(3)专题项目:是调查研究的实质部分。专题项目主要根据研究目的而定,设计时可参考以下几条:①与本次调查相关部分一个都不能少,不相关部分一个也不要;②要尽量使用客观指标,如收缩压、舒张压、尿糖等;③每个项目问题要通俗易懂,含义确切具体,不应使调查对象出现误解或不理解。

(4)结尾部分:即在调查表的结尾处要列出"调查者"和"调查日期",以备审核和明确责任。

4. 确定疾病测量方法和判断标准　在人群中进行疾病现况调查要确立简便易行的诊断技术和灵敏度高的检测检验方法。

5. 培训调查员　在调查前应对调查员进行统一培训,对调查表进行讲解,统一判断标准和问卷调查方法。

6. 资料的收集、整理和分析。

(五)现况调查中的常见偏倚及其控制

现况调查中常见的偏倚有选择偏倚和信息偏倚两大类。

1. 选择偏倚(selection bias)

(1)选择性偏倚:常见于调查的设计阶段,主要由于所选择的研究对象缺乏代表性。一方面可能由于在抽样时未严格按照随机化原则,例如选择志愿者作为研究对象;另一方面可能是被抽中的研究对象失访而随便寻找他人代替,从而影响调查对象的代表性。控制方法是切实执行随机化原则,严格按照抽样设计方案选择调查对象。

(2)无应答偏倚:是指在调查过程中,由于种种原因导致调查对象不能或不愿意参加调查,且未进行补查,从而造成无应答而产生的偏倚。造成无应答的原因很多,如调查对象对调查内容不感兴趣,拒绝调查;调查方法或调查内容对调查对象不适当,调查对象有意躲避调查;调查对象认为调查无意义,不愿参加;调查对象外出,造成失访等。控制方法是针对造成无应答的不同原因采取相应的措施,降低无应答率。例如,在调查前加强宣传、动员,激发调查对象的兴趣;对外出的调查对象进行补查等。

(3)幸存者偏倚:是指在疾病现况调查中,所有的调查对象均为幸存者,对已死亡者无法进行调查,因此不能了解某病的真实现况,从而产生一定的片面性和局限性。控制方法是对死者家属或了解其病情的人进行调查,了解相关情况。

2. 信息偏倚(information bias)

(1)调查人员偏倚:是指调查员在对不同研究对象进行调查时,没有统一标准和方法。调查员有意识地对某些人群或具备某些特征的人群进行深入调查,而对另外一些人群或不具备某些特征的人群则调查得比较马虎。例如对于肺癌患者,调查员再三追问其吸烟史,对于健康人,则不深入调查。另外,调查员对某些问题进行诱导询问,也会产生偏倚。控制方法是调查前对所有调查员进行统一培训,在调查中统一标准、统一认识、统一方法。

(2)调查对象引起的偏倚:如回忆偏倚和报告偏倚。病人因经受过病痛的折磨,一般对过去的暴露史记忆比较清楚,而健康人对过去的某些暴露史则常常遗忘,这就造成回忆偏倚。由于种种原因,调查对象对个人疾病史、生活史等回答不准确,或对某些敏感问题不愿做正面回答,从而造成的偏倚,称之为报告偏倚。控制方法是尽量避免回忆比较久远的情况,对于敏感问题的资料答应调查对象予以保密。

(3)测量偏倚:是指因测量工具不准确,检验方法、技术操作不规范而造成的偏倚。控制方法是在调查前和调查过程中不定期对测量仪器进行校准,统一检验方法,制定统一操作规程。

三、纵向研究

纵向研究(longitudinal study)也称随访研究(follow up study),是指对某一特定人群进行定期随访,观察某种疾病或某种特征在人群及个体中的动态变化,也即在不同时间对某一人群进行多次现况调查的综合性研究。

随访的方式和间隔因研究内容的不同而不同,随访方式可以是面对面调查,也可以是信件或电话随访;随访间隔可以是几天或几周,也可以是几个月或几年,甚至是几十年。

通过对某种疾病进行连续多次的现况调查,可全面了解该病在人群和个体中的变化动态,并可获得不同时期的患病率,从而得到该病在一定时期内的发病率。

通过纵向研究,可以全面掌握某疾病在特定人群中的发展趋势和结局,认识其自然发展史及其影响因素。例如,对脑卒中患者进行随访观察,可发现老年人和中年人的转归不一样,从而为脑卒中的防治提供依据。

四、生态学研究

生态学研究(ecological study)是描述性研究的一种,它是在群体水平上研究某种暴露因素与疾病之间的关系,以群体为观察和分析的单位。通过描述不同人群中某因素的暴露状况与疾病的频率,分析该暴露因素与疾病的关系。疾病的频率可以是发病率、患病率或死亡率等,因素的暴露可以是暴露的有无或暴露量的多少。例如,城市机动车数量的增加与居民肺癌发病率之间的相关性分析,反应停销售量与短肢畸形发病率的关系研究等。

第三节 分析性研究

分析性研究可分为病例对照研究(case control study)和队列研究(cohort study)两种。病例对照研究主要用来检验病例人群是否比非病例人群有较大的概率曾暴露于某种因素,即探索疾病的危险因素。队列研究用来检验暴露于某因素的人群是否有较大的概率患某种疾病,即观察人群暴露于某因素的情况及其结局,从而确定危险因素与疾病的关系。

一、病例对照研究

(一)概述

1. 基本原理　病例对照研究是以确诊的患有某特定疾病的一组病人作为病例组,以未患该病但具有可比性的一组个体作为对照组,通过询问、填写调查表的方法或利用已有记录,了解其既往有无暴露于某个或某些因素的情况,通过比较两组人群各因素暴露比例的差异,以推测暴露与疾病发生之间的关系。病例对照研究原理示意图如图4-1所示。

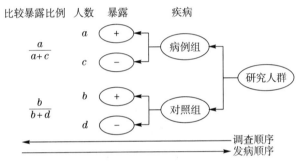

图4-1　病例对照研究原理示意图

暴露(exposure)是分析性研究所使用的术语,是指研究对象接触过某种因素或具备某种特征。如接触过某种物理因素或化学物质,摄入某种食品或药物,具备的性别、年龄、种族、职业、宗教信仰等某种特征,或处于某种疾病状态或行为等。暴露因素既可能是危险因素,也有可能是保护因素。

2. 特点

(1)属于观察法:研究者不给研究对象施加任何干预措施,只是客观收集病例组和对照组的暴露情况。

(2)设立对照组:与描述性研究不同,病例对照研究必须设立对照,对照人群是不患有待研究疾病的其他病人或健康人。

(3)研究方向由果及因:研究开始时已知研究对象患病与否,追溯其既往可能与疾病有关的因素。

(4)一般不能确证暴露与疾病之间的因果关系:暴露因素的收集主要根据研究对象回忆获得,不是按由因到果的前瞻性方法观察其发展过程。

3. 用途

(1)探索疾病发生的可疑危险因素:对病因未明的疾病进行探索,从诸多因素中筛选出可疑因素是病例对照研究的优势。

(2) 检验病因假说:经过描述性研究,初步形成了疾病病因假说后,可以利用精心设计的病例对照研究加以检验。

(3) 临床预后影响因素研究:相同疾病患者接受同一治疗方案可能会有不同的疗效,可将发生和未发生某种临床疗效者分别作为病例组和对照组,以分析不同临床预后的影响因素。

(4) 为进一步进行前瞻性研究提供明确的病因线索:利用病例对照研究检验假设后所得到的明确线索,进一步开展队列研究或实验性研究,以证实该假设。

4. 类型

根据对照选择方式的不同,病例对照研究可分为非匹配的病例对照研究和匹配的病例对照研究。

(1) 非匹配的病例对照研究:从设计所规定的病例和对照人群中,分别抽取一定数量的研究对象,一般对照组人数不应少于病例组人数。其他方面不进行任何限制与规定。

(2) 匹配的病例对照研究:匹配又称配比(matching),要求对照在某些因素或特征上与病例达到一致。如以性别、年龄作为匹配因素,其目的是控制混杂因素的影响。匹配可分为成组匹配和个体匹配。

1) 成组匹配:又称频数匹配(frequency matching),要求匹配因素所占的比例在对照组与病例组中保持一致。如病例组中男女各半,65岁以上者占1/3,则对照组中也要求如此。

2) 个体匹配(individual matching):是指以病例和对照的个体为单位进行的匹配。1:1匹配又称配对,1:2,1:3,…,1:M匹配时,直接称为匹配。

在病例对照研究中采用匹配的目的,一是提高研究效率,二是控制混杂因素的作用。但在实际应用时应避免匹配过度。

(二) 设计与实施

1. 确定研究目的　查阅有关欲研究疾病的流行病学及病因研究等方面的文献资料,根据自己及别人经验的、已知的影响因素等,在研究之前提出一个病因假设,明确进行研究的目的,即本次研究要解决什么样的具体问题。

2. 确定研究因素　根据研究目的确定研究因素。研究因素不是越多越好,应精而全。尽可能采取国际或国内统一的标准对每项研究因素的暴露或暴露水平作出明确而具体的规定,以便交流和比较。如规定吸烟者是指每天吸烟至少一支且持续一年以上者,否则不能视为吸烟。

3. 确定研究对象

(1) 病例的选择。

1) 病例类型:常见的有三种类型,即新发病例、现患病例与死亡病例。相比较而言,新发病例由于刚刚发病,对暴露的回忆信息可能较为准确可靠,是最理想的病例选择;现患病例对暴露的回忆信息则容易混入发病以后的因素;死亡病例则由亲属提供信息,准确性较差。应注意,制定疾病诊断标准应尽量采用国际通用或国内统一的诊断标准,以便于与他人的工作比较;同时,对病期及病型也要事先作出规定。

2)病例来源:主要为两类,即医院和社区人群。①医院就诊病人:病例来自一所或几所医院在一定时期内就诊的所有病例或随机抽取的一部分。由于此法较易进行、省经费,而且获取研究所需对象较为方便、受试对象合作,因此是最常用的选择病例的方法。但因病人选自专门性医疗机构,带有选择性,易产生选择性偏倚。②社区人群:以特定目标人群中某段时间发现的全部病例或其中的一个随机样本为调查对象。它的代表性好,但不易得到,实际工作中常难以调查到全部对象,且调查对象配合程度较差,甚至拒绝接受调查,特别是以某地区为单位进行调查,通常较难进行。

(2)对照的选择。对照选择是否恰当是病例对照研究成败的关键之一。对照应具备以下特点:未患有研究疾病;未患有与研究疾病有共同已知病因的疾病;除研究因素外,其他特征在病例组和对照组应尽可能相同。

对照选择应遵循代表性原则,最好是全人群的一个无偏样本,或是产生病例的人群中所有未患该病人群的一个随机样本。实际工作中的对照来源主要有:①同一家或多家医疗机构中诊断的其他病例;②病例的邻居或所在同一居委会、住宅区内的健康人群或非该病病例;③社会团体人群中的非该病病例或健康人群;④社区人口中的非该病病例或健康人群;⑤病例的配偶、同胞、亲戚、同学或同事等;⑥队列内进行的病例对照研究选择未发病者作为对照。其中以第四种最接近全人群的无偏样本,而以第一种使用最多。

4. 确定样本含量

(1)影响样本大小的因素:①研究因素在对照组的暴露率 p_0;②估计该因素引起的相对危险度 RR 或暴露的比值比 OR(其含义详见后文);③检验的显著性水平,即假设检验第一类错误的概率 α;④假设检验的把握度$(1-\beta)$,β 为统计学假设检验第二类错误的概率。

(2)估计方法。

1)非匹配两组人数相等的样本含量的估计。

$$n = 2\bar{p}\bar{q}(Z_\alpha + Z_\beta)^2/(p_1 - p_0)^2 \qquad 式(4-6)$$

式中,n 为病例组或对照组人数;Z_α 与 Z_β 分别为 α 与 β 值对应的正态分布的分位数;p_0 与 p_1 分别为对照组与病例组估计的某因素暴露率,$q_0 = 1 - p_0$,$q_1 = 1 - p_1$,$\bar{p} = (p_0 + p_1)/2$,$\bar{q} = 1 - \bar{p}$,$p_1 = (OR \times p_0)/(1 - p_0 + OR \times p_0)$。

成组匹配设计样本大小的估计同上,但对照组人数可适当增加。

例如,现拟用非匹配病例对照研究方法调查孕妇暴露于某因素与婴儿先天性心脏病之间的关系,估计孕妇中该因素暴露率为30%,假定暴露引起的比值比$OR=2$,$\alpha=0.05$(双侧),$\beta=0.1$,需要多少人?

$p_0=0.3, q_0=1-0.3=0.7, OR=2, Z_{0.05}=1.96, Z_{0.1}=1.282$

则 $p_1=(2\times0.3)/(1-0.3+2\times0.3)=0.46, q_1=1-0.46=0.54$

$\bar{p}=(0.3+0.46)/2=0.38; \bar{q}=1-0.38=0.62$

$$n=\frac{2\times0.38\times0.62\times(1.96+1.282)^2}{(0.46-0.3)^2}=193$$

即病例组和对照组各需调查193人。

2) 1:1匹配样本含量的估计。在匹配研究中,只有病例与对照暴露情况不一致的对子才有比较的意义,这是估计匹配研究样本大小的基本依据。设 m 为不一致的对子数,则

$$m=\left[Z_\alpha/2+Z_\beta\sqrt{p(1-p)}\right]^2/(p-1/2)^2 \qquad \text{式}(4\text{-}7)$$

其中

$$p=OR/(1+OR)\approx RR/(1+RR) \qquad \text{式}(4\text{-}8)$$

需要调查的总对子数 M 为

$$M=m/(p_0q_1+p_1q_0) \qquad \text{式}(4\text{-}9)$$

例如,采用1:1匹配病例对照研究方法研究吸烟与心肌梗死的关系。如果对照组(或人群)的吸烟率(p_0)为0.3,吸烟者患心肌梗死的危险性是不吸烟者的3倍($OR=3$),设 $\alpha=0.05$(单侧),$\beta=0.1$,则样本大小计算步骤如下:

根据式(4-8),$p=3/4$,代入式(4-7),则

$$m=\frac{\left[1.645/2+1.282\sqrt{(3/4)(1-3/4)}\right]^2}{(3/4-1/2)^2}=30$$

$p_1=(0.3\times3)/(1-0.3+3\times0.3)=0.56, q_1=1-0.56=0.44$,

$q_0=1-0.3=0.7$,代入式(4-9),则

$$M=\frac{30}{0.3\times0.44+0.56\times0.7}=57$$

即需要57对病例和对照。

5. 资料收集　主要依靠询问调查对象、填写问卷来收集信息资料,有时需辅以查阅档案、实验室检测、实地查看或从有关方面咨询获得。无论什么方法,都应实行质量控制,以保证调查质量。如抽取一定比例的样本复查,然后进行一致性检验等。

(三) 资料整理与分析

首先对收集到的资料进行全面核查与核实,以保证资料的完整性和准确性,继而对原始资料进行分组,归纳或编码输入计算机,建立数据库。

病例对照研究资料分析的核心内容是比较病例与对照中暴露的比例,并由此估计暴露与疾病的联系程度,并估计差别与联系由抽样误差造成的可能性有多大,特别要排除由于混杂变量未被控制而造成虚假联系或差异的可能,进一步还可计算暴露与疾病的剂量反应关系,以及各因子的交互作用等。

1. 描述性分析

(1)描述研究对象一般特征:描述研究对象人数及各种特征的构成,如性别、年龄、职业、出生地、居住地、疾病类型的分布情况等。成组匹配时,应描述匹配因素的频数比例。

(2)均衡性检验:比较病例组和对照组某些基本特征是否相似,目的是检验病例组与对照组的可比性。对确有统计学差异的因素,在分析时应考虑到它对其他因素可能的影响。

2. 推断性分析

(1)非匹配或成组匹配资料分析。

1)整理结构模式:单因素资料四格表的模式见表 4-1。例如,Stewart 研究母亲孕期腹部 X 线照射史与出生儿童患癌症关系的资料见表 4-2,病例组是患癌症死亡的儿童,对照组是同年出生但没有患癌症的儿童,并同时调查两组儿童的母亲孕期腹部有无 X 线照射史。

表 4-1 非匹配病例对照研究资料整理表

暴露因素	病例组	对照组	合计
有	a	b	n_1
无	c	d	n_0
合计	m_1	m_0	t

表 4-2 母亲孕期腹部 X 线照射与儿童患癌症关系非匹配研究

孕期照射 X 线	病例组	对照组	合计
照过	178	93	271
未照过	1121	1206	2327
合计	1299	1299	2598

2)假设检验:研究的暴露因素如果与该疾病存在统计学联系,则病例组暴露比例 a/m_1 明显不同于对照组暴露比例 b/m_0,采用 χ^2 检验的方法,公式如下:

$$\chi^2 = \frac{(ad-bc)^2 \times n}{(a+b)(c+d)(a+c)(b+d)} \quad \text{式}(4\text{-}10)$$

本例 $\chi^2 = \frac{(178 \times 1206 - 93 \times 1121)^2 \times 2598}{271 \times 2327 \times 1299 \times 1299} = 29.77, P < 0.001$

χ^2 检验结果表明,孕期腹部 X 线照射与儿童患癌症有联系。

3)联系强度的计算:联系强度用相对危险度(relative risk, RR)来测量。RR 为暴露组发病率或死亡率与非暴露组发病率或死亡率之比。由于病例对照研究中无暴露组和非暴露组的观察人数,故不能计算发病率或死亡率,因而不能求得

RR,只能通过计算比值比(odds ratio,OR)来近似估计RR。

从表 4-1 中可以看出,病例组有暴露的比例为 a/m_1,无暴露的比例为 c/m_1,两者的比值 $=(a/m_1)/(c/m_1)=a/c$。同理,对照组的比值 $=b/d$。则比值比为 $(a/c)/(b/d)=ad/bc$,即

$$OR = ad/bc \qquad 式(4-11)$$

OR 的流行病学意义:用 OR 来估计或近似地估计相对危险度 RR,$OR=1$,表明研究因素没有特殊的意义;$OR>1$,表明研究因素与研究的疾病呈"正"联系,数值越大,该因素充当危险因素的可能性越大;$OR<1$(在正数范围),表明研究因素与研究的疾病呈"负"联系,数值越小,该因素充当保护因素的可能性越大。

该实例计算的结果,比值比为

$$OR = (178 \times 1206)/(93 \times 1121) = 2.06$$

表明有此暴露因素的母亲,她们的儿童患癌症的危险性为没有此暴露因素的 2.06 倍,这一结果充实了前述 χ^2 检验结果的流行病学意义。

4)OR 可信区间(confidence interval,CI)估计:上述 OR 值是一个点估计值,它不能反映在大量抽样调查时 OR 值的波动范围,如果用样本 OR 值的标准差来估计总体 OR 的可信区间,就会更精确。

①Woolf 自然对数转换法:OR 的可信区间是基于 OR 的方差之上的。OR 的自然对数方差为

$$\mathrm{Var}(\ln OR) = \frac{1}{a} + \frac{1}{b} + \frac{1}{c} + \frac{1}{d} = \frac{1}{178} + \frac{1}{93} + \frac{1}{1121} + \frac{1}{1206} = 0.01809$$

$\ln OR(95\%\mathrm{CI}) = \ln OR \pm 1.96\sqrt{\mathrm{Var}(\ln OR)} = \ln 2.06 \pm 1.96\sqrt{0.01809} = 0.9863, 0.4591$,取其自然反对数 $\exp(0.9863, 0.4591) = 1.58, 2.68$。

即 $OR_L=1.58$,$OR_U=2.68$,本例 OR 95%CI 为 1.58~2.68。

②Miettinen 卡方值法:

$$OR\ 95\%\mathrm{CI} = OR^{(1\pm1.96/\sqrt{\chi^2})} = 2.06^{(1\pm1.96/\sqrt{29.77})} = 1.59 \sim 2.67$$

两种方法的计算结果非常相近。

(2)1:1 配对资料分析。

1)整理结构模式:1:1 配对资料归纳见表 4-3。表 4-4 所列数据是英国学者 Doll 和 Hill 采用 1:1 配对病例对照研究探讨男性吸烟与肺癌的关系。

表 4-3 1:1 配对病例对照研究资料整理表

对照组	病例组		对子数
	有暴露史	无暴露史	
有暴露史	a	b	$a+b$
无暴露史	c	d	$c+d$
对子数	$a+c$	$b+d$	$a+b+c+d$

第四章　临床科研常用设计方案

表 4-4　男性吸烟与肺癌关系的 1:1 配对病例对照研究

对照组	肺癌组		对子数
	吸烟	不吸烟	
吸烟	1287	7	1294
不吸烟	61	2	63
合计	1348	9	1357

2)假设检验:用 McNemar 公式计算 χ^2 值。

$$\chi^2 = (b-c)^2/(b+c) \qquad 式(4-12)$$

当 $(b+c)<40$ 时,使用 χ^2 校正公式:

$$\chi^2 = (|b-c|-1)^2/(b+c) \qquad 式(4-13)$$

本例按式(4-12)计算,得

$$\chi^2 = (7-61)^2/(7+61) = 42.88, P < 0.001$$

3)联系强度的计算。

$$OR = \frac{c}{b} \qquad 式(4-14)$$

本例 $OR = 61/7 = 8.71$。

4)OR 可信区间的估计:应用 Miettinen 法计算。

$$OR\ 95\%CI = OR^{(1\pm 1.96/\sqrt{\chi^2})} = 8.71^{(1\pm 1.96/\sqrt{42.88})} = 4.56 \sim 16.65$$

结果表明,男性吸烟人群发生肺癌的危险性是不吸烟男性的 8.71 倍,其 OR 值 95%CI 为 4.56~16.65。

(3)分层资料分析。

1)整理结构模式:分层分析就是把病例组和对照组按不同特征分解为不同层次,对每一层次进行暴露因素与疾病之间联系的分析,如按性别分为男和女,按年龄分为若干层次,按居住地分为城市和农村等。分层分析的目的是控制混杂因素对联系的干扰。分层实际上是按层分解成若干个四格表,其结构模式见表4-5。其应用实例见表4-6,因为考虑到母亲怀孕次数可能是混杂因素,所以按怀孕次数分两层。

表 4-5　非匹配病例对照研究分层分析模式

暴露因素	i 层		
	病例组	对照组	合计
有	a_i	b_i	n_{1i}
无	c_i	d_i	n_{0i}
合计	m_{1i}	m_{0i}	t_i

表 4-6　孕期腹部 X 线照射与儿童癌症关系按不同胎次分层分析

X 线照射	a. 母亲怀孕 1 次			b. 母亲怀孕多次		
	病例组	对照组	合计	病例组	对照组	合计
有	85	36	121	93	57	150
无	425	391	816	696	815	1511
合计	510	427	937	789	872	1661

2)假设检验:计算各层的 χ^2 值。

a 层: $\chi^2 = (85 \times 391 - 36 \times 425)^2 \times 937/(510 \times 427 \times 121 \times 816) = 14.02$, $P < 0.001$;

b 层: $\chi^2 = (93 \times 815 - 57 \times 696)^2 \times 1661/(789 \times 872 \times 150 \times 1511) = 13.89$, $P < 0.001$。

表明各层的暴露与疾病之间的关系存在统计学意义。

3)联系强度的计算:计算各层的 OR 值。

a 层: $OR_a = (85 \times 391)/(36 \times 425) = 2.17$

b 层: $OR_b = (93 \times 815)/(57 \times 696) = 1.91$

4)计算总 χ^2 值和总 OR 值:在分层分析中,当各层 OR 一致时(是否一致需要通过层间比值比一致检验来判断),可计算分层资料的总 χ^2 值和总 OR 值;如不一致,则不宜计算总 χ^2 值和总 OR 值,而需要计算标准化率比(SRR)。计算总 χ^2 值和总 OR 值公式如下:

$$\chi^2_{MH} = \left[\sum_{i=1}^{I} \frac{a_i d_i - b_i c_i}{t_i}\right]^2 / \sum_{i=1}^{I} \frac{m_{1i} m_{0i} n_{1i} n_{0i}}{(t_i - 1) t_i^2} \qquad 式(4-15)$$

$$OR_{MH} = \sum (a_i d_i / t_i) / \sum (b_i c_i / t_i) \qquad 式(4-16)$$

式中,I 表示总层数,i 表示第 i 层。

将表 4-6 资料代入式(4-15)、式(4-16),得

$$\chi^2_{MH} = \frac{\left[\frac{85 \times 391 - 36 \times 425}{937} + \frac{93 \times 815 - 57 \times 696}{1661}\right]^2}{\frac{510 \times 427 \times 121 \times 816}{936 \times 937^2} + \frac{789 \times 872 \times 150 \times 1511}{1660 \times 1661^2}} = 27.77, P < 0.001$$

$$OR_{MH} = \frac{\frac{85 \times 391}{937} + \frac{93 \times 815}{1661}}{\frac{36 \times 425}{937} + \frac{57 \times 696}{1661}} = 2.02$$

假设检验结果表明,本例分层分析显示,孕期 X 线照射与儿童癌症之间的联系有统计学意义;分层后总 $OR = 2.02$,与分层前的粗 $OR = 2.06$ 非常接近,说明怀孕次数对联系强度基本上没有产生混杂影响。

5)总 OR 值可信区间的估计:应用 Miettinen 法计算,得

$$OR_{MH} 95\% CI = 2.02^{(1 \pm 1.96/\sqrt{27.77})} = 1.56 \sim 2.62$$

(4)暴露分级资料分析。如果在病例组和对照组同时收集暴露因素暴露程度的分级资料,就可以分析暴露与疾病之间的剂量反应关系;如果存在剂量反应关系,就有助于解释因果联系。表 4-7 所列数据是 Doll 和 Hill(1956 年)研究每日吸

烟支数与肺癌发生之间的剂量反应关系。

表 4-7　每日吸烟支数与肺癌发生之间的剂量反应关系

每日吸烟支数	病例组	对照组	OR
0～	21(c)	59(d)	1.00
1～	40(a_1)	67(b_1)	1.68
5～	269(a_2)	303(b_2)	2.49
15～	379(a_3)	280(b_3)	3.80
合计	709	709	—

每日吸烟 1 支以上 5 支以下的 $OR=(40\times59)/(67\times21)=1.68$，同理可算得每日吸烟 5～、15～ 支的 OR 分别为 2.49 和 3.80。本资料暴露与疾病之间的联系可采用行×列表 χ^2 检验，$\chi^2=41.76$，自由度=3，$P<0.001$，随着每日吸烟支数的增加，OR 值亦逐渐增大，显示出剂量反应关系。对于暴露分级资料的 OR 值变化可进行趋势检验，本例 $\chi^2_{趋势}=5.21$，自由度=1，$P<0.05$。

(5) 多因素分析。病例对照研究的难点之一是混杂因素不易控制。混杂因素较少时，可以采用匹配或分层分析的方法，如果需要控制的潜在混杂因素较多，样本量有限制或希望纳入尽可能多的因素（研究因素和混杂因素），采用匹配或分层分析往往难以解决问题，这时可采用多因素分析法。在多因素分析时，既可观察研究因素的独立影响，也可将研究因素和混杂因素同时引入模型。病例对照研究的结局变量（因变量）主要为二分类变量，因此可以采用 Logistic 回归分析，具体方法参考统计学书籍。

(四) 病例对照研究中的常见偏倚及其控制

在研究设计和实施中，任何因素或信息的介入而导致研究变量之间的虚假联系或者掩盖真正存在的联系，即构成偏倚。病例对照研究的偏倚一般分为以下几类。

1. 选择偏倚　在病例对照研究中，由于选择病例和对照的方法不妥，使得入选者与落选者的某些特征具有系统的差别，从而导致研究结果与真实情况出现偏离，称之为选择偏倚。这种偏倚常发生于研究的设计阶段。常见的选择偏倚有入院率偏倚、现患病例-新发病例偏倚、检出症候偏倚、无应答偏倚等。设计阶段需严格执行随机化抽样原则，在一般人群中或从多家医院选择研究对象，研究对象一旦选定，必须克服困难，尽量减少无应答。

2. 信息偏倚　在调查暴露信息时，因两组标准不一、有缺陷或获得数据的方法不正确，以致两组结果准确性有问题而引起的偏倚，称之为信息偏倚。这种偏倚包括回忆偏倚、调查偏倚、说谎偏倚、诱导偏倚和错误分类偏倚等。为了减少信息偏倚，一方面，要做好调查技术培训，尽量采用客观指征，使用的检查仪器应精良，使用前校准，严格掌握试剂要求。另一方面，充分利用客观资料，选择不易为人们所忘记的指标做调查,重视提问方式,掌握调查技巧。

3. 混杂偏倚　当探讨研究因素与疾病的关联时,由于某个既与疾病有关,又与暴露因素有联系的外来因素的影响,掩盖或夸大了研究因素与疾病的联系,这种外来因素带来的偏倚称为混杂偏倚,该外来因素称为混杂因素。在设计阶段可采取匹配方法,资料分析时可采用分层分析、多因素分析方法等,适当控制混杂偏倚。

(五)病例对照研究的优点与局限性

1. 优点

(1)特别适用于罕见疾病的研究,有时往往是罕见病病因研究的唯一选择,因为病例对照研究不需要太多的研究对象,而队列研究则难以完成。

(2)病例对照研究节省时间,节约人力、物力、财力,易于组织实施。

(3)该方法不但可应用于病因研究,而且可应用于其他方面,例如疫苗效果考核、暴发调查等。

2. 局限性

(1)病例对照研究在暴露少见时不易进行,因为需要很大的样本量。

(2)相关的混杂因素可能不易控制。

(3)暴露与所发生疾病的时间顺序不易确定。

(4)选择研究对象时,难以避免选择偏倚。

(5)获取既往信息时,难以避免回忆偏倚。

二、队列研究

(一)概述

队列研究是分析流行病学研究中的重要方法。它可以直接观察暴露于不同危险因素的人群结局的发生情况,从而探讨危险因素与所观察结局的关系。与病例对照研究相比,其检验病因假设的效能更优。因此,在病因流行病学研究中应用广泛。

流行病学中的队列(cohort)表示一个特定的研究人群组。根据特定条件的不同,队列可分为两种情况:一种是指特定时期内出生的一组人群,称为出生队列(birth cohort);另一种泛指具有某种共同暴露或特征的一组人群,一般称之为队列或暴露队列,如某个时期进入某工厂工作的一组人群。根据人群进出队列的时间不同,队列又可分为两种:一种称为固定队列(fixed cohort),是指人群都在某一固定时间或一个短时期之内进入队列,之后对他们进行随访观察,直至观察期终止,成员没有无故退出,也不再加入新的成员,即在观察期内保持队列的相对固定。另一种称为动态队列(dynamic cohort),是相对固定队列而言的,即在某队列确定之后,原有的队列成员可以不断退出,新的观察对象可以随时加入。

1. 基本原理　队列研究的基本原理是在一个特定人群中选择所需的研究对象,根据目前或过去某个时期是否暴露于某个待研究的因素,或其不同的暴露水平而将研究对象分成不同的组,随访观察一段时间,检查并登记各组人群待研究的预期结局的发生情况(如疾病、死亡或其他健康状况),比较各组结局的发生率,从而评价和检验暴露因素与结局的关系。如果暴露组(或高剂量暴露组)某结局的发生率明显高于非暴露组(低剂量暴露组),则可推测暴露与结局之间可能存在因果关系。队列研究原理示意图如图4-2所示。

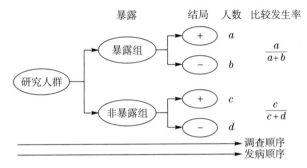

图4-2　队列研究原理示意图

2. 特点

(1)属于观察法:队列研究中的暴露不是人为给予的,也不是随机分配的,而是在研究之前就已客观存在的,这是队列研究区别于实验性研究的一个重要方面。

(2)设立对照组:与病例对照研究相同,队列研究也必须设立对照组以资比较。对照组可以与暴露组来自同一人群,也可以来自不同的人群。

(3)研究方向由因及果:在队列研究中,一开始(疾病发生之前)就确立了研究对象的暴露状况,而后探求暴露因素与疾病的关系,即先确知其因,再纵向前瞻观察而究其果,这一点与实验性研究是一致的。

(4)能确证暴露与结局的因果联系:研究者能切实知道研究对象的暴露状况及随后结局的发生,且结局发生在确切数目的暴露人群中,所以能据此计算出结局的发生率,估计暴露人群发生某结局的危险程度,因而能判断其因果关系。

3. 用途

(1)检验病因假设:一次队列研究可以用来检验一种暴露与一种疾病的因果关联(如吸烟与肺癌),也可同时检验一种暴露与多种结局之间的关联(如吸烟与肺癌、冠心病、慢性支气管炎等)。

(2)评价预防效果:有些暴露有预防某结局发生的效应,即出现预防效果。如大量的蔬菜摄入可预防肠癌的发生,戒烟可减少吸烟者肺癌发生的危险等。这里的预防措施(如蔬菜摄入和戒烟)不是人为给予的,而是研究对象的自发行为,这种现象又被称为"人群的自然实验"。

(3)研究疾病自然史:临床上观察疾病的自然史只能观察单个病人从起病到痊愈或死亡的过程;而队列研究可以观察人群从暴露于某因素后,疾病逐渐发生、发展,直至结局的全过程,包括亚临床阶段的变化与表现。这个过程多数伴有各种自然和社会因素的影响,队列研究不但可了解个体疾病的全部自然史,而且可了解全部人群疾病的发展过程。

4. 研究类型　依据研究对象进入队列的时间及终止观察的时间不同,可将队列研究分为前瞻性队列研究(prospective cohort study)、历史性队列研究(historical cohort study)和双向性队列研究(ambispective cohort study)三种类型,三种队列研究的示意图如图4-3所示。

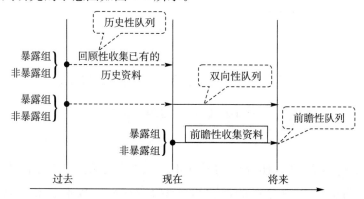

图4-3　队列研究类型示意图

(1)前瞻性队列研究:研究对象的分组是根据研究开始时研究对象的暴露状况而定的。此时,研究的结局还没有出现,还需要前瞻观察一段时间才能得到,这样的设计模式称为即时性或前瞻性队列研究。前瞻性队列研究所需观察时间往往很长,由观察者定期随访,这是队列研究的基本形式。

在前瞻性队列研究中,由于研究者可以直接获取关于暴露与结局的第一手资料,因而资料的偏倚较小,结果可信;其缺点是所需观察的人群样本很大,观察时间长、花费大,因而影响其可行性。

(2)历史性队列研究:研究对象的分组是根据研究开始时研究者已掌握的有关研究对象在过去某个时点的暴露状况的历史材料作出的,研究开始时研究的结局已经出现,其资料可从历史资料中获得,不需要前瞻性观察,这样的设计模式称为非即时性或历史性队列研究。

在历史性队列研究中,虽然研究是现在开始的,但研究对象是在过去某个时点进入队列的,暴露与结局虽然跨时期较长,但资料搜集及分析却可以在较短时期内完成,尽管搜集暴露与结局资料的方法是回顾性的,但究其性质仍属于前瞻性观察,仍是从因到果的。因此,该法是一种深受欢迎的快速的队列研究方法,具有省时、省力、出结果快的特点。其缺点是因资料积累时未受到研究者的控制,所以内容上未必符合要求。

(3)双向性队列研究:也称混合性队列研究,即在历史性队列研究之后,继续前瞻性观察一段时间,它是将前瞻性队列研究与历史性队列研究结合起来的一种设计模式,因此兼有上述两类的优点,且相对地在一定程度上弥补了相互的不足。

在基本具备进行历史性队列研究的条件下,如果从暴露到现在的观察时间还不能满足研究的要求,还需继续前瞻性观察一段时间,则选用双向性队列研究。

(二)设计与实施

1. 确定研究因素 由于队列研究是一项费时、费力、费钱的研究,且一次只能研究一个因素,因此,队列研究中研究因素的确定是至关重要的。研究因素在队列研究中常称为暴露因素或暴露变量,暴露因素通常是在描述性研究和病例对照研究的基础上确定的。在研究中要考虑如何选择、规定和测量暴露因素。一般应对暴露因素进行定量,除了暴露水平以外,还应考虑暴露的时间,以估计累积暴露剂量。同时还要考虑暴露的方式,如间歇暴露或连续暴露、直接暴露或间接暴露、一次暴露或长期暴露等。暴露的测量应采用敏感、精确、简单和可靠的方法。

队列研究除了要确定主要的暴露因素外,还应确定需要收集的其他暴露因素资料及背景资料,包括各种可疑的混杂因素及研究对象的人口学特征,以利于对研究结果作深入分析。

2. 确定研究结局 结局变量(outcome variable)也叫结果变量,简称"结局",是指随访观察中将会出现的预期结果事件,也即研究者希望追踪观察的事件。结局就是队列研究观察的自然终点,它与观察期的终止不是一个概念。研究结局的确定应全面、具体、客观,结局变量的测定应给出明确统一的标准,并在研究的全过程中严格遵守。

队列研究的优点之一是一次可以同时收集到多种结局资料,研究一因多果的关系,故在队列研究中除确定主要研究结局外,还可考虑同时收集多种可能与暴露有关的结局。

3. 研究对象的选择 研究人群包括暴露组和对照组,暴露组中有时还有不同暴露水平的亚组。根据研究目的和研究条件的不同,研究人群的选择有不同的方法。

(1)暴露人群的选择:暴露人群即对待研究因素有暴露的人群。根据研究的方便与可能,通常有下列四种选择。

1)一般人群:即某行政区域或地理区域范围内的全体人群,选择其中暴露于欲研究因素的人作为暴露组。在一般人群中选择暴露组,通常考虑两点:①不打算观察特殊人群发病的情况,而着眼于一般人群及今后在一般人群中的防治,使研究结果具有普遍意义;②所研究的因素和疾病都是一般人群中常见的,不必要寻找特殊人群或没有特殊人群可寻,特别是在研究一般人群的生活习惯或环境因素时,如美国弗雷明汉(Framingham)地区的心脏病研究。

2)特殊暴露人群:特殊暴露人群是研究某些罕见的特殊暴露的唯一选择,如选择原子弹爆炸的受害者,接受过放射线治疗的人,以研究射线与白血病的关系。

由于人们对某些职业暴露和某些特殊暴露的危险性多半不是一开始就认识到的,一旦认识到了,大多都采取了防护措施以减少暴露,所以一般不易进行前瞻性队列研究,而常使用历史性队列研究。

3)有组织的人群团体:该类人群可看作一般人群的特殊形式,如医学会会员,工会会员,机关、社会团体、学校或部队成员等。选择这类人群的主要目的是利用他们的组织系统,便于有效地收集随访资料,而且他们的职业和经历往往是相同的,可增加可比性。如 Doll 和 Hill 选择英国医师会员作为研究吸烟与肺癌关系的人群。

4)职业人群:如果要研究某种可疑的职业暴露因素与疾病或健康的关系,必须选择相关职业人群作为暴露人群;另外,由于职业人群有关暴露与疾病的历史记录较为全面、真实和可靠,因此,如果做历史性队列研究,也常选择职业人群作为暴露人群。如研究联苯胺的致癌作用,可选择染料厂工人;研究石棉致肺癌的作用,可选择石棉作业工人等。

(2)对照人群的选择:设立对照是分析流行病学的基本特征之一,其目的是通过比较更好地分析暴露的作用。因此,选择对照组的基本要求是尽可能保证与暴露组的可比性,即对照人群除未暴露于所研究的因素外,其他各种影响因素或人群特征(年龄、性别、民族、职业、文化程度等)都应尽可能地与暴露组相同。选择对照人群的常用形式有下列四种。

1)内对照(internal controls):即先选择一组研究人群,将其中暴露于所研究因素的对象作为暴露组,其余非暴露者即为非暴露组。也就是说,在选定的一群研究对象内部既包含了暴露组,又包含了对照组,不需要到另外的人群中去寻找对照。这样做的好处是,选取对照比较省事,并可以无误地从总体上了解研究对象的发病率情况。

2)外对照(external controls):当选择职业人群或特殊暴露人群作为暴露人群时,往往不能从这些人群中选出对照,而常需要在该人群之外去寻找对照。如以放射科医生为研究射线致病作用的暴露对象时,可以不接触射线或接触射线极少的五官科医生为外对照。选用外对照的优点是随访观察时可免受暴露组的影响,即免受暴露组的"污染",缺点是需费力气去另外组织一项人群工作。

3) 人群对照:这种对照可认为是外对照的一种,但也可看作不设对照,因为它实际上并未与暴露组平行地设立一个对照组,而是利用整个地区的现成的发病或死亡统计资料,即以全人口率为对照。如利用全国的或某省(自治区、直辖市)、市、县的统计资料作比较。它的优点是对比资料容易得到,缺点是资料比较粗糙,而且对照中可能包含暴露人群。

4) 多重对照(multiple controls):或称多种对照,即同时用上述两种或两种以上的形式选择的人群作对照,以减少只用一种对照所带来的偏倚,增强结果的可靠性。

4. 确定队列大小　队列研究一般很难将全部暴露人群都包括在研究队列中,往往需要从实际人群中抽取一定数量的样本作为研究对象。

(1) 确定队列大小时需考虑的几个问题。

1) 抽样方法:队列研究中的抽样方法与现况研究相同,而选择不同的抽样方法将直接影响所需的样本含量。

2) 暴露组与非暴露组的比例:一般来说,非暴露组的样本含量不宜少于暴露组的样本含量,通常采取等量的做法。如果某一组太少,将会要求总样本增大。

3) 失访率:队列研究期间研究对象的失访几乎是难免的,因此在计算样本量时,需要预先估计失访率,适当扩大样本量,防止在研究的最后阶段因数量不足而影响结果的分析。通常假设失访率为 10%,将计算出来的样本量再加 10% 作为实际样本量。

(2) 影响队列大小的几个因素。

1) 一般人群(对照人群)中所研究疾病的发病率 p_0:因样本量与 $p_0 q_0 (q_0 = 1 - p_0)$ 成正比,p_0 越接近 0.5,$p_0 q_0$ 值越大,此时样本量也越大。

2) 暴露组与对照组人群发病率之差:用 p_1 表示暴露组人群的发病率,用一般人群发病率 p_0 代替对照组人群发病率,$d = p_1 - p_0$ 为两组人群发病率之差,d 值越大,所需样本量越小。如果暴露组人群发病率 p_1 不能获得,可设法取得其相对危险度(RR)的值,由式 $p_1 = RR \cdot p_0$ 可求得 p_1。

3) 要求的显著性水平:即检验假设时的第一类错误(假阳性错误)α 值。要求第一类错误出现的概率越小,所需样本量越大。通常取 $\alpha = 0.05$ 或 0.01,取 0.01 时所需样本量较取 0.05 时大。

4) 效力(power):又称把握度 $(1-\beta)$,β 为检验假设时出现第二类错误的概率,而 $1-\beta$ 为检验假设时能够避免假阴性的能力。若要求效力 $(1-\beta)$ 越大,即 β 值越小,则所需样本量越大。通常取 β 为 0.10,有时用 0.20。

(3)队列大小的计算:在暴露组与对照组样本等量的情况下,可用下式计算出各组所需样本含量。

$$n = \frac{(Z_\alpha \sqrt{2\bar{p}\bar{q}} + Z_\beta \sqrt{p_0 q_0 + p_1 q_1})^2}{(p_1 - p_0)^2} \quad 式(4-17)$$

式中,p_1 与 p_0 分别代表暴露组与对照组的预期发病率,$\bar{p}$ 为两个发病率的平均值,$\bar{q}=1-\bar{p}$,Z_α 和 Z_β 为标准正态分布下的面积,可查表求得。

例如,用队列研究探讨孕妇暴露于某药物与婴儿先天性心脏病之间的联系。已知未暴露孕妇所生婴儿的先天性心脏病发病率(p_0)为 0.007,估计该药物暴露的 RR 为 2.5,设 $\alpha=0.05$(双侧),$\beta=0.10$,求调查所需样本量。

$Z_{0.05}=1.96, Z_{0.1}=1.282, p_0=0.007, q_0=0.993$

$p_1 = RR \cdot p_0 = 2.5 \times 0.007 = 0.0175, q_1 = 0.9825$

$\bar{p} = (0.007 + 0.0175)/2 = 0.0123, \bar{q} = (0.993 + 0.9825)/2 = 0.9877$

将上述数据代入式(4-17),得

$$n = \frac{(1.96 \times \sqrt{2 \times 0.0123 \times 0.9877} + 1.282 \times \sqrt{0.007 \times 0.993 + 0.0175 \times 0.9825})^2}{(0.0175 - 0.007)^2}$$

$= 2310$

即暴露组与非暴露组各需 2310 人。如果考虑失访的可能性,尚需在此基础上增加 10% 的样本量,即两组各实际需要样本量为 $n = 2310 \times (1+0.1) = 2541$(人)。如果抽样方法不是单纯随机抽样,还需适当增加样本量。

另一种获得样本数量的便捷方法是查表法,只要已知 α、β、p_0 和 RR 四个基本数据,即可从某些参考书的相应附表中查出。

5. 资料收集与随访

(1)基线资料的收集:在研究对象选定之后,必须详细收集每个研究对象在研究开始时的基本情况,包括暴露的资料及个体的其他信息,这些资料一般称为基线资料或基线信息(baseline information)。这些信息可作为判定暴露组与非暴露组的依据,也为今后仔细分析影响研究结局的因素提供保证。基线资料一般包括待研究的暴露因素的暴露状况,疾病与健康状况、年龄、性别、职业、文化、婚姻等个人状况,家庭环境、个人生活习惯及家族疾病史等。获取基线资料的方式一般有下列四种:①查阅医院、工厂、单位及个人健康保险的记录或档案;②访问研究对象或其他能够提供信息的人;③对研究对象进行体格检查和实验室检查;④环境调查与检测。

(2)随访:研究对象的随访是队列研究中一项十分复杂细致、又至关重要的工作,随访的对象、内容、方法、时间、随访者等都直接与研究工作的质量相关,因此,应事先计划、严格实施。

1)随访对象与方法:所有被选定的研究对象,不论是暴露组还是对照组,都应采用相同的方法同等地进行随访,并坚持追踪到观察终止期。有时还须对失访者进行补访。未能追访到的,应尽量了解其原因,以便进行失访原因分析。同时,可比较失访者与继续观察者的基线资料,以估计有无产生偏差。

随访方法包括对研究对象的直接面对面访问、电话访问、自填问卷、定期体检、环境与疾病的监测、医院医疗单位出勤记录的收集等。随访方法的确定应根据随访内容、随访对象以及投入研究的人力、物力等条件来考虑。需要强调的是,对暴露组和对照组应采取相同的随访方法,且在整个随访过程中,随访方法应保持不变。

2)随访内容:一般与基线资料内容一致,但此处收集的重点是结局变量,其具体项目视研究目的与研究设计而不同。将各种随访内容制成调查表在随访中使用,并贯彻始终。有关暴露状况的资料也要不断收集,以便及时了解其变化。

3)观察终点:观察终点(end-point)是指研究对象出现了预期的结果。达到了观察终点,就不再对该研究对象继续随访。这里强调的是,出现预期结果时,若观察的预期结果是冠心病,而某对象患了高血压,则不应视为已达观察终点,而应继续进行追踪。如果某对象猝死于脑卒中,尽管已不能对其随访,但仍不能作为到达终点对待,而应当看成一种失访,在资料分析时作失访处理。

6. 质量控制　队列研究费时、费力、消耗大,加强实施过程,特别是资料收集过程中的质量控制显得特别重要,一般的质量控制措施包括下列几点。

(1)调查员的选择:调查员应有严谨的工作作风和科学的态度,诚实可靠是调查员应具备的基本品质,一般应具有高中或大学文化程度。另外,调查员的年龄、性别、种族、语言、社会经济地位等最好与研究对象相匹配,应具有调查所需的专业知识。

(2)调查员培训:调查员的工作作风、科学态度、调查技巧与技术,临床医生和实验技术人员的经验等都将直接影响调查结果的真实性和可靠性。因此,在资料收集前,应对所有的参加调查者进行严格的培训,使其掌握统一的方法和技巧,并要进行考核。

(3)制定调查员手册:由于队列研究所涉及的调查员多、跨时长,因此,编写一本调查员手册,内列全部操作程序、注意事项及调查问卷的完整说明等是十分必要的。

(4)监督:常规的监督措施包括:①由另一名调查员作抽样重复调查;②人工或用计算机及时进行数值检查或逻辑检错;③定期观察每个调查员的工作;④对不同调查员所收集的变量分布进行比较;⑤对变量的时间趋势进行分析;⑥访谈时使用录音机录音等。应注意将监督结果及时反馈给调查员。

(三)资料整理与分析

将队列研究资料整理成表 4-8 的模式,然后主要计算发病率和死亡率,进行显著性检验与关联强度的计算,分析暴露因素与发病或死亡之间的关系。

表 4-8 队列研究资料整理表

组别	发病	未发病	合计
暴露组	a	b	n_1
非暴露组	c	d	n_0
合计	m_1	m_0	t

1. 率的计算 根据研究过程的不同,队列研究可以计算累积发病率或发病密度。

(1)累积发病率(cumulative incidence rate,CI)或累积死亡率(cumulative mortality rate,CM):当研究的目标人群流动性较小,样本量又足够大,观察时间较生意短时,可以计算累积发病率或累积死亡率,公式如下:

$$CI(CM) = \frac{n}{N} \qquad 式(4\text{-}18)$$

式中,n 为观察期内被研究疾病的发病或死亡人数,N 为观察期开始时的研究对象人数。

假设,北方某市有 200 万人口,其中 HBsAg 携带者 10 万人,经过 2 年的前瞻性研究,发现 HBsAg 携带者中发生原发性肝癌 250 例,而非 HBsAg 携带者中仅发生 95 例(表 4-9)。求其累积发病率。

表 4-9 某市 HBsAg 与原发性肝癌关系的研究

HBsAg	病例	非病例	合计
+	250	99750	100000
-	95	1899905	1900000
合计	345	1999655	2000000

暴露组:$CI_1 = 250/100000 = 250/10$ 万

非暴露组:$CI_0 = 95/1900000 = 5/10$ 万

累积发病率的高低受随访研究时间长短的影响,在比较几项随访时间不等的前瞻性研究的发病率或死亡率时,通常不用累积发病率,而采用发病密度。

(2)发病密度(incidence density,ID):指研究对象在随访期间人时的发病或死亡频率。分子为随访期间被研究疾病的发病或死亡数;分母不是普通的人口数,而是人时(人月或人年)数。因为前瞻性研究随访观察时间很长,由于失访或死亡等,以及人口流动,人数每年都在变动;同时,随着时间的推移,研究对象的年龄不断增长,一个年龄组中,每年都有低年龄组的成员进入,超过年龄的要进入高年龄组,所以,计算发病密度不能用一个固定的人口数字,而应用人月、人年来表示。这种以人月或人年计算的发病密度又称人时发病率或死亡率。

人时数等于观察的人口数乘以观察的时间(月或年)。如对1个研究对象持续观察了1个月,计1人月;观察了1年,计1人年;观察了5年,计5人年。

发病密度的计算公式如下。具体计算需根据样本量的大小,参考有关书籍,选择应用大样本、寿命表法或小样本的计算方法。

$$ID = \frac{n}{PT} \qquad 式(4-19)$$

式中,n 为观察期内所研究疾病的发病数或死亡数,PT 为人时数、人年数或人月数。

(3)率的显著性检验:用于检验暴露组与对照组的发病(死亡)率是否有显著性差异。若观察样本量较大,样本率的频数分布近似正态分布,可用 Z 检验,也可采用四格表资料的 χ^2 检验;如果率比较低,样本率的频数分布不符合正态分布,可改用二项分布或泊松分布检验,其检验方法可参阅有关书籍。

2.暴露与疾病关联强度的测量　队列研究的最大特点在于可确证暴露与疾病的因果联系。通常用以下几个指标来表示这种联系的强度。

(1)相对危险度(relative risk,RR):也称危险度比(risk ratio)或率比(rate ratio),均以 RR 表示,它是说明暴露与疾病关联的强度及其在病因学上意义大小的指标。I_e,I_0 分别表示暴露组和非暴露组的发病率。

$$RR = \frac{I_e}{I_0} = \frac{a/n_1}{c/n_0} \qquad 式(4-20)$$

RR 表明暴露组发病或死亡的危险是非暴露组的多少倍。表 4-10 提供了 RR 值大小与关联强度关系常用的判断标准。可见,RR 值离1越远,表明暴露的效应越大,暴露与结局关联的强度越大。

表 4-10　相对危险度与关联的强度

相对危险度		关联的强度
0.9~1.0	1.0~1.1	无
0.7~0.8	1.2~1.4	弱
0.4~0.6	1.5~2.9	中等
0.1~0.3	3.0~9.9	强
<0.1	10~	很强

相对危险度是估计暴露与疾病关联的一个点估计值,由它直接估计关联强度大小时误差较大。考虑到抽样误差的存在,常按照一定的概率(一般为95%)以区间来估计 RR 总体所在的范围。RR 可信区间上下限的数值即为可信限。其计算公式为

$$RR_U, RR_L = RR^{(1\pm 1.96/\sqrt{\chi^2})} \qquad 式(4-21)$$

(2)归因危险度(attributable risk,AR):又称特异危险度,或称率差(rate

difference, RD)，表明暴露组与对照组发病危险相差的绝对值，即暴露者单纯由于暴露而增加的发病率。

$$AR = I_e - I_0 = \frac{a}{n_1} - \frac{c}{n_0} \quad \text{式}(4-22)$$

或

$$AR = I_0(RR - 1) \quad \text{式}(4-23)$$

RR 或 AR 同为估计危险度的指标，但其公共卫生意义不同。RR 说明暴露使个体未暴露情况下增加相应疾病的危险程度，是比值；AR 则是暴露使人群比未暴露情况下增加超额疾病的数量。如果暴露因素消除，就可以减少这个数量的疾病。下面以表 4-11 为例说明二者的区别。

表 4-11 吸烟者与非吸烟者死于不同疾病的 RR 与 AR

疾病	吸烟者 （1/10 万人年）	非吸烟者 （1/10 万人年）	RR	AR （1/10 万人年）
肺癌	48.33	4.49	10.8	43.84
心血管疾病	296.67	169.54	1.7	125.13

它说明吸烟对每个受害者来说，患肺癌的危险性比患心血管疾病的危险性大得多。但就整个人群来看，吸烟引起心血管疾病的死亡率却比肺癌高。前者具有病因学意义，后者更具有疾病预防和公共卫生方面的意义。

（3）归因危险度百分比（AR%）：又称病因分值（etiologic fraction，EF），是指暴露人群中的发病或死亡归因于暴露的部分占全部发病或死亡的百分比。

$$AR\% = \frac{I_e - I_0}{I_e} \times 100\% \quad \text{式}(4-24)$$

或

$$AR\% = \frac{RR - 1}{RR} \times 100\% \quad \text{式}(4-25)$$

（4）人群归因危险度（population attributable risk，PAR）：它说明人群由于暴露于某一危险因子而增加的发病率。PAR 与 AR 不同，因为 AR 仅仅是从抽取的人群资料中计算出来的，而研究对象暴露与非暴露的比例不会与目标人群中两者的比例相一致，若目标人群中暴露的比例低，尽管 AR 较高，人群中的实际发病者也不会很多，即人群中的归因危险度受人群暴露比例的影响。

设 I_t 为全人群的率，P_e 为全人群的暴露比例，有

$$PAR = I_t - I_0 = AR \times P_e \quad \text{式}(4-26)$$

（5）人群归因危险度百分比（PAR%）：

$$PAR\% = \frac{I_t - I_0}{I_t} \times 100\% = \frac{P_e(RR - 1)}{P_e(RR - 1) + 1} \times 100\% \quad \text{式}(4-27)$$

可见，PAR 和 PAR％取决于暴露因子的流行率和相对危险度两个因素，可用于估计某危险因子对整个人群引起的疾病负担，说明在整个社会的卫生问题中哪些是重要的，在卫生保健工作及卫生管理上意义较大。

例如，有资料表明，吸烟者的肺癌年死亡率(I_e)为 0.96‰，非吸烟者的肺癌年死亡率(I_0)为 0.07‰，全人群的肺癌年死亡率(I_t)为 0.56‰，则：

$RR = I_e/I_0 = 0.96‰/0.07‰ = 13.7$，说明吸烟者的肺癌死亡危险是非吸烟者的 13.7 倍；

$AR = I_e - I_0 = 0.96‰ - 0.07‰ = 0.89‰$，说明如果去除吸烟因素，则可使吸烟人群肺癌死亡率减少 0.89‰；

$AR\% = (I_e - I_0)/I_e \times 100\% = 0.89‰/0.96‰ \times 100\% = 92.7\%$，说明吸烟人群中由吸烟引起的肺癌死亡占所有肺癌死亡的 92.7％；

$PAR = I_t - I_0 = 0.56‰ - 0.07‰ = 0.49‰$，说明如果去除吸烟因素，则可使全人群中减少 0.49‰的肺癌死亡；

$PAR\% = (I_t - I_0)/I_t \times 100\% = 0.49‰/0.56‰ \times 100\% = 87.5\%$，说明全人群中由吸烟引起的肺癌死亡占所有肺癌死亡的 87.5％。

3.剂量反应关系的分析　与病例对照研究一样，队列研究往往可以取得不同等级暴露的资料，这类资料可以用来说明疾病和暴露的剂量反应关系，能检验暴露作用效果趋势的一致性，以增加判断因果关系的证据。分析时先计算出不同暴露水平下的发病率，然后以不暴露或最低剂量组作为对照，计算各暴露水平的相对危险度和归因危险度。

以 2016 年发表在《新英格兰医学杂志》上的中国人群摄入新鲜水果与主要心血管疾病的关联研究为例。该研究以很少或不摄入水果组为对照，计算了不同摄入水平时的心血管疾病死亡率。结果显示，随着水果摄入量的增加，心血管疾病的死亡风险逐渐下降(表 4-12)。

表 4-12　中国人群摄入水果与主要心血管疾病死亡的相对危险度

摄入水果	观察人数	RR	95％CI
很少或不摄入	28479	1.0	—
1 次/月	156098	0.82	0.75～0.90
1～3 天/周	143183	0.76	0.69～0.84
4～6 天/周	42519	0.64	0.55～0.74
每天摄入	81386	0.60	0.52～0.69

(四)队列研究中的常见偏倚及其控制

队列研究在设计、实施和资料分析等各个环节都可能产生偏倚，因此，在各阶段都应采取措施，预防和控制偏倚的产生。

1.选择偏倚　队列研究中选择偏倚常发生于：最初选定参加研究的对象中有

人拒绝参加；在进行历史性队列研究时,有些人的档案丢失或记录不全；研究对象由志愿者组成等。另外,如果抽样方法不正确,或者执行不严格,则将导致严重的选择偏倚。

失访偏倚(follow-up bias)也是队列研究中不可避免的偏倚,因为在一个较长的追踪观察期内,总会有对象迁移、外出、死于非终点疾病或拒绝继续参加观察而退出队列。失访从本质上讲是破坏了原有样本的代表性,因而实质上属于选择偏倚。一项研究的失访率最好不超过10%,否则应慎重考虑结果的解释和推论。

选择偏倚的控制：严格按规定的标准选择对象；对象一旦选定,必须克服困难,坚持随访到底；如果有志愿者加入或有选定的研究对象拒绝参加,则应在了解他们的基本情况后,与正常选择参加的人群进行比较,如果两者之间在一些基本特征上没有差异,则可认为导致的选择偏倚很小,否则,将引起的选择偏倚不能忽视。

2.信息偏倚　在获取暴露、结局或其他信息时所出现的系统误差或偏差称为信息偏倚。信息偏倚又称错分偏倚,如判断有病为无病,判断有暴露为无暴露等。信息偏倚常是由使用的仪器不精确、询问技巧不佳、检验技术不熟练、医生诊断水平不高或标准不明确等造成的。另外,信息偏倚也可来源于记录错误,甚至造假等。信息偏倚若以同样的程度发生于观察的各组,则结果只会影响诊断的准确性,而不太影响两组或多组之间的相对关系,但它们的相对危险度会比实际情况更趋近于1。信息偏倚若发生于一组而不发生于另一组,或两组错分的程度不同,则结果可能比实际的相对危险度高或低。通常将前者称为"非特异性错分",将后者称为"特异性错分"。

信息偏倚的控制：选择精确稳定的测量方法、调准仪器、严格按实验规程进行操作、同等地对待每个研究对象、提高临床诊断技术、明确各项标准、严格按规定执行等是防止信息偏倚的重要措施。此外,还应认真做好调查员培训,提高询问调查技巧,统一标准,并进行有关责任心和诚信度的教育。

3.混杂偏倚　混杂是指所研究因素与结果的联系被其他外部因素所混淆,这个外部因素就叫混杂变量。它是疾病的一个危险因子,又与所研究的因素有联系,它在暴露组与对照组的分布是不均衡的。在流行病学研究中,性别和年龄是最常见的混杂因素。

混杂偏倚的控制：在研究设计阶段,可对研究对象作某种限制,以便获得同质的研究样本；在对照选择中采用匹配的办法,以保证两组在一些重要变量上的可比性；在研究对象抽样中,严格遵守随机化原则等,防止混杂偏倚的产生。

(五)队列研究的优点与局限性

1.优点

(1)研究人群定义明确,选择性偏倚较小。

(2) 由于是前瞻性的，有可能使测量暴露的方法标准化，以减少观察者、对象和技术变异而引起的误差，又由于事先不知道谁将发病，信息偏倚较小。

(3) 可以直接计算暴露组和非暴露组的率，从而计算出 RR 和 AR 等反映疾病危险关联的指标，可以充分而直接地分析病因的作用。

(4) 有可能观察到暴露和疾病在时间上的先后。

(5) 有助于了解人群疾病的自然史，有时还可能获得多种预计以外的疾病的结局资料。

(6) 可按暴露水平分级，从而有可能观察到剂量反应关系。

2. 局限性

(1) 不适用于发病率很低的疾病的病因研究，因所需对象数量很大，故难以达到研究目的。即使是研究常见病，仍需大量对象，才能获得暴露组与对照组之间有意义的差异。

(2) 需要长期随访，对象不易保持依从性，容易产生各种失访偏倚。

(3) 研究费时间、费人力、费物力，其组织与后勤工作相当艰巨。

(4) 研究者虽然可预先根据暴露与否进行分组，但有时难以控制暴露以外的其他特征在两组中的分布，从而造成混杂偏倚。

（李　静）

第五章 疾病病因与危险因素研究和评价

第一节 疾病病因与危险因素研究的意义

医学研究和实践的最终目的是预防和控制疾病，促进健康。而这一目的的实现在一定程度上基于病因及其机制的阐明。病因，狭义上可理解为疾病发生的原因；而广义上，在疾病发生、发展到转归的各个阶段，任何引起健康或疾病状况变化的因素均可以称之为"病因"。这些因素是疾病预防和控制措施的靶点。

不同学科包括基础、临床和预防医学各科均致力于疾病病因的研究，但不同学科研究病因的方法和手段、考虑问题的角度各有不同，甚至对病因概念的理解及用于判断病因的标准也不一致。流行病学从群体的角度，应用概率论和逻辑推理的方法探索疾病的病因和疾病发生的影响因素，推动了病因概念的发展和病因研究的深入。随着医学科学的发展，病因学的研究及其评价已经成为每一位医学工作者必备的基本知识。

病因学研究探索的是疾病发生的原因及相关因素间的相互效应和各因素对疾病发生、发展的影响。在病因学研究中，必须强调的一个概念是：任何与结局（疾病）有联系的原因性暴露都必发生在结局之前。但是发生在结局（疾病）之前的暴露未必就是真正的原因（病因）。病因学的研究可以为临床诊断、治疗和预防提供依据，同时可以为制定相应的医学决策提供依据，从而获得疾病防治的最大效益。其研究意义表现在以下几个方面。

一、有助于疾病的临床诊断与治疗

通过病因学研究弄清病因，掌握其发病机理和转归，可帮助医师对患者进行正确的诊断和治疗。对疾病需要对因治疗，力求治本，从而获得好的疗效。

医师在临床诊疗过程中，面对患者的实际，总要探讨可能致病的直接病因和危险因素，有针对性地进行相关的体检和化验检查，得到必要的信息，进行临床综合分析，力求获得准确的病因诊断，从而有利于实施更有效的治疗。

通过现代医学手段而未能明确病因的某种疾病，特别是对于人民健康危害性显著者，为了有效防治，务必首先从病因及发病的危险因素着手研究。例如，20世纪50年代，我国某些地区的秋收季节发生钩端螺旋体病的流行，其中，有许多重症病例发生肺大出血而死亡，当初怀疑是"肺鼠疫"流行，采取了若干重大防疫措施，也造成了一些不必要的影响，后来弄清楚该病系钩端螺旋体感染所致。当病因弄明白后，对患者采取有针对性的临床治疗及人群预防，从而大大地提高了钩体病的防治能力，有力地保障了人民健康。

二、有助于疾病的预防

病因学研究的结果有助于临床诊断与治疗，对于疾病的预防，同样需要了解和明确疾病的病因，以便采取针对性措施。

可以通过各种媒介对社区人群进行健康教育，从而让社区人群了解疾病的病因和危险因素，提高他们对疾病病因和有效预防措施的认知程度，并有意识地改变生活方式和行为，通过采取去除疾病病因的各项措施预防疾病的发生。

某些传染性疾病是由特异性的病原生物体所致的疾病，当其病因诊断明确之后，往往可以研究特异性高、免疫力强的疫苗，进行人群有效预防。如天花、麻疹、脊髓灰质炎、乙型肝炎等疫苗，都是病因成功研究的结果。同时，确定了病原生物体，又可帮助研制特异度高的诊断试剂，进而提高疾病的诊断水平。

三、有助于作出合理的医学决策

任何医学决策的实施都必须利大于弊，安全可靠，并且效果显著。对于医学的决策要求疾病病因探索无误，同时要求评价医学决策的效益。例如，在新生儿中推广乙肝疫苗接种，进而提高人群乙肝疫苗接种率，达到降低乙肝发病率、预防疾病的效果。

第二节　疾病病因与危险因素研究的基本概念

人类对疾病病因的认识是一个逐步发展的过程。现代医学研究对病因的认识主要经历了单一病因论和多病因论两个阶段。

一、病因与危险因素

(一) 疾病病因概念的发展

无论中国或外国,古代人常将疾病归因于鬼神、上帝或天意,平日靠求神拜佛或祈祷,以期消灾除病。公元前5世纪,由中国古代哲学思想中衍生出了阴阳五行学说——金、木、水、火、土,并用这一学说去解释人体生理现象和病理变化的规律,将疾病的发生与外环境的物质——金、木、水、火、土联系起来,从而产生了朴素唯物主义病因观。公元前5世纪,在西方也出现了类似的观点,反映在希波克拉底(Hippocrates)所著的 *Airs, waters and place* 之中。读书还认为,疾病与水、土及风等有关,夏季有脾大、发热及腹泻,冬季常引起生痰及喉嘶哑。由此可见,古代国内外医学家们都注意到疾病与环境有密切关系。我国古代早就认为山间的"瘴气"是疟疾的原因。19世纪上半叶,Sydenham等人提出的关于疾病的"瘴气学说(miasma theory)"在西方盛行。人们认为,不洁的水和土壤里散发出来的污浊之气(瘴气)是使人发病的原因,故而强调应设法清除贫民窟和其他不卫生的地方的瘴气,以期减少疾病。

1. **单一病因论** 16世纪,意大利学者Fracastoro最早提出,特异的疾病与特异的"传染物"有关。该观点拉开了特异病因论的序幕。19世纪,随着疾病微生物理论的发展,Henle和他的学生Koch提出了推断独特的活微生物导致特异疾病的Henle-Koch原理,对推动人类病因学研究作出了巨大的贡献。该原理共有四条:①病原微生物必然存在于患病动物体内,但在健康动物体内不应出现;②从患病动物中分离得到的病原微生物可以做纯培养;③将分离出的纯培养物人工接种至易感动物,会出现该疾病所特有的症状;④从人工接种的被感染的动物体内可以再次分离出性状与原有病原微生物相同的纯培养物。Koch于1876年证明炭疽病符合这一原理,随后许多传染性疾病也得到了证实。该理论在病因学的发展史上是革命性的,为干预措施的实施铺平了道路。

尽管这个原理有将问题绝对化的缺点,但却反映出当时人们在病因认识方面有不小的进步,即病原微生物是传染病的必要病因,而且每种传染病都有自己的特异的病原微生物。这是关于疾病的生物学病因的重要萌芽。随着19世纪末期微生物学的出现和发展,人们形成了这样的概念,即每一种疾病必定由某一种特异的病原物所致,这就是疾病单一病因论的"特异病因学说"。但是它并不能解释复杂的病因效应,因为即使是单一的病因,也可以引起多种疾病,更不用说绝大多数疾病的发生与多种因素共同发生作用有关了,因此,单一病因论有其明显的局限性。

2. 多病因论　医学研究人员在长期的疾病防治实践中逐渐发现，疾病的产生并不完全依赖特异的病原物，还和环境及人体自身的多种因素有关。如在一些非传染性疾病的病因学研究中发现，一种疾病的发生往往是多种因素综合作用的结果，而且多种致病因素的危害性要比其中单一因素存在时严重得多，这是由于它们在人体内的致病效应上会产生交互作用。因此，在病因学研究中，了解多病因及其交互效应是非常重要的。即使是传染性疾病的发生，也与多种因素共同作用有关。如肺结核的发生固然需要有结核杆菌存在，但个体的遗传易感性、营养状况、情绪状况、居住环境状况等均参与人体肺结核的发生过程。

3. 概率论因果观　人类对因果关系的认识一直处于发展之中。从古希腊学者亚里士多德(Aristotle)提出四原因说，到近代培根(Bacon)和休谟(Hume)提出决定论的因果观和经验论的因果观，走过了一段漫长的路程。然而，上述的因果论皆不能完美地解释生命现象中的因果关系。现代科学产生了概率论因果观，或称广义因果律(law of causation)。概率论因果观认为，原因就是使结果发生概率升高的事件或特征，即一定的原因可能导致一定的结果。该观点为解释生命科学中的因果关系奠定了理论基础。

Lilienfeld 从概率论因果观层面阐述了流行病学的病因概念，他在其所著的《流行病学基础》一书中给出的病因定义是："那些能使人群中发病概率升高的因素就可以被认为是病因，当其中的一个或多个因子不存在时，人群中疾病频率就会下降。"MacMahon 也认为，流行病学的实际目的是发现能够预防疾病的联系，从这个目的出发，因果关联可以定义为：事件或特征之间的一种关联，改变某一类别(X)的频率或特性，就会引起另一类别(Y)的频率或特性的改变，这样 X 就是 Y 的原因。因此，流行病学的病因观是符合概率论因果观的，流行病学层面的病因一般称为危险因素(risk factor)，这无疑体现了多病因论的思想，冲破了单一病因论的束缚。概率论因果观的病因学定义不仅具有病因理论上的科学性和合理性，而且具有重要的公共卫生学意义。

例如，20 世纪 60 年代，美国心脑血管病的死亡率居高不下，经研究发现，高血压病为其主要危险因素，于是在全国开展大规模高血压防治研究和人群防治运动。约 10 年后，高血压控制率大大提高，脑血管病死亡率大大降低，但冠心病死亡率下降不显著，于是又在全国开展调节高脂血症的教育与防治，后来全民高脂血症得到显著控制，心血管疾病死亡率呈现明显下降趋势。这些病因/危险因素研究符合概率论因果观，结果表明其对于疾病防治实践具有重要的指导意义。

(二) 病因与危险因素

随着病因学研究的不断深入，多病因学说已被医学界所接受，已发现越来越多的疾病是多因性的,而且存在一病多因、一因多病和多因多病等复杂情况。按照病因与疾病间的作用方式、作用程度及传统哲学的观点,人们给病因以多种分类方法,本节仅介绍以下三种类型。

1. 必要病因与充分病因　按照传统的哲学观点,凡效应都有"必要条件"和"充分条件"之分,借助这种抽象的逻辑思维方式,我们可以认为任何疾病的发生都有相应的必要病因和充分病因。

(1)必要病因(necessary cause):是指在相应疾病发生以前,必定(概率为100%)有该因素存在。如果缺乏该因素就不会引起某疾病,则称该因素为该病的必要病因。如没有结核杆菌感染就不会发生结核病,因此,结核杆菌是结核病的必要病因。绝大多数传染性疾病、职业病等都有一个比较明确的必要病因,而大多数慢性非传染性疾病目前尚未发现它们的必要病因。由于大多数慢性非传染性疾病是多因性的,因此,这类疾病可能不存在一个必要病因,或必要病因仍待探究。

(2)充分病因(sufficient cause):是指若有该病因存在,必定(概率是100%)导致某疾病发生。显然,充分病因即使针对传染性疾病也是非常少见的,因此,针对充分病因的理解,应对以下三点有清醒的认识:①对大多数疾病而言,充分病因的组成因素不是一个,而是一组。如上述结核杆菌感染仅是结核病的一个必要病因,而不是结核病的一个充分病因。因为大多数结核杆菌感染者可由于自身抵抗力的作用而不发生结核病,只有结核杆菌感染结合机体特异性和非特异性抵抗力的降低,才能构成结核病的一个充分病因。②对于大多数疾病而言,其充分病因目前并未明了,一般只证实或初步证实充分病因中的个别或几个因素。③对于大多数慢性非传染性疾病来说,目前认为其充分病因不止一个,有的可能有多个充分病因,各充分病因的组成因素可能不同,因而这些疾病就可能没有必要病因。如肥胖(超重)是高血压的一个"病因",但有的高血压病人并不超重,提示导致这部分病人发病的充分病因中可能不包括肥胖。

在日常生活中人们发现开启开关则电灯发光,于是便认为开启开关是"因",电灯发光是"果",只要启动因,则必然获得果(灯亮)。这时此因对其果来说是必要而且充分的原因。但在开启开关与电灯发亮的因果关系中,实际上有些重要因素被省略了,如电线、灯泡、灯头、电流等。这些环节的任何一个都与开启开关同样重要,任何一个环节的缺少都会影响结果的产生。因此可以认为,任何结果的原因必然是由一组作用相关的因素共同组成的,这就是充分病因。所以充分病因可以定义为:一组必然导致疾病的最低限度的状态或事件。这里的"最低限度"是指状态或事件的任何部分均是不可少的。这些组成充分病因的必不可少的部分称为成分病因(component causes)。

2. 直接病因与间接病因　引起疾病的诸多因素有时可以连续按顺次起作用，即病因 1 导致病因 2，最终导致疾病。可表示为：病因 1→病因 2→疾病。这里病因 2 称为直接病因，病因 1 称为间接病因。直接病因是指只有该病因作用于人体才能够引起发病。例如，乙型肝炎病毒是乙型肝炎的直接病因；结核杆菌是结核病的直接病因。间接病因实际上反映了引起疾病的阶段性或中间性过程，指可以促成和加速疾病发生的某些因素，其存在与疾病的发生呈间接关联。例如，营养不良、居住条件差、机体免疫力低下、社会经济环境的恶化等都可能造成患病的易感性增加，这些因素被称为间接病因。

3. 危险因素　目前，慢性非传染性疾病已经是危害人类健康的主要疾病。慢性疾病由于发病比较隐匿，病程缓慢，病因复杂，从单一的患病个体去研究疾病病因会十分困难，因此，需要以相应群体作为研究对象，对有关的发病因素进行宏观分析探讨，因而提出了"危险因素"这一概念。如前所述，一般将流行病学层次的病因称为危险因素，它是指疾病的发生与该因素有一定的因果关系，但是尚无可靠的证据能够证明该因素的致病效应，但是当消除该因素时，疾病发生的概率也随之下降。在病因学研究中，将这类与疾病发生有关的因素称为危险因素。危险因素的概念无疑体现了概率论因果观。

(三)病因模型

病因模型以简洁的概念关系图表达因果关系，这种在已有理论和经验基础上构建的概念关系图，为我们提供了因果关系的思维框架。由于对因果关系有不同的理解或不同的侧重，因此，研究者构建了多种类型的病因模型。目前，具有代表性的危险因素作用模型有四类，即生态学模型(流行病学三角模式与轮状模式)、疾病因素模型、网络模型和集合模型。

1. 生态学模型　该类模型将机体与环境作为一个整体来考虑。代表性的有流行病学三角模式(又称病因-宿主-环境模式)和轮状模式，该类模型给出了寻找病因的分类大框架，模型简明，整体性强。

(1)流行病学三角模式(epidemiologic triangle)：流行病学三角模式理论用病因、宿主和环境的平衡紊乱来解释上述三者在健康变化和疾病中的作用。若三者处于平衡状态，则表现为健康；若病因作用增强，则引起疾病。例如，甲型流感病毒变异，发生流感流行；反应停(thalidomide)被投放入市场，短肢畸形儿增加。当宿主的易感性增强(或抵抗力下降)时，同样可以导致疾病的发生。例如，交通不便的农村相隔多年后发生麻疹流行，老年人骨质变脆容易发生骨折。如果环境变化，则可加重病因的作用。例如，夏季多蚊，乙型脑炎流行；松花江污染，发生甲基汞中毒。环境变化还可促使抵抗力下降,例如,战争时期的营养不良、结核病多发,或环境变化,因不适应环境的变化而发生疾病(筑波病)。

在病因学研究中,尤其是传染病病因学研究中,多年来,流行病学三角模式得到了广泛的认同。该模式(图 5-1)认为,疾病的发生必须有病原物(病因)、机体(宿主)及环境三个要素的协同作用,任何一个因素的改变都会增加或降低疾病发生的频率。在工业革命以前,疾病谱呈现以传染病为主的特征,医学研究关注的焦点集中在病原微生物,因此,三角模式特别强调病原体的作用,将其从环境因素中分离出来,单列为流行病学三角中的一个重要部分。但是,随着社会的进步和科学的发展,即使对于传染性疾病,流行病学家也更倾向于将病原微生物纳入环境因素中,从而可以更全面地反映各因素之间的相互作用。更何况疾病谱已发生了很大变化,在以慢性非传染性疾病为主的今天,疾病的发生可能与社会经济、精神心理等多种因素有关,这些因素间的相互关系远非三角模式所能涵盖。

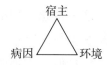

图 5-1　流行病学三角模式

(2)轮状模式(wheel model):1973 年,Susser 提出疾病病因的轮状模式,用以表示机体(宿主)与环境的关系。相对于流行病学三角模式,疾病病因的轮状模式更强调环境及其与机体间的密切关系。轮状模式(图 5-2)以宿主为轮轴,模型由外环和内环两部分组成,外环是指环境,包括生物、理化和社会环境;内环是指机体,包括人的自然特征(如年龄和性别)、营养状况、免疫力、内分泌水平和遗传等,其核心是遗传基因。外环生物环境包括病毒、细菌等各种病原微生物以及传播媒介和作为食物、制药原料的动植物;理化环境是指气候、水、大气、土壤、光、辐射和各种化学物质,如农药、杀虫剂和职业污染物等;社会环境包括社会经济水平、文化水平、政治制度、职业、居住条件、精神因素、个人行为方式等。轮状模式各部分的相对大小随不同疾病而有所变化。

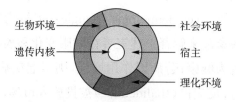

图 5-2　病因的轮状模式

2.疾病因素模型　该模型(图 5-3)在病因分类上具有较强的可操作性和实践

指导意义。该模型将病因因素分为两个层次:外围的远因和致病机制的近因。外围的远因包括社会经济、生物学、环境、心理、行为和卫生保健因素。基础或临床医学的病因主要是指致病机制的近因,临床流行病学病因学研究系以临床为基础,具有近因与远因相结合的特色。

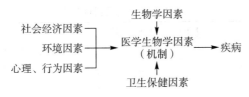

图 5-3　疾病因素模型

3. 网络模型　1970 年,MacMahon 等提出了病因作用的网络模型,即疾病的病因因素按时间顺序连接起来构成病因链(chain of causation),多个病因链交错连接构成病因网(web of causation)。MacMahon 等指出,任何结果都不是由单一的原因所致的,而是各种因素互相交错,各种因素又各有其前因后果,其复杂程度远超过我们的想象限度。例如,肝癌的病因网可看成是由乙型肝炎病毒感染、饮用沟塘水、食用黄曲霉毒素污染的食物、遗传倾向和过量摄入乙醇等多条病因链交错构成,其中每条病因链又由多个环节连接构成,如饮用沟塘水可能是由于水中的藻类毒素引起了肝细胞恶变。

病因网络模型的优点是表示直观、具体,为病因阐述提供了依据,具有较强的可操作性,但其分析的技术难度较大。

4. 集合模型　Rothman 认识到多数流行病学的病因都是非必要和非充分的。必要病因一般仅限于传染病中的病原体,有某传染病存在,就必定说明以前有该传染病的病原体存在。充分病因是指有某病因存在,就一定有相应的疾病发生。Rothman 将在每个充分原因中均出现的病因称为必要病因(图 5-4 中的 a),其他病因称为成分病因(图 5-4 中的 b,c,d,…)。

一个充分病因集合中的构成病因个数可能有很多,甚至无限个,因为每个危险因素致病的概率都很低,而最终要达到疾病的发生概率为 1。充分病因集合的个数也可能很多,甚至无限个,因为群体中的个数及其环境差异较大。实际工作中,要列出充分病因集合中的所有病因或所有的充分病因集合是不可能的。

图 5-4　集合模型

二、寻找病因的指南清单

上述病因模型及病因分类为我们指出了寻找疾病病因的大致方向或类别，在病因学研究实践中，我们可以从表5-1的寻找病因指南清单中得到启示。

表5-1　寻找病因指南清单

一、宿主因素	1. 先天的	基因、染色体、性别
	2. 后天的	年龄、发育、营养状况、体格、行为类型、获得性免疫、既往病史
二、环境因素	1. 生物的	病原体、感染动物、媒介昆虫、食入或接触的动植物
	2. 化学的	营养素、天然有毒动植物、化学药品、微量元素、重金属
	3. 物理的	电离辐射、噪声、振动、气象、地理(位置、地形、地质)
	4. 社会的	社会/人口(人口密度、居室、流动、都市化、交通、战争、灾害)、经济(收入、财产、景气)、家庭(构成、婚姻状况、家庭功能)、生活方式、饮食习惯、嗜好兴趣(烟、酒、茶、运动、消遣)、教育文化、医疗保健、职业(种类、场所、条件、福利、劳保设施)、政治、宗教、风俗

三、疾病自然史对病因学研究的意义

疾病自然史是指在不给予任何治疗和干预措施的情况下，疾病从发生、发展到结局的整个过程。疾病自然史可以分为生物学反应期、亚临床期(或称临床前期，即症状出现前阶段)、临床期和疾病相关结局(如痊愈、残疾和死亡)四个时期。不同疾病的自然史差异很大，各期经历的时间长短以及各个阶段的表现也有很大的差异。了解疾病的自然史对病因学研究有重要意义，主要表现在以下两个方面。

1. 排除临床早期病例作为病因学的研究对象　为保证病因学研究结果真实可靠，应避免由于将处于生物学反应期和亚临床期病例纳入研究对象(导致错分为"非病人群")而造成选择性偏倚。这就要求在选择研究对象时，采用高敏感度的诊断试验，以发现处于生物学反应期和亚临床期的病例，避免纳入可能的早期患者而影响研究质量。

2. 确定有效的随访期，防止产生假阴性结果　对于若干慢性病发病后的自然病史，往往有一个较长的时间过程，其中的生物学反应期和亚临床期经历的时间也许较长。因此，在病因学的研究中，从暴露于可能的致病因素之后，到临床表现，需要一个时间上的效应过程，故应设计合适的致病效应观测期。如果观测期短了，可能有些病例处于生物学反应期或亚临床期而未能被确诊，于是就出现假阴性结果而被漏诊，这会影响研究结果的真实性。从疾病自然史角度出发，确定合理的随访期，并采用特异度和敏感度高的诊断试验方法，以帮助早期或不典型病例的确诊，这些在病因学研究中应有充分的认识。

第三节 疾病病因与危险因素研究的基本过程和方法

一、提出病因假设

(一)假设的作用

在病因探索研究中,形成病因假设是关键的一步。假设是科学研究中一种广泛应用的方法,它是根据已知的科学原理和科学事实,对未知的自然现象及其规律性所给出的假定性说明或推测性解释。

在临床医疗实践或人群流行病学研究中,当发生了某种疾病,根据其临床和流行病学史、临床体征、相关的实验室或特殊的检查资料,应用现代医学的知识和方法进行验证和推导,尚不能明确病因时,会给正确诊断和有效防治带来很大的困难,这就迫使医学工作者必须对这种疾病的发病原因进行研究。例如,2003年春季在广州始发的严重急性呼吸窘迫综合征(SARS),当初暴发流行,病情严重,病死率高,病因不明,对人群健康的威胁与危害十分严重,迫切需要弄清SARS的病因。

对于不明病因疾病进行病因学研究,首先必须依据该疾病在人群中的分布特点、临床表现、病理损害的定位及其损害的程度,现有水平的各种化验、检查结果,作出一系列的排除诊断;然后检索相关文献,在进行系统综合分析的基础上,作出可能的"假设"诊断,这就是要提出的病因假设。

例如,SARS的暴发流行是通过呼吸道传染的。病因方面排除了细菌性感染、常见呼吸道病毒以及流感病毒感染。有人研究认为是衣原体致病,其后被否定,于是提出了可能为一种毒力很强的未知病毒所致(病因假设)。通过国际间协作研究,终于证实了SARS的病原体(病因)系变异型冠状病毒。

又如,我国华北地区大面积调查食管癌的流行特征后,通过资料分析与概括,发现该地食管癌死亡率较高的县、市均集中在太行山脉南段三省(河北、河南、山西)交界处,并由此处向四周逐渐降低,与地势高低存在明显的相关关系;而且发病率大体呈不规则的同心圆分布,最高和最低相差约97倍。研究者考虑到地理环境可能具有重要作用,有人提出食管癌的水土病因学说。随后就有人根据这个假设,开展了地质化学方面的研究。

(二)形成病因假设的逻辑方法

前面已提及事实依据和理论基础是建立假设的两个支撑点,但是,假设的形成不等于就事论事或事实与已有理论的混合。由事实和已有理论形成假设,必须经过一个较严密的逻辑思维过程。换句话说,假设形成的常用方法是逻辑方法。而假设形成过程中常用的逻辑方法主要是归纳演绎法,这种方法对于病因研究的因果假设有重要指导价值。

1. 归纳法(Mill 准则)　Mill 是 19 世纪的哲学家,1856 年在他所著的《逻辑系统》一书中建立了数条准则,其中科学实验四法常被用于分析流行病学研究中形成假设、设计研究方案和进行病因推断。后人在科学实验四法的基础上将同异并用法单列,也即科学实验五法。

(1) 求同法(method of agreement):又称一致法、契合法或异中求同法,指对不同的事件或事物找出它们的共同点——共性。如在肝癌的病例对照研究中,肝癌病例组发现都有或相当部分有乙肝病毒感染标记;队列研究中,乙型肝炎病毒持续感染者的肝癌发病率较高,这提示乙肝病毒感染可能是肝癌的危险因素之一。食物中毒事件中,中毒患者大多有进食相同食物史,则可以提示由该食物引起中毒。

(2) 求异法(method of difference):又称差异法或同中求异法,指在相似的事件或事物之间找不同点(重要的差别)。还是以肝癌研究为例,在病例对照研究中,对照组多数不饮用沟塘水;在队列研究中,不饮用沟塘水的非暴露组的肝癌发病率低于饮用沟塘水的暴露组的发病率,这提示两组与肝癌发生有关的差异之一是有无暴露于沟塘水。再如,在非肝癌病例中发现都没有或相当部分没有乙肝病毒感染标记,表明乙肝病毒感染是肝癌的危险因素之一。

(3) 同异并用法(joint method of agreement and difference):指求同法和求异法并用,相当于同一研究中设有比较组,控制干扰因素。如宫颈癌的病因问题,据报道,性生活越是混乱的妇女发病率越高,早婚妇女的发病率又高于晚婚者,这是求同。与此相反,修女、尼姑与独身主义妇女很少患宫颈癌,这是求异。因此,有人提出性生活中的某因素可能与宫颈癌的发病有联系。随后的研究表明:宫颈癌可能与性交时的Ⅱ型疱疹病毒感染有关。同异并用法是比较性研究(有对照组)设计的逻辑学基础。

(4) 共变法(method of concomitant variation):可以看成是求同法的特例,指研究因素的暴露程度不同时,疾病的频率也发生相应的变动,即在研究中注意发现疾病的患病率(有时是发病率)波动时有哪些因素在变动。共变法的应用有一定的条件,只有当有关因素(暴露)不是定性的,而是等级或定量的,并与事件(疾病)效应成量变关系时,才可以应用共变法。如在吸烟与肺癌的研究中,随着吸烟剂量(等级)的增加,肺癌的优势比(OR)或相对危险度(RR)也增加,即呈共变或剂量反应关系,故支持吸烟是肺癌的病因的假设。

(5)剩余法(method of residues):可以看成是求异法的特例,指当人们已知某复合结局事件(A、B、C)的有关暴露因素在特定的范围(a、b、c),通过事先的归纳又知道b说明B,c说明C时,那么剩余的a必定说明A。剩余法就像算术中的减法,即在一组复杂的现象中把已知联系的现象去掉,探寻其他(剩余)现象的联系。如在肝癌的病因研究中,肝癌的发病率除了乙肝病毒感染和黄曲霉毒素能解释的部分,还有未能解释的部分,这部分或可归因于暴露因素范围内"剩余"的因素,如饮水中的藻类毒素。

需要注意的是,如果病因假设清单中没有包括真实的病因,Mill准则就不能提供任何帮助。遗憾的是,Mill准则对列出病因假设清单并不能提供指导,我们也无法知道要寻找的那个因素是否在清单中。

2. 假设演绎法　演绎是从一般到个别的推理,是根据已知的规律来推论未知事物的方法,故又称类推法。假设形成后,通过假设演绎法同检验假设的分析性研究相衔接。例如,我国原发性肝癌高发区主要分布在温暖、潮湿的东南沿海地区,在这些地区进行的大量描述性研究所获结果提示,乙型肝炎病毒感染、饮用沟塘水、食用被黄曲霉毒素污染的食物等因素的分布与原发性肝癌的分布相一致,从而为其后的分析和实验流行病学研究提供了线索,并形成了相应的工作假设。这一形成假设的过程衔接了描述性研究和分析性研究,其原理本质上是假设演绎法(hypothesis-deduction method)。其整个推论过程为:从假设演绎推出具体的证据,然后用观察或实验验证这个证据。如果证据成立,则支持假设的成立。从逻辑上看,反推是归纳的。从一个假设可推出多个具体证据,检验证实的具体证据越多,或证据的条件越多种多样,则归纳支持这个假设的概率越大。如果由假设演绎出来的具体证据不成立,并不能简单地否定假设,还需要考虑其他影响因素的存在。

以上所介绍的归纳法以及假设演绎法,在病因学的假设中,可联系具体实际参考应用。

二、验证病因假设的要素

如上所述,科学的假设是在一定的经验材料和科学理论基础上经过逻辑思维加工提出来的,因此,同一个论题,由于事实依据不同、对科学理论的理解不同、思维方式不同等,常常会出现不同的假设。不仅不同的科研工作者对某一论题会提出不同的假设,同一学者对同一论题在不同时期提出的假设也会有差别,甚至有很大的差别,例如,对肿瘤、心脑血管病等病因多元性的研究就是如此。由此来看,在科学上出现不同的假设,促进对一个问题的全面认识是一种很重要的正常现象,也是科学发展兴旺发达的重要标志。

当然,科学上各种不同的假设有时受主客观认识水平的限制,总有正确和错误之分,也有完善与不完善之别。但是假设的提出应持科学、求实、严谨、创新的态度,力争使自己对所研究问题的假设建立在较为可靠的科学理性基础之上,只有这样才有利于科学的发展。

1. 检验证实需要进一步深化　假设是否正确,需要通过实践(调查、观察和实验)来检验。检验的结果无非是证实或证伪。如果要证实自己研究的假设(如未知病因),那就应该全面进行研究,以探索在哪些条件下是符合的,在哪些条件下是不符合的,找出它的适用范围和局限性,并且深入地研究它的本质性内在联系,找出它的规律与机制,争取由假设上升到理性认识并指导自己的工作实践。例如,SARS从临床流行病学研究深化到病原学的确定等,这些研究证实了"假设",其成果又有效地指导了SARS防治实践。

2. 检验证伪应予以区别对待　如果检验结果与假设不符,甚至完全相反,这表明假设是不够正确或是错误的。对于科学的发展来说,证实和证伪都具有重要意义。因为没有证实,不能肯定正确的假设;没有证伪,就不能否定错误的假设。因此,对于任何假设的验证结果,都应持科学的态度,进行具体分析,区别对待。一般而言,凡实验结果或观察到的现象与假设截然相反,或面对检验结果即使补充假设也无法自圆其说时,则应当放弃原有假设。若屡遭失败,而检验结果并不能否定假设的核心,或虽难以证实,但无直接否定假设的证据,则不应随便放弃原假设,而应从不同的角度或侧面对其进行检验。

3. 检验假设的注意事项　检验假设最忌的是主观偏性。对于任何研究的假设无非有三种情况,一为通过验证,被确认为真理;二为受有关偏倚、混杂因素的影响而得出虚假的因果联系;三为非科学的行为导致错误的因果联系。在病因学研究检验假设时,应避免或防止第二和第三种情况的出现,这是要十分注意和坚持的,也就是说,每位医学工作者务必养成尊重事实的工作作风与实事求是的工作态度。英国生理学家赫胥黎(Thomas Huxley)曾经说过:"我要做的是让我的愿望符合事实,而不是试图让事实与我的愿望调和。你们要像一个小学生那样坐在事实面前,准备放弃一切先入之见,恭恭敬敬地按照大自然指的路走,否则,就将一无所得。"只有与事实相符的假设,才有可能发展成为理论,进而促进科学的发展。

三、验证病因/危险因素假设的主要研究方法

对于病因/危险因素尚不清楚的疾病,如上所述,从临床或流行病学的角度,总归会提出病因的假设(假说),也许这种假设可能占有一些有说服力的证据,但都不能肯定或否定真正的病因,因此,必须通过科学的观察性或实验性的研究方

可获得病因学的真实结论。

例如,从临床病例分析,原发性肝癌患者多有乙型肝炎病毒感染-慢性肝炎的病史及其相应的临床特征和化验的证据。因而,临床医生从总结分析临床资料的角度,提出了肝癌的病因可能与乙型肝炎病毒感染、慢性肝炎病变有关。这个假说不经过科学的验证能肯定或否定吗?

又如,SARS暴发流行时,临床发现一些病例病情危急,肺部炎变严重伴急性呼吸功能衰竭,病死率高,显示急性呼吸性感染致肺部重症炎变。经临床及实验室检查,排除了细菌、流感病毒及常见呼吸道病毒的病原学诊断,临床提出多为一种毒力很强的特殊病毒感染的假设(诊断)。同样,如不经过病原(因)学的研究,能肯定或否定这一假设吗?

因此,病因学研究往往需要多学科和多专业的协作和参与,才能获得病因学研究(病因假设的验证)的真正成功。

然而,从病因学研究的角度,临床流行病学兼纳了临床医学和流行病学两大学科优势。经过科学评价,列出常用研究方案及其证据的论证强度(科学性)(表5-2),供研究者应用时参考。

表 5-2 不同病因研究设计类型的论证强度

研究设计类型	性质	可行性	论证强度
随机对照试验	前瞻性	差	++++
队列研究	前瞻性	较好	+++
病例对照研究	回顾性	好	++
横断面研究	断面	好	+
叙述性研究	前瞻/回顾	好	±

1. 病例对照研究　病例对照研究是回顾性分析流行病学中最基本的研究类型之一。它是以确诊的患有某病的病人作为病例组,选择具有可比性的不患有该病的人群作为对照组。为排除混杂因素干扰,可采用配比设计模式,比如用年龄与性别作为配比因素来排除年龄与性别可能的混杂作用,选择不患研究靶病的患者,以1:1或1:2比例选择符合标准的对象作为对照组(参见本书设计方案章节),然后进行病例组与对照组的比较分析,探讨因果效应。

例如:HBsAg与肝癌相关性的非配比设计的病例对照研究,结果见表5-3。

表 5-3 HBsAg与肝癌关系研究

	病例组(肝癌)	对照组(非肝癌)	合计
HBsAg 阳性	35(a)	8(b)	43
HBsAg 阴性	15(c)	42(d)	57
合计	50	50	100

$OR = ad/bc = (35 \times 42)/(15 \times 8) = 12.25$ (95%CI, 4.70~31.82),结果显示HBsAg与肝癌发生有显著意义。

由于病例对照研究是从"果"到"因"的研究过程,且存在未知的混杂因素,因此论证效率相对较低。

2. 队列研究 队列研究是重要的、可行性良好的病因/危险因素研究方法,可以直接观察暴露于危险因素的不同人群的结局,具有较强的论证力度。在特定人群中按照目前或过去是否暴露于待研究的危险因素,将研究对象分为暴露组与非暴露组,随访观察一段时间后,比较待研究疾病的发病率。由于队列研究为前瞻性研究,因此能确定暴露与疾病的因果关系。

例如:有一项前瞻性队列研究,观测高胆固醇血症致冠心病的危险性,两个队列各为 1000 例 35 岁以上的观测对象,追踪 5 年,追踪率在 90% 以上。结果显示,高胆固醇血症队列发现冠心病 83 例;而正常血清胆固醇队列发现冠心病 23 例。结果见表 5-4。

表 5-4 高胆固醇血症致冠心病因果效应表

	冠心病 +	冠心病 −	合计	发病率(%)
高胆固醇队列	83(a)	867(b)	950($a+b$)	8.74
正常胆固醇队列	23(c)	917(d)	940($c+d$)	2.45
	106($a+c$)	1784($b+d$)	1890(N)	

相对危险度(RR)= 暴露组发病率/对照组发病率

$$= 8.74\%/2.45\% = 3.57 \ (95\%CI, 2.27 \sim 5.62)$$

归因危险度(AR)= 暴露组发病率 − 对照组发病率

$$= 8.74\% - 2.45\% = 6.29\% \ (95\%CI, 4.22\% \sim 8.34\%)$$

病因学分数(EF)= $\dfrac{RR-1}{RR}$ = 71.99% (95%CI, 55.95% ~ 82.20%)

$NNT = \dfrac{1}{AR} = 16$ (表示高胆固醇血症 5 年中每 16 人就出现 1 例冠心病患者)。结论:高胆固醇血症系冠心病发病的危险因素,其 RR=3.57 (95%CI, 2.27~5.62)。

3. 实验流行病学研究 实验流行病学研究是一种可以施加干预因素,并且可以控制研究条件的前瞻性研究方法,比较给予不同干预因素后实验组与对照组的结局,借以判断干预因素对结局的影响,以佐证病因学的结论。这种研究设计方案视具体情况可采用随机对照试验(RCT),也可采用非随机化的准实验研究设计模式。例如,我国大部分地区对新生儿和适龄儿童采取接种乙型病毒性肝炎疫苗以预防乙型病毒性肝炎的措施,通过随机对照试验或准实验研究,追踪乙型病毒性肝炎的发病率,进而观测若干年,如肝癌发病率呈相应的下降趋势,则可反证 HBsAg 与肝癌病因的关系。实验流行病学的因果论证强度较强。

4. 实验病因学研究　实验病因学从微观的角度去检验病因,借助生化实验、微生物学实验、动物实验等基础医学的研究,阐述病因的作用机理,为验证病因假设提供依据。基础医学的微观研究对于认识疾病的本质以及进一步有效诊治疾病具有重要价值。发病机理的成功研究能进一步肯定病因假设,加深对病因和致病过程的理解。同时应该注意到,由于基础医学中模拟的人体内环境或者动物实验均不可能代替人体本身,因此,实验结果外推到人这个过程需要谨慎。

四、病因学因果关联的统计学指标

常用的病因学因果相关性分析指标如下:

(1)发病率(incidence):即暴露于有关可疑病因或危险因素后,发病人数占其总体人数的百分比等。

(2)绝对危险度(absolute risk,AR):又称归因危险度(atribute risk,AR),即暴露于可疑病因组的人群和非暴露于可疑病因组的人群,各自发病率的相减之绝对差值。它表示危险特异地归因于暴露因素的程度。如暴露组的发病率为25%,非暴露组的为8%,则其绝对危险度为25%−8%=17%。

(3)相对危险度(relative risk,RR):即可疑病因接触组的发病率与对照组的发病率之比。常用来表示暴露与疾病联系的强度及其在病因学上的意义大小。

(4)相对危险增高度(relative risk increase,RRI):或称病因学分数(etiologic fraction,EF),是指暴露人群中发病或死亡归因于暴露的部分占全部发病或死亡的百分比,即绝对危险度与因素暴露组发病率的比值。

(5)需要多少例接触致病因素后才出现一例发病(number needed to treat,NNT):用 $1/AR$ 值表示,NNT 是临床和卫生决策中十分有用且容易理解的指标。

上述评价因果之间关系的指标都可以计算各自的精确度(95%CI),至于因果相关性的强度和价值,则应结合具体的疾病情况和专业知识来确定。

五、防止偏倚干扰,慎重分析病因效应的关联

1. 虚假关联　在研究过程中,由于偏倚的干扰,会导致研究结果不真实,可以表现为扩大或掩盖了暴露因素与疾病的关联强度,甚至出现完全虚假的关联。例如一项应用利血平治疗高血压病的研究,结果发现利血平治疗有致乳癌的高度危险关联的结论。于是人们就提出了利血平致乳癌的"假设",经进一步验证这一假设,发现在对象选择方法上,对照组排除了心血管疾病的患者,而病例组并未排除,产生了偏倚的结果,导致利血平与乳腺癌的虚假联系。在之后的一项研究中

避免了选择对象的不一致性,结果证明利血平与乳腺癌并无因果关联。从而纠正了这一伪证,"平反"了以上错误的结论。

2.间接关联　当排除虚假关联后,不一定说明暴露因素与疾病肯定存在因果关联。当两类毫不相关的事件,如两种疾病都与某因素有关联时,这两种疾病会呈现明显的统计学关联,这种关联称为间接关联。为了避免与间接因果关联混淆,现在称其为继发关联(secondary association)。继发关联是由混杂偏倚引起的关联,即可疑的病因(暴露 A)与疾病 B 并不存在因果关联,但由于外部因素 C 的存在,使 A 和 B 与 C 均存在着关联,因此观察到 A 与 B 存在着关联。这也是在研究中应注意控制的。比如,有调查发现,有伤寒病史者的痢疾发生率明显比无伤寒病史者高,提示伤寒病史可能与以后发生痢疾相关。这种相关经假设检验有统计学意义,可排除抽样误差的可能;同时经仔细分析研究设计和所获资料,认为偏倚得到控制,可以排除虚假关联。但以现代医学理论解释,伤寒病史与之后的痢疾发生毫无相关,但两者均受到卫生状况及个人卫生习惯的影响。因此,认为两者的关联属于继发关联。再如,高血清胆固醇是冠心病的危险因素,高血清胆固醇又可产生沉积于眼睑的黄色瘤,从而导致黄色瘤与冠心病的继发关联。这是一种纯粹由混杂偏倚产生的关联,即怀疑的病因黄色瘤与冠心病并不存在因果关系,而是由于两者均有共同的原因——高血清胆固醇,黄色瘤和冠心病都与高血清胆固醇存在关联,从而导致黄色瘤与冠心病的继发关联。

当暴露因素与疾病 D 既存在直接关联,又存在继发关联时,暴露与疾病的直接因果关联的程度或方向将可能受到混杂干扰,即得到歪曲的关联估计值。例如,静脉吸毒(共用注射器)与性乱都是人类免疫缺陷病毒(HIV)感染的危险因素,吸毒者倾向于发生性乱行为,即吸毒同 HIV 感染既存在直接关联,又存在继发关联。在这种情况下,需要控制性乱的影响,避免性乱对吸毒和 HIV 感染的直接因果关联起混杂或歪曲作用。

当排除抽样误差、虚假关联和继发关联后,两事件间的关联才可能是因果关联,才能进行暴露因素与疾病的病因推导(参见本书有关内容)。

3.因果关联(causal association)　统计学关联是判断因果关联的前提,但只有少数统计学关联属于因果关联。因果关联可以有直接关联和间接关联,随着对因果关系研究的深入,直接关联和间接关联可以相互转化,原来认为是直接病因的,可以被后来的研究证明是间接病因。我们可以用因果关系判断标准(病因学研究评价原则)来推断所研究的因素是否为疾病的病因。图 5-5 概括了进行病因推断前必须考虑的问题和步骤。

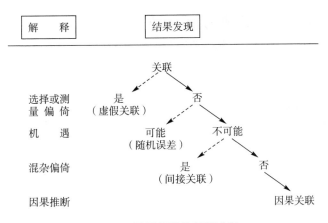

图 5-5 因果关联的判断进程

关于疾病的病因研究,一般言之,不能依靠临床观察的方法来研究病因。临床观察可以积累丰富的经验,对病因问题可以提供某些疑点和线索或经验性证据。例如,1959 年至 20 世纪 60 年代初期关于海豹肢体短畸与孕妇服用反应停(thalidomide)的关系的研究,这种出生缺陷先在西德,后在许多欧洲国家流行,甚至在社会上引起了恐慌。尽管是由临床医生首先提出可疑点——即孕妇服过缓解妊娠反应的反应停,并怀疑可能同新生儿短肢畸形有关,进而引起了公众关注,但这个重要的病因却是通过有关国家疾病统计数字的累积,特别是经过分析性流行病学研究,才最后确定下来的。

人们往往有这样一种错误的看法,一提到病因研究,就认为只是基础医学(即实验医学)的研究。其实不然,尽管实验医学的研究者可以利用现代科学技术进行在有控制的条件下的某些动物实验、组织细胞实验以及分子水平的研究,以探索某因素与疾病的因果关系,但这些毕竟只能解释关于人类疾病过程中整个生态系统的某个个别阶段的变化和规律。人类是在复杂的社会和自然环境中生活的,这与实验室所控制的条件和环境完全不同,况且人与动物还有种属差异。因此,实验医学是重要的,但其研究结果往往不可轻易地引申至人。再者,由于医德的原因,不能在人群中随意进行实验研究,因此,关于疾病病因问题的研究很大程度上取决于以人为研究对象的流行病学研究或临床流行病学研究(大多数是观察性研究)。

第四节 疾病病因与危险因素研究的评价原则

对于疾病病因与危险因素研究结果是否能够确定病因,其研究的水平和价值多大,应进行严格的评价。表 5-5 所列是国际临床流行病学有关病因学研究的评价原则，可以作为因果关系推断的参考标准。

表 5-5 病因学研究的评价原则

一、研究结果的真实性评价
  1. 是否采用了论证强度高的研究设计方案？
  2. 除研究的暴露因素外，试验组与对照组其他方面是否一致？
    ● 包括随机对照试验、队列研究、病例对照研究
    ● 其他已知的预后因素是否一致或经过了调整？
  3. 试验组和对照组有关因果效应的测量方法是否相同？
    ● 有回忆性偏倚、调查偏倚吗？
    ● 是否采用了盲法？
  4. 随访时间是否足够长？研究结果包含了所有随访病例吗？
    ● 随访不完全的原因
    ● 失访病例与未失访病例的危险因素是否相似？
  5. 是否有因果效应的时间先后顺序？
    ● 暴露先于结果
  6. 有剂量反应梯度关系吗？
    ● 随着暴露剂量、持续时间增加，结果的危险性增加
  7. 病因学研究的结果是否符合流行病学的规律？
  8. 病因致病的因果关系是否在不同的研究中反映出一致性？
  9. 病因致病效应和不良反应发生的生物学依据是否充分？

二、研究结果的重要性评价
  1. 暴露与结果联系的强度如何？
    ● RR、OR 或 EF 等
  2. 危险估计的精确性如何？
    ● 可信区间（95%CI）
  3. 研究的样本量合适吗？

一、病因学研究结果的真实性评价

（一）是否采用了论证强度高的研究设计方案？

  不同的临床病因学研究方法，其因果论证强度是不同的，描述性研究论证强度最弱，病例对照研究论证强度不太强，队列研究论证强度较强，随机对照的临床试验论证强度最强，因为它来自以人为研究对象的真正的人体实验。真正的人体实验是指在研究中将人体置于不同的暴露，通过比较不同暴露组别效应结局指标的差异来判断暴露的致病或保护效应。随机对照试验具有较强的因果论证强度，临床上使用的较多。在健康人体中进行施加危险因素的病因学实验显然是不道德的，并且不具有可行性。可以变通地采用去除可能的致病危险因素的方法来进行干预性研究设计。这种所谓的"终止效应"可以来自实验流行病学研究、自然实验或自发性改变的观察性资料。是否存在终止效应也是一个很关键的标准，也即如果对某些可能的致病危险因素或病因采取针对性的措施之后，能使被研究的疾病发生或流行随之减少，那么对病因或危险因素的肯定也具有非常重要的意义。

(二)除研究的暴露因素外,试验组与对照组其他暴露是否一致? 是否存在混杂因素影响?

混杂因素可能是已知的,也可能是未知的,其对病因研究影响颇大,因此,在拟探讨的致病因素之外,应该注意在试验组和对照组中是否存在混杂以及混杂的程度,是否采用适当的控制或消除办法。

(三)组间对因果效应的测量方法是否一致? 是否采用盲法?

在病因学研究中,对两组研究对象(暴露组与非暴露组)应采用同样的观察或调查方法,对暴露(不良反应)结果应使用相同的测量手段和指标,且应采用盲法来评价暴露结果。这样才能有利于防止测量性偏倚干扰,使各项因果测试的方法指标一致,有利于对比,避免上述偏倚造成的影响,增加结果的真实性。

(四)随访观察时间是否足够长? 研究结果是否包括所有纳入随访研究的病例?

任何致病因子引起人体发病都有一个致病的时间效应关系,急性及自然病程短的疾病的致病效应期短,如急性传染病。慢性非传染性疾病的致病效应期较长,因此,研究慢性非传染性疾病发病危险因素的致病效应时,往往需要足够时间才能观察到结果,观察期过短会获得假阴性结果。另外,在随访期间失访过多会影响研究结论的真实性(一般失访率不应大于20%),因为中途退出的研究对象可能在某些特征上与仍然留在研究中的研究对象存在差别。

(五)因果效应的时间顺序是否确切、合理?

致病因素引起发病,必然是因在前、果在后,时序性是构成因果关系的基础。在评价某一病因学或不良反应研究时,如果能明确危险因素的出现早于疾病或不良反应的发生,则研究结果的真实性就高。对于实验性研究和队列研究,可以确定因果效应的时间顺序。而横断面的、回顾性的以及叙述性研究则不能确定因果效应的时序性。因此,在确定病因致病的因果顺序时,应选用灵敏度高、特异性好的测量指标,制定明确的诊断标准,证明接触病因前被研究对象未患有所研究的疾病。

(六)是否存在剂量效应的致病关系?

剂量效应关系是指暴露因素的剂量和程度与疾病发生的进展和程度存在显著的相关关系,常见于化学性和物理性有害因素的损害作用,其致病效应的程度与接触的剂量存在相关性,接触的剂量越大,以及接触的时间越长、累积剂量越大,致病效应越明显,损害越大。如果能够证明随着与可疑致病因素的接触增加(剂量增大、时间延长),有更多、更重的相关疾病发生,则就能够肯定这一效应关系。

(七)病因学研究结果是否符合流行病学的规律?

流行病学在致病因素、机体和环境等方面进行宏观的探讨,常能为病因学研究提供重要的发现和有力的证据。若研究中暴露的分布与疾病的地理分布、时间分布及人群间分布相符合或基本符合,则意义更大。

(八)不同研究的结论是否一致?

对于某一疾病的病因,在不同地区、不同人群中采用不同的或相似的研究方法,并采用相关的评价指标进行病因研究,如果所得到的结论均一致,那么该病因致病的结论就较为可靠。这是病因推断中一个重要的指标,符合 Mill 准则中的求同法则。

例如吸烟与肺癌关系的病因学研究,世界上至少已有数十项病例对照研究和 7 次以上较大规模的队列研究,结果均表明肺癌与吸烟有很强的关联。多次研究的可重复性使因果关联的可能性增加,并不能简单否定少数或个别研究的不同甚或相反的结果,需要仔细探究造成结果差异的缘由。由于临床病因学研究是一项较为复杂的过程,在研究设计及实施过程中不同的研究者会存在差异,所得到的结论并非都能反映真正的因果关联,因此,在病因的一致性分析中要保持谨慎的态度,权衡研究设计、实施过程及结果的科学性。

(九)病因学效应的生物学依据是否充分?

如果病因学研究揭示的因果关系有生物学的可解释性,则可增加因果联系的论证强度。随着当今生命科学研究的飞速发展,把临床流行病学对致病因素的宏观研究结果与基础医学的分子生物学、细胞生物学、分子病理学、组织学、遗传学和免疫学等微观研究结果相结合,必将促进病因学研究的飞速和深入发展,将会对疾病有更加清晰的认识。

二、病因学研究结果的重要性评价

通过上述真实性的分析与评价,假设一个病因学研究的结果有着良好的真实性,那么我们应该进一步地评价这个研究结果是否具有重要的临床意义和价值,否则就没有必要再评价了。在评价重要意义方面则应有相应的量化指标。

(一)关联的强弱程度

在病因学研究的方法中,有一些反映暴露与疾病的因果关联程度的量化指标。随机对照试验以及队列研究中,常用相对危险度(RR)、归因危险度(AR)、RRI、NNT 等来评价因果关联强度,病例对照研究则多用比值比(OR)进行评价。

在判断 RR 和 OR 的意义时,还要进行敏感度分析(sensitivity analysis),这有助于对潜在的混杂因素进行"调整"或"修正"。如果调整后的 RR 或 OR 较调整前的 RR 或 OR 明显变小,则应该怀疑原来的结果。相反,如果调整后的 RR 或 OR 与调整前相比保持不变或比调整前明显增大,则可以更确信该因果关联的真实性。

(二)相对危险度(RR)或比值比(OR)的95%可信区间

除评价因果关系的强度外,还需评价相关强度的精确度,方法是计算 RR 或 OR 的95%可信区间(CI),如果95%CI的范围较窄,下限和上限值不包括1.0,则其精确度就高,有统计学意义。

以上所列病因学研究和评价的依据,在实际应用中可以根据研究要求综合参考,灵活运用。可以根据不同的研究设计有所侧重地运用其中的条款。另外,上述原则也可作为阅读和分析病因学的文献时鉴别真伪的参考尺度。

(杨林胜)

第六章 诊断试验设计与评价

诊断试验(diagnosis test)是临床诊断的重要工具,是指临床上用于疾病诊断的各种试验,涉及临床采用的各种诊断手段和方法。随着医学相关科学技术的进步,新的临床诊断方法不断出现。如何正确设计和实施临床诊断试验?这些诊断试验应用的准确性和可靠性如何?引起的漏诊或误诊情况是否严重?如果某种诊断试验结果呈阳性,那么该患者真正患病的可能性有多大?若要解决这些问题,就要对诊断试验进行临床流行病学设计与评价。科学地设计和评价诊断试验将有助于临床医生合理选择诊断方式、提高诊断效率、正确解释诊断试验的结果,从而提高诊疗水平。

第一节 概 述

诊断(diagnosis)是指医务人员通过详尽的检查和调查等方法收集患者信息,经过整理加工后对患者病情作出基本判断,其目的是把真正的病人和可疑有病而实际无病者区别开来。临床上,用于疾病诊断的各种检验方法或手段即为诊断试验。诊断试验不仅包括对病史和常规体检获得的临床资料进行检查,还包括各种实验室检查,包括血液学、微生物学、免疫学、病理学检查等;各种影像学检查,包括X线、B超、CT、核磁共振成像(MRI)等;其他特殊检查,如心电图、内窥镜检查等。

做诊断试验时,一般在医院内对可疑患者进行科学、详尽的检查,通常比临床早期开展的筛检试验(screening test)花费高。临床诊断的主要目的是通过综合诊断试验的结果来明确可疑患者是否患病,并对其病情作出及时、正确的判断,从而使临床医生采取针对性的治疗和预防措施。因此,能否正确诊断对指导临床治疗具有决定性意义。

尽管目前常见的疾病诊断方法及其应用效果已经明确,但如前文所述,由于新的疾病、新的诊断方法不断涌现,如新的分子生物学或影像学手段是否优于现有诊断方法,其真实性、可靠性等如何,有无必要进行联合诊断试验等,均需要进行科学的设计与评价。

第二节 诊断试验设计

研究新的诊断试验时,最基本的方法是将这个新的试验同诊断该疾病的标准诊断方法进行同步盲法比较,以评价其对疾病诊断的真实性和价值。因此,其研究设计首先必须确立标准诊断方法;其次是选择研究对象,根据标准诊断将这些对象划分为"有病—病例组"与"无病—对照组";最后,用被研究的诊断试验同步地测试这些研究对象,将获得的结果与标准诊断方法进行比较,应用某些指标来评价该试验的诊断价值。为了减少偏倚,在评价时应实行盲法的原则。

一、确定金标准

金标准(gold standard)即标准方法,又称标准诊断试验(standard diagnostic test)、参考标准(reference test)等,是指当前医学界公认的诊断某病最可靠的标准,或者是一种被广泛接受或认可的具有高敏感度和特异度的诊断方法,是待研究方法的参照标准。金标准的选择应结合临床具体情况,如果金标准选择不当,就会造成对研究对象"有病"和"无病"划分上的错误,从而影响诊断试验评价的准确性。不同的疾病有不同的金标准,如冠状动脉造影诊断冠心病,病理学检查诊断肿瘤,外科手术所见诊断胆结石等。另外,金标准是相对的,任何一个金标准只是特定时期下医学发展的产物,它有相对稳定性,但不具有永恒性,即过去是金标准,现在则不一定是。因此,正确选择金标准是提高诊断试验研究与评价质量的关键。但在实际工作中,并不是都能采用金标准进行诊断,有时因费用高、试验复杂或医德等问题而受到限制。此时,只能选择一个相对公认的方法作为金标准。

二、选择研究对象

研究对象应包括两组:一组是用金标准确定为有某病的病例组;另一组是用金标准证实为无该病的可疑患者,作为对照组。病例组应包括各种病例,如症状典型和非典型的,病程早、中、晚期的,病情轻、中、重型的,有并发症和无并发症的,不同年龄层次的,经过治疗和未经过治疗的等,以便能反映该病的全部特征。对照组应选择确实无该病者,同时应包括患有易与本病相混淆疾病的病例,这样的对照才具有临床鉴别诊断价值。

三、确定诊断试验的样本量

与诊断试验样本量有关的因素有：①预计的灵敏度；②预计的特异度；③显著性检验水平 α；④容许误差 δ。当灵敏度和特异度均接近 50% 时，可用近似公式：

$$n = \left(\frac{Z_\alpha}{\delta}\right)^2 (1-P)P \qquad 式(6\text{-}1)$$

式中，n 为所需的样本含量；Z_α 为正态分布中累积概率等于 $\alpha/2$ 时的 Z 值，如 $Z_{0.05/2} = 1.96$ 或 $Z_{0.01/2} = 2.58$；δ 为容许误差，一般定在 $0.05 \sim 0.10$；P 为待评价方法的灵敏度或特异度，通常用灵敏度估计病例组所需要的样本量，用特异度估计对照组需要的样本量。

当诊断试验的灵敏度或特异度小于 20% 或大于 80% 时，样本率的分布呈偏态，需要对率进行平方根反正弦转换，并用公式(6-2)计算样本量。

$$n = \left[\frac{57.3 \times Z_\alpha}{\sin^{-1}(\delta/\sqrt{P(1-P)})}\right]^2 \qquad 式(6\text{-}2)$$

例如，待评价的诊断试验的估计灵敏度为 80%，估计特异度为 60%，计算病例组和对照组所需要的样本量。

假设 $\alpha=0.05$，$\delta=0.08$，则有：

$n_1 = (1.96/0.08)^2 \times (1-0.8) \times 0.8 = 96.04 \approx 96$

$n_2 = (1.96/0.08)^2 \times (1-0.6) \times 0.6 = 144.06 \approx 144$

所以，若评价该项诊断试验，则病例组所需样本量为 96 例，对照组所需样本量为 144 例。

四、确定诊断试验的界值

确定诊断试验的界值即确定区分有病和无病的分界点。一个合理的判断标准可使试验的真实性最好，使试验的灵敏度和特异度都达到 100%。只有当正常者与异常者的测定值完全没有重叠时，才能得到这种理想的结果。此时，判断标准很容易确定。然而通常的情况是正常者与异常测定值总有部分重叠，此时需根据确定界值的原则进行确定。因界值的确定涉及诊断试验评价，故该部分内容详见本章第四节。

五、进行同步盲法比较

开展诊断试验需采用同步盲法进行诊断试验的评价（评价方法详见本章第三节），以避免观察偏倚。要求判断待评价诊断试验结果的研究者，在不知道金标准诊断结果的情况下观察实验结果，以避免过高或过低估计诊断试验与金标准的符合程度。

第三节 诊断试验评价

对诊断试验的评价,除考虑方法本身的安全可靠、简单快速及方便价廉外,主要从试验的真实性、可靠性及收益三个方面进行评价。即将某种诊断试验结果与金标准检测结果相比较,通常用四格表加以说明(表6-1)。

表6-1 诊断试验真实性评价

诊断试验	金标准		合计
	患者	非患者	
阳性	真阳性 a	假阳性 b	$a+b$
阴性	假阴性 c	真阴性 d	$c+d$
合计	$a+c$	$b+d$	n

一、真实性

真实性(validity)又称准确性(accuracy)或效度,是指测定值与实际值符合的程度。用于评价真实性的指标有灵敏度与假阴性率、特异度与假阳性率、约登指数和似然比。实际值常用金标准的结果表示。下面以表6-1为例,分别说明反映真实性的各项指标。

(一)灵敏度与假阴性率

灵敏度(sensitivity)又称真阳性率(true positive rate),即实际有病而按照该诊断试验的标准被正确判断为有病的百分比。它是评价诊断试验发现病人能力的指标。该值越大越好,理想的诊断试验灵敏度为100%。

$$灵敏度(\%) = \frac{a}{a+c} \times 100\% \qquad 式(6-3)$$

假阴性率(false negative rate)又称漏诊率,是指实际有病而被判定为非患者的百分比。它是反映诊断试验漏诊病人情况的指标。该值越小越好,理想的试验假阴性率为0。

$$假阴性率(\%) = \frac{c}{a+c} \times 100\% = 1 - 灵敏度 \qquad 式(6-4)$$

灵敏度与假阴性率之间为互补关系,灵敏度=1-假阴性率。即灵敏度越高,假阴性率越低,反之亦然。

(二)特异度与假阳性率

特异度(specificity)又称真阴性率(true negative rate),即实际无病而按照该诊断试验被正确判断为无病的百分比。它反映了该诊断试验确定非病人的能力。

该值越大越好，理想的试验应为100%。

$$特异度(\%) = \frac{d}{b+d} \times 100\% \qquad 式(6-5)$$

假阳性率(false positive rate，FPR)又称误诊率，即实际无病而按照诊断试验被判定为有病的百分比。它反映的是该诊断试验误诊病人的情况。该值越小越好，理想的试验应为0。

$$假阳性率(\%) = \frac{b}{b+d} \times 100\% = 1 - 特异度 \qquad 式(6-6)$$

特异度和假阳性率之间为互补关系，特异度＝1－假阳性率。即特异度越高，假阳性率越低，反之亦然。

(三) 约登指数

约登指数(Youden's index)又称正确诊断指数，是指灵敏度和特异度之和减去1。约登指数表示诊断方法发现真正病人与非病人的总能力，正确指数的范围在0~1之间。指数越大，其真实性越高。

$$正确指数 = (灵敏度 + 特异度) - 1 = 1 - (假阴性 + 假阳性) \qquad 式(6-7)$$

(四) 似然比

在应用灵敏度和特异度评价诊断试验时，两者是彼此独立进行的，但实际上诊断试验中两者的关系存在本质的联系，是相互牵制、不可截然分开的。不同的诊断试验临界值具有不同的灵敏度和特异度。灵敏度升高，则特异度下降；特异度升高，则灵敏度下降。因此，在评价诊断试验时，仅描述灵敏度和特异度远不能反映诊断试验全貌。

似然比(likelihood ratio，LR)属于同时反映灵敏度和特异度的复合指标，可以全面反映诊断试验的诊断价值，它是指有病者中得出某一诊断试验结果的概率与无病者得出这一概率的比值。该指标全面反映了诊断试验的诊断价值，非常稳定。它的计算只涉及灵敏度与特异度，不受患病率的影响。

因检验结果有阳性与阴性之分，故似然比相应地区分为阳性似然比(positive likelihood ratio，+LR)和阴性似然比(negative likelihood ratio，-LR)。

阳性似然比是诊断结果的真阳性率与假阳性率之比。该指标反映了诊断试验正确判断阳性的可能性是错误判断阳性可能性的倍数。比值越大，试验结果阳性时为真阳性的概率越大，该诊断试验的误诊率越小。

$$+LR = \frac{真阳性率}{假阳性率} = \frac{灵敏度}{1-特异度} \qquad 式(6-8)$$

$$+LR = \frac{a}{a+c} \bigg/ \frac{b}{b+d} \qquad 式(6-9)$$

阴性似然比是试验结果的假阴性率与真阴性率之比。该指标表示错误判断阴性的可能性是正确判断阴性可能性的倍数。比值越小，试验结果阴性时为真阴性的可能性越大，该诊断试验的漏诊率越低。

$$-LR = \frac{假阴性率}{真阴性率} = \frac{1-灵敏度}{特异度} \quad 式(6-10)$$

$$-LR = \frac{c}{a+c} \bigg/ \frac{d}{b+d} \quad 式(6-11)$$

阳性似然比越大，诊断试验的诊断价值越高；阴性似然比越小，诊断试验的诊断价值也越高。因此，在选择诊断试验时，应选择阳性似然比高的方法。

例如，评价 SCORE 法对骨质疏松患者的诊断价值，对 282 例可疑病人进行诊断，相关数据整理见表 6-2，并对该项诊断的真实性进行评价。

表 6-2 SCORE 法和金标准 T 值在诊断骨质疏松症患者时的比较

SCORE法	金标准 T 值		合计
	病人	非病人	
病人	112	148	260
非病人	4	18	22
合计	116	166	282

$$灵敏度 = \frac{112}{116} \times 100\% = 96.55\%$$

$$特异度 = \frac{18}{166} \times 100\% = 10.84\%$$

$$假阴性率 = \frac{4}{116} \times 100\% = 3.45\%$$

$$假阳性率 = \frac{148}{166} \times 100\% = 89.16\%$$

$$阳性似然比 = \frac{112/116}{148/166} = 1.08$$

$$阴性似然比 = \frac{4/116}{18/166} = 0.32$$

$$Youden's 指数 = 96.55\% + 10.84\% - 100\% = 7.39\%$$

二、可靠性

可靠性（reliability）又称可重复性（repeatability）、精确性（precision）或信度。在诊断试验评价中，可靠性是指在相同的条件下，对同一研究对象重复检测结果的稳定程度。

（一）符合率

符合率（agreement rate）亦称一致率，是诊断试验判定的结果与标准诊断的结果相同的人数占受检人数的比例。

$$符合率 = \frac{a+d}{a+b+c+d} \times 100\% \quad 式(6-12)$$

(二)Kappa 值

该指数比较稳定,不易受发病率的影响,考虑了机遇因素对一致性的影响。Kappa 指数 K 的取值范围为 $-1\sim1$,$K=-1$ 时,两结果完全不一致;$K=0$ 时,表明观察一致性完全由机遇造成;$0<K<1$ 时,表明观察一致性大于机遇一致性;$K=1$ 时,表明两次结果完全一致。一般认为 Kappa 值在 $0.4\sim0.75$ 为中高度一致,$\geqslant 0.75$ 为一致性极好,$\leqslant 0.40$ 为一致性差。

例如,评价一种快速检验大肠菌群的新方法(纸片法)的可靠性,以发酵法作为金标准,检验指标为检测标本的大肠菌群是否阳性,结果见表 6-3。

表 6-3　纸片法与发酵法大肠菌群检出率比较

纸片法	发酵法 +	发酵法 −	合计
+	85	6	91
−	5	34	39
合计	90	40	130

依据表 6-3 计算 Kappa 值的步骤如下:

(1)计算两种试验方法结果的一致率(符合率,P_0)。

$P_0=(a+d)/n=(85+34)/130=0.9154$

(2)计算两种测试方法的机遇一致率(P_c)。

$P_c=[(a+c)(a+b)+(b+d)(c+d)]/n^2=(90\times91+40\times39)/130^2=0.5769$

(3)计算 Kappa 值。

Kappa 值 $=(P_0-P_c)/(1-P_c)=(0.9154-0.5769)/(1-0.5769)=0.80$

在实际应用中,影响诊断可靠性的主要因素包括:

(1)试验误差:是由于试验环境、仪器设备、试剂质量等实验条件造成的误差。如仪器设备老化,电压不稳定,试剂批号或存放时间不一,温度、湿度不同等,都能引起重复试验的检测结果不一致。因此,对各次试验的环境、仪器、试剂等要有严格的规定。

(2)测量误差:包括两个方面,一是不同的观察者检测同一批样品时,常因观察者之间技术水平、操作能力和工作态度的差异,使检测结果不一致;二是同一个观察者在不同时间检测同一批样品时,由于技术不精或情绪波动等自身不稳定因素,也会使检测结果出现误差。要减少或消除这两方面的误差,应在开展试验之前注意试验方法的使用,严格培训观察者,要求操作规范、方法熟悉,使检查步骤标准化。

(3)个体变异:由于受试者自身的生物学变异,造成用同一试验方法重复检测同一受试者时检测结果不一致。如人的血压值在一天当中会随着时间、情绪和生理状态的变化发生波动,血糖值也会因餐后时间不同高低不一,在不同时间多次测量同一个人的血压或血糖,结果会有较大差别。许多生理、生化和免疫学的测量指标都有这种变化。因此,各次检测的时间、部位等观察条件一定要统一。

三、收益

除评价诊断试验的真实性和可靠性外,还需要对诊断试验的应用效益(即收益)进行评价,收益(yield)也称收获量,是指经诊断试验后能使原来未发现的病人(或临床前期患者等)得到确切的诊断和治疗。本部分内容主要介绍预测值的估算。

(一)预测值

预测值(predictive value)又称诊断价值,是反映应用诊断结果来估计受检者患病和不患病可能性的大小的指标,即表示试验能作出正确判断的概率。它是从临床实用价值的角度来反映试验的收益。根据诊断的阳性与阴性结果进行的估计分别称为阳性预测值和阴性预测值。

1. 阳性预测值(positive predictive value)　阳性预测值是指试验为阳性者真正患有该病的可能性。对于一项诊断试验来说,阳性预测值越大,表示诊断试验阳性后受试对象患病的几率越大。

$$阳性预测值(\%) = \frac{a}{a+b} \times 100\% \qquad 式(6\text{-}13)$$

2. 阴性预测值(negative predictive value)　阴性预测值是指试验为阴性者真正没有患该病的可能性。对于一项诊断试验来说,阴性预测值越大,表示诊断试验阴性后受试对象未患病的几率越大。

$$阴性预测值(\%) = \frac{d}{c+d} \times 100\% \qquad 式(6\text{-}14)$$

(二)影响预测值的因素

预测值的大小与研究疾病的患病率和试验本身的灵敏度和特异度有关,其关系可用下式表示:

$$阳性预测值(\%) = \frac{患病率 \times 灵敏度}{患病率 \times 灵敏度 + (1-患病率)(1-特异度)} \times 100\%$$

$$式(6\text{-}15)$$

$$阴性预测值(\%) = \frac{(1-患病率) \times 特异度}{(1-患病率) \times 特异度 + 患病率 \times (1-灵敏度)} \times 100\%$$

$$式(6\text{-}16)$$

当患病率不变时,诊断试验的灵敏度越高,则阴性预测值越高;诊断试验的特异度越高,则阳性预测值越高。

当诊断试验的灵敏度和特异度不变时,阳性预测值与患病率成正比,阴性预测值与患病率成反比。一般来说,人群中某病的患病率越高,所诊断的病例数就越多,阳性预测值也就越高。但对患病率低的疾病,即使诊断试验的灵敏度和特异度均较高,其阳性预测值也不高。所以将诊断试验用于普通人群疾病筛查时,如果疾病的患病率很低,就会出现较多的假阳性,阳性预测值也会很低。

除估算预测值外,诊断试验还需从经济效益的角度考虑,要求试验方法发现和确诊病人的数量要多,而投入的卫生资源少、花费少等。试验效益的定量评价最终有赖于成本效果分析、成本效益分析和成本效用分析。

四、估计验后概率及其临床应用的价值

临床医生对疾病进行诊断试验的目的是提高对疾病诊断的准确性,及时进行合理的有针对性的治疗。因此,应善于估计就诊个体患病的验后概率,即诊断试验为阳性(或阴性)时受试对象患某病(或未患该病)的概率。

(一)验前比

在计算时,首先应将患病率(即验前概率)转换为验前比(pre-test odds):

$$验前比 = 验前概率/(1-验前概率) \qquad 式(6-17)$$

(二)验后比

然后通过诊断试验的似然比计算验后比:

$$验后比 = 验前比 \times 似然比 \qquad 式(6-18)$$

(三)验后概率

最后,将验后比转换为验后概率:

$$验后概率 = 验后比/(1+验后比) \qquad 式(6-19)$$

诊断试验的似然比综合了敏感度、特异度的信息,在已知患病率与似然比的情况下,可以根据诊断试验特定测量值相应的似然比计算验后比,从而准确地估计单个病人的患病概率,以帮助临床医生进行诊断决策。

例如,某患者,女,50岁,有间歇性的胸前绞痛,被当地医生怀疑为心肌梗死。根据该医院的病例统计,该年龄段有此症状的妇女患心肌梗死的可能性为64%(验前概率)。在实验室进行血清肌酸激酶检查,结果为120 U/L。该医院曾以冠脉造影检查作金标准,用血清肌酸激酶诊断心肌梗死的阈值为80 U/L,血清肌酸激酶水平大于这个值为急性心肌梗死,其敏感度为90%,特异度为83%。判断该患者患急性心肌梗死的概率是多少。计算的结果如下:

验前概率＝0.64
验前比＝0.64/(1−0.64)＝1.8
阳性似然比＝0.9/(1−0.83)＝5.3
验后比＝验前比×似然比＝1.8×5.3＝9.54
验后概率＝验后比/(1+验后比)＝9.54/(1+9.54)＝0.91

该患者在血清肌酸激酶试验阳性后，患急性心肌梗死率比验前概率明显升高，为91%，因此，对该患者急性心肌梗死的诊断有91%的把握。

第四节 确定诊断试验界值

一、诊断试验指标选择

若要建立诊断试验，首先需根据疾病的临床和病例特征选择试验指标。

(一)主观指标

主观指标是指由被诊断者的主诉而确定的指标，如不舒服、头晕、头痛、食欲不振、失眠等。这些指标最容易受被诊断者的主观影响而改变。如病人确信某医生给他服用了好的安眠药(可能根本不是安眠药)，他可能就认为自己睡得好(实际上也许和往常一样)。因此，仅以被诊断者主观感觉的指标作为诊断指标常常很难反映真实情况。

(二)半客观(或半主观)指标

半客观(或半主观)指标是指根据诊断者的感觉而加以判断的指标，如肿物的硬度，因为由诊断者主观判断，不同诊断者常易出现不同的判断。应用时，必须严格规定标准。

(三)客观指标

客观指标是指能用客观仪器加以测量的指标。这类指标很少依赖诊断者及被诊断者的主观意识判断，所以是比较可靠的。其中被观察者的死亡结果是一个绝对客观的指标，是不易弄错的。用仪器测定的结果，如体温计测的体温，胸部X线片观察肺部及胸骨病变，用血压计测定血压等，都是客观记录下来的，但其结果需要由观察者去判断，虽然各观察者之间的差别不应该太大，但也存在不一致的机会。因此，在应用一般客观指标时，也应该严格规定其详细的标准，以便得到可靠的结果。此外，用自动记录仪器也可得到可靠的读数。

二、确定诊断试验界值的原则

诊断试验的指标选定之后,就应该确定一个判定正常与异常、阴性与阳性的临界点,以区分病人和非病人。理想的试验是灵敏度和特异度都为100%,即病人和非病人的检测值之间没有重叠,但实际上大多数医学检查的正常值和异常值在分布上有重叠。

如何确定阳性结果的截断值(cut off point)或临界点,与诊断的病人和非病人的观察值的分布有关。如图6-1(a)所示,病人和非病人的测量值呈两条独立的、互不相交的分布曲线。此时可将截断值选在病人中的最小值,诊断的灵敏度和特异度均可达到100%。

如图6-1(b)所示,病人和非病人的测量值在同一条分布曲线上。同图6-1(a)一样,临界点选在病人中的最小值,诊断的灵敏度和特异度均可达到100%。在实际生活中,通常所遇到的情况如图6-1(c)所示,病人和非病人的检测值常围绕各自的均数形成两条分布曲线,两条曲线交点下有一重叠部分。H为病人最低值,X为正常人的最高值,在两者之间形成一个重叠区域,既有病人,又有非病人。无论临界点定在两条分布曲线的何处,都会出现假阳性和假阴性。如果将临界点右移,特异度增高而灵敏度降低,假阴性率(漏诊率)增加;反之,将临界点左移,特异度降低而灵敏度增高,假阳性率(误诊率)增加。

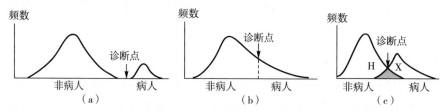

图 6-1 病人和非病人观察值分布类型

例如,在糖尿病的诊断方案中,A医生将餐后血糖试验水平定为 160 mg/100 mL,而B医生将餐后血糖试验水平定为 140 mg/100 mL,由上图可见:将餐后血糖水平指标由 140 mg/100 mL 增加到 160 mg/100 mL 时,诊断点向右移动,与A医生的诊断相比,B医生诊断病人的特异度增高,灵敏度降低,即B医生诊断病人的假阴性率增加(漏诊率增加),假阳性率下降(误诊率减少)。

显然,对同一种疾病应用不同的临界点进行诊断会得到不同的结果。因此,要结合临床实际选择符合专业要求、假阳性率(误诊率)和假阴性率(漏诊率)能达到最小的最佳临界点。一般常从以下几个方面考虑:

(1)如果疾病的预后较差,可能给漏诊病人带来严重的后果,且目前又有可靠的治疗方法,则临界点往左移动,以提高灵敏度,尽可能多地发现可疑病人,但会导致假阳性者增多。增多的假阳性者可在进一步的诊断试验确诊中被排除。

(2) 如疾病的预后不严重,且现有的诊疗手段不理想,临界点可右移,提高特异度,尽可能地将非患者鉴别出来,减少假阳性率。而增加的假阴性者则可在今后的再次诊断中被发现。

(3) 如果假阳性者作进一步检查的费用太高,为了节省经费,也可以考虑将临界点向右移。

(4) 如果灵敏度和特异度同等重要,可将临界点选在病人与非病人的分布曲线交界处。

三、确定临界点的常用方法

1. 正态分布法　正态分布法适用于呈正态分布、样本量较大的资料。一般用均数加(减)2倍标准差作为临界点。

2. 百分位数法　百分位数法适用于呈偏态分布、样本含量较小的资料。通常以95百分位数或99百分位数的数值作为临界点。

3. ROC曲线法　受试者工作特征曲线(receiver operator characteristic curve),简称ROC曲线,是确定临界点较为理想的一种方法。它是用真阳性率和假阳性率作图得出的曲线,可反映灵敏度和特异度的关系。ROC曲线的横轴表示假阳性率(即1-特异度),纵轴表示真阳性率(即灵敏度),连接各点绘制成曲线,曲线上的任意一点代表某项诊断试验的特定阳性标准值相对应的灵敏度和特异度。

ROC曲线是评价诊断试验的一种全面、准确、有效的方法,还用于对同一种疾病的两种以上的试验方法的真实性优劣进行比较。除了直观比较的方法外,还可计算ROC曲线下的面积。曲线下的面积反映诊断试验价值的大小,面积越大,越接近1.0,诊断的真实性越好;越接近0.5,诊断的真实性越低;当等于0.5时,则不具有诊断价值。具体方法是将各个试验的ROC曲线绘制在同一坐标系中,越向左上偏的曲线,曲线下的面积越大,该试验诊断的能力越强。

图6-2所示为应用甲胎蛋白(AFP)、α-L-岩藻糖苷酶(AFU)、CA199和γ-谷氨酰转移酶(GGT)诊断原发性肝癌的结果。以手术或行肝穿刺病理检查作为金标准。如图所示,随着灵敏度的上升,1-特异度值增加,即特异度下降,反之亦然。通常将最接近ROC曲线左上角那一点定为最佳临界点。在此临界点上,可同时满足诊断的特异度和灵敏度相对最优。以各检验指标的正常参考值为临界点,AFP、AFU、CA199和GGT的灵敏度分别为90.0%、82.5%、57.5%和87.5%;特异度分别为96.2%、96.2%、98.7%和87.5%。各指标曲线下面积分

别为 0.973、0.966、0.754 和 0.948，说明诊断原发性肝癌血清学指标的能力由大到小依次是 AFP、AFU、GGT、CA199。

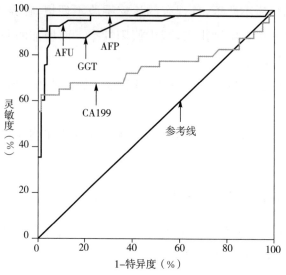

图 6-2　原发性肝癌诊断的 ROC 曲线

第五节　提高诊断试验效率的方法

一、选择患病率高的人群

有些疾病在某些年龄、性别、种族和职业暴露等特征人群中有较高的患病率，在这些高危人群中开展试验所取得的收益比在一般人群中开展试验要高得多。这样既可发现较多病人，又可提高阳性预测值，进一步增加收益。

二、选用高灵敏度的试验

一项诊断试验如灵敏度低，只能诊断出少量病人，不管其他因素怎样，收益仍然是低的。为了提高某一项诊断试验的效率，一定要确保该诊断方法具有一定的灵敏度，即发现一定病人的能力。

三、联合试验

在实施诊断试验时，为了提高试验的效率，可采用两种或两种以上的方法检查同一受试对象，以提高其灵敏度和特异度，从而增加收益，这种方法称为联合试验。根据所开展的联合试验的形式，可分为串联试验和并联试验。

1. 串联试验(serial test)　串联试验也称系列试验，是指多个试验相继进行，前一个试验结果阳性就接着做下一个试验，一旦出现阴性结果就可判为系列试验阴性,作为无病处理,终止试验。即全部结果均为阳性者才能判为系列试验阳性。该方法的优点是特异度提高,误诊减少,但灵敏度下降,漏诊增加。例如诊断鼻咽癌时,先做 EB 病毒抗体(VCA/IgA)检测,阳性者再做鼻咽镜检查。只有两者都阳性时才判定为阳性。

2. 并联试验(parallel test)　并联试验也称平行试验,即全部的诊断试验中任何一项结果阳性就可以定为阳性。其优点是灵敏度提高,不易漏诊,缺点是特异度降低,误诊增多。如肺癌检查,并联使用痰液基细胞学或低剂量螺旋 CT 检查,只要有一项诊断的结果为阳性,即为阳性。

例如,选择到该院就诊的女性 93 例,其中将经术后病理结果确诊为浆细胞性乳腺炎(简称 PCM)者 54 例作为病人,经术后病理结果确诊为正常者 39 例作为对照组。分别进行高频超声和钼靶 X 线检查试验,分析各单项检测和联合检测的灵敏度和特异性等评价指标(参考文献表格经调整后见表 6-5)。

表 6-5　钼靶和超声试验 PCM 的结果

试验结果		病理结果＋	病理结果－
钼靶	超声		
＋	－	17	2
－	＋	18	8
＋	＋	11	13
－	－	8	16
合计		54	39

钼靶:

灵敏度: $\frac{17+11}{54} \times 100\% = 51.85\%$

特异度: $\frac{8+16}{39} \times 100\% = 61.54\%$

超声:

灵敏度: $\frac{18+11}{54} \times 100\% = 53.70\%$

特异度: $\frac{2+16}{39} \times 100\% = 46.15\%$

串联试验:

灵敏度: $\frac{11}{54} \times 100\% = 20.37\%$

特异度: $\frac{2+8+16}{39} \times 100\% = 66.67\%$

并联试验:

灵敏度: $\frac{17+18+11}{54} \times 100\% = 85.19\%$

特异度: $\frac{16}{39} \times 100\% = 41.03\%$

就本例而言，钼靶检测和超声检测单独使用时灵敏度相差不大，超声检测的灵敏度略优于钼靶检测。但是将两个试验进行串联时，灵敏度反而降低，特异度升高；而采用并联试验时，灵敏度提高，而特异度降低。与单独使用钼靶检测和超声检测比较，串联试验灵敏度变化较大，而特异度提高幅度很小；并联试验时，灵敏度大幅提高，特异度变化不大。因此，如使用这两种方法联合诊断浆细胞性乳腺炎，应倾向于使用并联试验。

（冷瑞雪　叶冬青）

第七章 治疗性研究与评价

第一节 概 述

临床医生的根本任务就是卓有成效地防治疾病,不断地研究和开发新的、安全有效的防治措施,以提高患者的治愈率,降低致残率和病死率,达到改善或防止不利的临床结局、促进患者健康的目的。

一、治疗性研究的意义

(一)判断疾病防治措施的效果

临床上在对疾病作出正确诊断之后,下一步任务就是对患者实施正确的治疗。临床医生除了应给予患者经过严格验证的确实有效的治疗措施外,还应具有预防的观念,实施疾病的三级预防,以达到有效地预防和治疗疾病的目的,这是整个医疗卫生事业中需要解决的最重要的问题之一。因此,疾病的治疗性研究是医学领域中十分热门的课题,研究成果也较多,其中有的确实能为患者造福,但也有些"研究成果"由于缺乏科学的研究设计和方法,导致结论不真实、不可靠,经不起实践的考验,甚至给患者带来极大的危害。

1967年英国Sainburg委员会对临床药物疗效做了调查,由两个专家组进行鉴定,结果2657种制剂中被认为不合格的占35%;美国16500种自认为有效的药物中,仅434种与其声明符合。因此,对于临床上的任何一种疗法(药物、手术或放射治疗)都必须进行科学的评价,除一般的临床观察评价外,更需要运用临床流行病学的原理和方法,进行严格的验证,才能应用于患者。而那些来源于基础医学的体外试验研究或者动物实验的结论,不一定能应用于人体。例如,有体外试验证明阿糖胞苷能抑制带状疱疹病毒,但以临床试验评价,结果不但对带状疱疹病毒感染者无效,反而有害。再如,过去的临床药理实验表明,恩卡尼(encainide)和氟卡尼(flecainide)能降低急性心肌梗死(acute myocardial infarction, AMI)患者的室性心律失常的发生率。1987—1988年,欧美多中心合作进行了著名的"心律失常抑制试验",从选择的2315例受试对象的研究结果中发现,服药组的病死率明显高于服安慰剂的对照组(分别为4.5%和1.2%),从而否定了这一疗法,美国随即禁止恩卡尼的生产,并限制了氟卡尼的应用。

(二)识别防治措施的不良反应

防治措施的不良反应包括实施药物、手术等治疗措施以及接种免疫预防制剂等发生的各种不良反应。特别是药物不良反应,已引起人们的高度关注,例如非那西丁引起肾盂癌、反应停引起海豹样肢体畸形已是众所周知。再如,伐地昔布(valdecoxib)是选择性环氧合酶-2抑制药,主要用于治疗类风湿性关节炎及骨关节炎,可缓解患者的疼痛;但亦可引发严重的皮肤不良反应,包括多形性红斑、斯-约(Stevens-Johnson)综合征及中毒性表皮坏死溶解症。

由此可见,临床医生在对患者实施防治措施时一定要慎重,注重科学评价,尽量使患者获得较好的结局。

二、治疗性研究的决策基础

(一)科学依据是否充分

1964年,在赫尔辛基召开的第18届世界医学会联合大会上通过并经过之后数届世界医学会会议修改的《赫尔辛基宣言》中规定:"涉及人体对象的医学研究必须遵守公认的科学原则,必须建立于十分熟悉科学文献和其他相关来源信息以及适当的实验室和动物实验的基础上。"因此,任何关于提高临床治疗效果的新药物或措施的研究,都必须有充分的科学依据,不能凭借临床经验或不足的证据来论证。根据《赫尔辛基宣言》中的规定,对任何投入临床治疗性研究的新药物或措施,一定要有充分的药理学、毒理学、药效学、药物代谢动力学等方面的依据以及临床试验Ⅰ期的可靠的科学资料,证明对患者安全且有效,方可用于临床治疗性研究,同时还应注重伦理和法律。

如用于治疗2型糖尿病的二甲双胍,药理学作用机制是可以促进周围组织细胞(肌肉等)对葡萄糖的利用;抑制肝糖原的异生作用,从而降低肝糖输出;抑制肠壁细胞摄取葡萄糖,从而达到降血糖的目的。药物动力学研究表明,二甲双胍主要在小肠吸收,生物利用度为50%~60%,口服后2 h其血药浓度峰值达2 $\mu g/mL$,药物聚集在肠壁,不与血浆蛋白结合,以原形随尿液排泄,12 h内90%被清除。一部分可由肾小管分泌,故肾清除率大于肾小球滤过率。由于二甲双胍主要以原形由肾脏排泄,故在肾功能减退时用本品可在体内大量积聚,引起高乳酸血症或乳酸性酸中毒,因此肝肾功能不全者禁用。在得到充分的研究结果证明二甲双胍对肝肾功能良好者有效且安全的基础上,才可以进行相关的临床治疗性研究。

(二)患者是否具有较高的依从性

与基础医学不同,治疗性研究中由于患者的文化程度、生活习惯、性格特征和病情等因素的差异,给予一定的处理因素,患者未必能完全接受;采取的干预措施,患者未必能完全遵从;收集研究信息和资料时,患者未必能完全配合。这种接受(遵从、配合)的程度即患者的依从性。由此可见,患者的依从性与研究计划能否实施、研究结果能否如实获得密切相关。提高患者的依从性,对于一项治疗性研究的顺利实施具有重要的意义。

(三)选择的试验药物或措施是否最有效

临床治疗性研究中选择的新药物或措施,除了有科学依据外,还应是最有效的。例如,针对糖尿病患者有不同的干预方式,如饮食控制、运动干预、心理干预、健康教育等,在临床研究中应从这些干预方式中选择最有利于患者血糖和并发症控制的。另外,疗效虽然重要,但安全性和费用也不容忽视,因此,也可选择疗效不是最佳,但费用最低、副反应最少的。实际工作中应尽量避免花费多、效率低的重复试验。

(四)研究是否明确最佳目的

由于疾病的复杂性和科学认识水平的限制,临床治疗是一项长期而细致的工作,任何药物或措施想要达到根治的目的是非常困难的。因此,应根据不同疾病的特点,运用科学的方法确定最佳目的。

1. 治愈或根治　对于可以被治愈或根治的疾病,在治疗性研究中应最大限度地达到这一目标。如肺结核患者,经过正规治疗90%的患者都可治愈;外科手术可以达到根治婴儿法洛四联症的目的等。

2. 有效地防治并发症、预防复发和降低病死率　某些疾病在急性期被控制后,患者有可能会在某种条件下复发或发生并发症。对于此类疾病,最佳目的应是有效地预防复发、防治并发症和改善预后。如对于精神分裂症症状得到控制的患者,临床治疗性研究的目的应是预防其复发。如白内障手术后的患者,临床治疗性研究的目的应是重视防治并发症,提高手术质量。

3. 缓解现症、维持机体的功能和改善生存质量　某些不能治愈的慢性疾病患者长期受病魔困扰,存在多种临床症状,对患者日常生活带来影响。对于此类患者,治疗性研究的目的在于缓解现有的症状、维持机体的功能以及提高生存质量。如糖尿病患者通常会合并某种或多种并发症,临床治疗应是药物与非药物干预结合,控制病情,改善患者生存质量。

4. 最佳目的的终点指标　最佳目的是通过一定的指标来体现的,如某些指标或率的升高、降低等,这些指标包括中间指标和终点指标。中间指标是指某种疾病发展过程中,使用某药物或采取某种措施之后某些指标或率的变化等;终点指标是指某种疾病的最终结局,如某种疾病观察结束时的发病率或死亡率。这些指标都应有合适的标准,一般是根据疾病的不同性质及其病损程度、机体的代偿机能、治疗措施本身的效能和治疗后机体的反应等来确定,过高或过低都可能影响研究效果。例如,在糖尿病的治疗过程中,应注意血糖控制不能过低。

第二节 治疗性研究的设计

一、治疗性研究概述

(一)治疗性研究的设计方案

疾病治疗性研究中的设计方案主要根据课题的性质和目的进行选择。不同类型的设计方案具有不同的执行难度和论证效力,研究者应结合本身的客观实际,同时考虑研究工作的科学性和可行性,尽量采用研究者能主动控制试验因素、论证强度高的设计方案。根据研究者是否可以主动控制防治措施,疾病治疗性研究可以分为实验性研究和观察性研究。常用的设计方案类型及其论证强度见表7-1。

表7-1 疾病治疗性研究的设计方案类型及论证强度

设计方案类型	设计方案类型亚型	论证强度
实验性研究	随机对照试验	强
	类随机对照试验	中
	交叉试验	
	自身前后对照试验	
	非随机对照试验	
	序贯试验	
观察性研究	队列研究	
	病例对照研究	弱
	横断面研究	
	叙述性研究(专家评论)	低

1. **实验性研究** 疾病治疗性研究设计中,首选的最佳方案为随机对照试验(randomized controlled trial,RCT)。完善的RCT具有严格的试验和对照措施、具体的实施条件和要求、明确的诊断标准和衡量效应的指标、周密的防止偏倚的措施,以及科学的统计分析方法等,因此,RCT成为疾病治疗性研究的金标准设计方案。但是,正因为RCT要求周密的设计,故实施起来较为困难,同时运用不当会涉及伦理学问题,使用起来受到一定的限制。相对而言,类随机对照试验(quasi-randomized controlled trial,Q-RCT)和非随机对照试验(non-randomized controlled trial,non-RCT)运用起来较方便,可行性好。Q-RCT选择类随机方法分组,若采用盲法,与

RCT 的论证强度相当;若不采用盲法,则易产生偏倚,导致结论的可信度降低。non-RCT 因分组未采用随机化,难以保证两组基线信息的均衡性,故论证强度大大降低。交叉试验(cross-over trial,COT)和自身前后对照试验(self before-after trial)可用于病例来源较少的慢性病的临床治疗性研究,但不适用于急性病。序贯试验(sequential trial)在设计时无须预先估计样本量,且可以大大节省样本量,符合临床患者陆续就医的特点,尤其适用于新药与老药或新药与安慰剂的疗效比较。

2. 观察性研究　队列研究与实验性研究的区别在于前者的研究对象多是自然暴露,是既成事实,暴露因素未受研究者的控制,而实验性研究中研究者则是主动控制受试者的暴露,故队列研究本不该作为治疗性研究中的设计方案。在实际工作中,也有不少医生对过去的病历进行整理,加工成文,多见于 20 世纪 80 年代以前的文献。这类"研究"事先无严密的设计、无严格的质控,加上资料不齐全,故可靠性较实验性研究低。

病例对照研究一般可用于治疗性研究中的探寻某种药物的毒副作用,而临床疗效分析则很少使用该方法。

横断面研究和叙述性研究的论证强度最低,除非某项防治措施能够明显缩短病程,大大改善预后,且可以进行重复验证,或药物不良反应的观察期较长,描述性研究方可有一定的价值。例如某种手术从未成功过,现在成功了。虽然没有特设对照,但可与历史资料对照,又称潜在对照。故此种设计方案多见于某种新措施的预试验,从而开拓思路,为进一步的治疗性研究提供线索。

此外,当病例样本要求较多或新药的临床试验研究已进行周密设计时,为了更有把握,可以先做少量病例的预试验,以摸索良好的试验条件,为正式试验提供本底信息。

因此,在选择疾病治疗性研究的设计方案时,应明确研究课题的目的,依据防治措施本身的实际情况,且要符合国家法定的要求。

(二)临床药物试验的分期

在疾病治疗性研究中,很大一部分是新药的临床试验。新药是从动物、植物、细菌等来源或人工合成途径获得的,是一种多学科合作的科技产品,具有潜在的临床应用价值,但也可能造成对人体的危害。为此,目前国内把中药和化学药品均分为五类,新药评价包括临床前药理学研究、毒理学评价与临床药理评价等。新药进入临床试验前,国家药品监督管理局有法定的具体规定,首先应严格进行毒理学、药效学和药物代谢动力学等方面的研究,此为临床前研究。新药的临床研究则包括临床试验和生物等效性试验,根据新药各期临床试验研究结果,对新药在人体内的安全性和有效性进行评价。

新药的临床试验分为Ⅰ期、Ⅱ期、Ⅲ期和Ⅳ期。Ⅰ期临床试验又称小规模临床试验，主要观察药物的安全性，常在少数正常人（一般是自愿者）或轻型患者中进行，目的是比较人体与动物间在药物利用、剂量、药理、毒性等方面的区别，观察药物在人体中的吸收、代谢和排泄过程，探索药物的耐受性、安全性及给药途径、剂量和疗程，并初步了解药物的副作用。通过临床药理学及人体安全性评价试验，观察人体对新药的耐受程度和药物代谢动力学，为制定给药方案提供依据。此时不必强调随机对照设计。因为Ⅰ期临床试验是新药刚刚用于人体，有一定的风险，故必须在有条件、有经验的临床药理基地医院内进行，观察应十分谨慎，记录要如实完整。Ⅱ期临床试验为正式临床试验，是评价药物疗效与不良反应、决定最适剂量的主要阶段，可以推荐临床给药剂量。一般采用严格的随机、盲法、对照临床试验设计方案，以评定治疗作用，确定药物的适应证和进一步了解药物的不良反应，评价其安全性，要求样本数为100~300例。Ⅲ期临床试验是扩大的多中心试验，为治疗作用的确证阶段；目的是在较大范围内对新药进行严格评价。要求样本数为1000~3000例，进一步验证药物的适应证、给药方法和途径、不良反应等，进一步验证药物的真实效果和安全性，评定利益与风险的关系。Ⅳ期临床试验即新药上市后临床试验，也称上市后临床监测。在推广应用阶段，在广泛使用的条件下考察药物的疗效和不良反应，广泛地观察新药的各种适应证、副作用、毒性和药理作用，考察药物在长期使用中的效果，以及改进给药剂量等。

(三) 临床试验设计的基本原理

疾病治疗性研究依据研究对象和研究目的的不同，分为临床试验、现场试验和社区干预试验。临床试验以患病个体为研究对象，目的是检验和评价某种治疗措施的效果。现场试验以尚未患病的个体为研究对象，验证某些预防措施的效果。而社区干预试验则是以人群为研究基本单位，是现场试验的一种扩展，目的是考核某种预防措施的效果。例如，疫苗的效果评价应用现场试验，食盐中加碘的效果评价多应用社区干预试验，疾病治疗性研究的基本设计方案则是临床试验。

临床试验的基本原理是根据一定的条件选择研究对象，按随机化原则对研究对象进行分组，一组接受所要评价的治疗措施，称为实验组；另一组不接受这些措施，称为对照组。然后对两组研究对象用相同方法进行随访观察，测量和比较两组患者的临床转归（痊愈、好转、死亡）或发病等指标是否存在差异，进而评价治疗措施的效果。临床试验设计模式如图7-1所示。

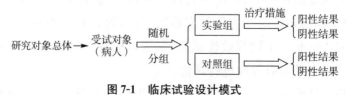

图7-1　临床试验设计模式

临床试验常见的对照方式有:

1. 标准对照(standard control)　以常规或现行的最好疗法作对照,这是临床试验中最常用的一种对照形式,适用于已知有肯定疗效的治疗方法的疾病。

2. 安慰剂对照(placebo control)　安慰剂通常以淀粉、乳糖、生理盐水等制成,不加任何有效成分,但其外形、颜色、大小、味道与试验药物极为相近。在所研究疾病尚无有效的治疗药物或使用安慰剂后对研究对象的病情无影响时才能使用。

3. 相互对照(mutual control)　当比较几种疗法对某病的疗效差别时,各试验组间互为对照。

4. 自身对照(self-control)　试验前后以同一人群作对比。例如将治疗措施实施前后人群的疾病状况进行对比。

5. 交叉对照(cross-over control)　在实验过程中将研究对象随机分为两组,第一阶段,一组人群给予新的治疗措施,另一组人群为对照组,干预结束后,经过一段洗脱期,两组对换试验措施。应注意第一阶段的干预不能对第二阶段的干预效应有影响。

6. 历史对照(historical control)　新的治疗措施用于一组患者,将其结果与以往同类疾病患者的治疗结果相比较。

(二)随机分组

正确地将临床受试对象随机分配到各研究组是保证组间齐同可比的关键。随机化分组就是使每一个受试对象有相同的概率(机会)被分配到实验组和对照组。目的是保证实验组和对照组具有相似的临床特征和预后因素(包括已知的和未知的),使两组具有充分的可比性,可以避免选择和确定研究对象时,可能出现的各种偏差因素的干扰,保证研究结果的准确性。

随机化分组常用的方法如下。

1. 简单随机化(simple randomization)　这是最简单易行的随机化方法,例如旋转金属分币,事先设定面值向上时将患者分到何组,面值向下则分到另一组。当病例数充足时,两组病例数十分接近。也可以利用随机数字表进行随机化分组,该方法可查阅相关统计书籍。

简单随机化的缺点是,当受试者数量较少时,会出现两组人数不均衡的现象。

必须指出,交替地将受试者分到实验组和对照组的分配方法(即 A、B、A、B、…、A、B)不属于随机化分组。当以单盲或非盲法进行时,研究者可事先知道下一个患者将分配到哪一组,从而导致选择偏倚或观察偏倚。即使按双盲设计,一旦一例的"盲"被破坏,研究者便会知道全部受试者的分配方式。

2. 区组随机化(block randomization)　根据研究对象进入试验的时间顺序,

(四)临床试验设计的基本特征

1. **临床试验是一类特殊的前瞻性研究** 在一项临床试验中,并不要求对每个研究对象(患者)从同一时间开始随访,但对随访的起点应有明确的定义。

2. **临床试验中需实施某项预先设计好的治疗措施** 预先设计好的治疗措施即所谓的"干预"(intervention)。干预措施应经过鉴定,确实对人体无害后方能应用于临床。

3. **临床试验需有周密的实验设计** 临床试验必须设立可与干预组比较的对照组。在研究开始时,要求两组研究对象具有相似的基本特征,即保证均衡性或可比性,这样才可以将两组试验效应的区别归因于干预措施的作用。

4. **临床试验需要考虑伦理学问题** 临床试验是在人体上进行的,因此要考虑伦理学问题。不能强迫患者,只能鼓励患者接受某项新的治疗措施而停用可能干扰其疗效观察的其他治疗方法。在实验设计时,应充分估计不能坚持临床试验的病例数。同时,在研究的实施和资料分析阶段,应尽可能随访到全部病例,避免失访而影响结论的真实性。例如,在对比双侧颈动脉狭窄的外科和内科治疗效果的随机对照试验中,统计分析所有167例的结果和只统计分析随访到的151例患者的结果,二者的结论完全不同(见表7-2)。这是因为未分析的16例患者中有15例已分配到外科,其中5例死亡,另有10例在手术中、后期发生卒中。故除去这16例,结论为外科治疗效果优于内科;但计入这16例,则外科和内科治疗效果的差异没有统计学意义。

表 7-2 双侧颈动脉狭窄的外科与内科治疗效果比较

Ⅰ 仅统计分析能随访的151例				Ⅱ 统计分析所有167例			
治疗方案	病例总数	死亡数	病死率(%)	治疗方案	病例总数	死亡数	病死率(%)
外科	79	43	54	外科	94	58	62
内科	72	53	74	内科	73	54	74
$\chi^2=5.98, P=0.02$				$\chi^2=2.80, P=0.09$			

二、治疗性研究设计的基本原则

临床试验应遵循的基本原则是对照、随机和盲法。

(一)设立对照

设置对照是最重要的原则,有对照才能使研究结果进行比较。人类疾病很多都有自限性,没有对照就难以肯定病愈是否为服药或其他治疗措施的结果。有些疾病,如上呼吸道感染或急性胃肠炎等,患者往往在病情最严重时就医,就医后开始恢复,"疗效"与疾病自然病程相偶合。

将全部患者分成含量相等的若干区组,每一区组内各病例被随机分配到实验组和对照组,使每一区组内两组人数相等,可以克服简单随机化分配时两组数量不平衡的缺点。

例如,将 24 例患者随机分配至 A、B 两组,首先按入院的时间先后顺序将患者分为含量为 4 的 6 个区组。每一区组内 4 例患者的分配方案有 6 种,见表 7-3。

表 7-3　不同区组的分配方式

	\多列{6}{c}{区组号}					
	1	2	3	4	5	6
分配方式	A	A	B	B	A	B
	A	B	B	A	B	A
	B	A	A	B	B	A
	B	B	A	A	A	B

接着,随机排列上述 6 个区组,若随机顺序为 3、6、4、2、1、5 区组的话,则 24 例患者按区组随机化分配方式进入两组的情况是:

A 组(实验组)病例号:3、4、6、7、10、12、13、15、17、18、21、24

B 组(对照组)病例号:1、2、5、8、9、11、14、16、19、20、22、23

区组随机化可以使随机化过程中的任一时期内实验组和对照组的患者数量保持相对平衡,且两组相差人数不会超过每一区组人数的 50%。这就有两个好处:一是若患者在按顺序进入临床试验的过程中,其病情严重程度有所不同,则区组随机化有助于保证实验组和对照组患者的可比性;二是若在试验过程的中途停止临床试验,则两组例数仍能保持相对平衡。

区组随机化的缺点有:一是若试验不采用盲法,而研究者又知道了区组含量大小,则很容易事先猜出每一区组后面患者的分配去向,从而导致病例的选择偏倚;二是若为多中心协作研究,尽管采用区组随机化方法分组,各中心内两组病例间仍可产生数量严重不平衡的现象;三是区组随机化资料的统计分析方法不同于常用的方法。

3. 分层随机化(stratified randomization)　以研究对象试验开始时的若干已知重要临床特点或预后因素为依据,将患者分为若干个试验层,然后在层内随机化分配研究对象。

例如,已知与某疾病预后有关的重要影响因素有年龄、性别和临床分型,可作以下分层,见表 7-4。

表 7-4　与某疾病预后有关的重要影响因素的分层

年龄(岁)	性别	临床分型
1. 40～49	1. 男	1. 轻型
2. 50～59	2. 女	2. 中型
3. 60～69		3. 重型

据此可得到 3×2×3＝18 层,每一层内再作区组含量为 4 的随机化分配,见表 7-5。

表 7-5 不同层内患者的分配方式

层次	年龄(岁)	性别	临床分型	分配方式
1	40～49	男	轻型	ABBA、BAAB
2	50～59	女	中型	BABA、ABAB
3	60～69	男	重型	AABB、BBAA
⋮	⋮	⋮	⋮	⋮
17	50～59	男	中型	ABBA、BAAB
18	60～69	女	重型	BBAA、AABB

分层随机化的目的是使两组具有相同分布的已知预后影响因素及重要临床特点。对于受试对象数量较大的临床试验,简单随机化方法足以保证两组的可比性,显然不需要采用分层随机化。对于样本含量相对较小的临床试验,如 100 例左右,又有 2～3 个重要影响因素,每个因素又分 2～3 层,则适合采用分层随机化。必须清楚的是,样本太小而分层过多反而不适合采用本法。

4. 序贯平衡(sequential balance) 上述几种随机化分组方法,都只有在样本含量相当充足时,才能保证两组中各相关条件趋于平衡。所谓"相当充足",是指研究对象数以百计的病例,这实际上是难以实现或很不经济的。临床试验的例数越多,时间会拖得越长,还可能涉及伦理学问题,为什么不及时地为疗效差的组更换疗法呢？因此,1975 年,Pocock 等提出序贯地借助不平衡函数的方法,但该法需借助于电子计算机,实施起来不方便。Freedman(1976 年)和 Begg(1980 年)相继提出了改良方法,但仍不易为临床医生所接受或掌握,因为均涉及线性代数。此后,汤旦林等提出"不平衡指数"概念,按指数最小的原则进行序贯平衡分组。其基本思路如下:设患者陆续入院,新患者的分组可根据该患者的自身情况和已住院患者的分组情况来决定,目的是使每次分配都达到当时情况下的最好平衡程度,组间的可比性以不平衡指数来衡量。

例如,假设已住院的 17 例患者的分组结果见表 7-6,现有 1 例新患者入院,为男性、青年、病情中等,该患者应分配到何组？

表 7-6 17 例患者的分组情况

	性别		年龄		病情			合计
	男	女	中年	青年	轻	中	重	
新药组	5	4	4	5	4	3	2	
对照组	4	4	2	6	4	2	2	
差数绝对值	1	0	2	1	0	1	0	5

表 7-6 中差数绝对值的合计,即不平衡指数为 5。若将刚入院的第 18 例患者分配到新药组,则不平衡指数变为 6,见表 7-7;若将其分配到对照组,则不平衡指数变为 4,见表 7-8。根据使不平衡指数最小的原则,应将该新病例分配到对照组。依此序贯地进行下去,直至样本含量达到设计的要求为止。

选择不平衡因素时,除年龄、性别、病情轻重外,还可酌情增减,因病而异。

表 7-7 新病例分配到新药组

	性别		年龄		病情			合计
	男	女	中年	青年	轻	中	重	
新药组	6	4	4	6	4	4	2	
对照组	4	4	2	6	4	2	2	
差数绝对值	2	0	2	0	0	2	0	6

表 7-8 新病例分配到对照组

	性别		年龄		病情			合计
	男	女	中年	青年	轻	中	重	
新药组	5	4	4	5	4	3	2	
对照组	5	4	2	7	4	3	2	
差数绝对值	0	0	2	2	0	0	0	4

(三)应用盲法

任何临床试验的目的都是得到对试验结果(疗效)的无偏估计。然而临床试验过程中稍不警惕,就会出现偏倚,歪曲真实的疗效。偏倚可以来自从研究设计到结果分析的任一环节,既可来自研究人员方面,又可来自患者方面。避免偏倚的一个有效方法就是使受试对象和/或研究执行者不知道各组受试对象接受治疗的真实内容,即盲法随访。根据是否采用盲法或盲法的程度,分为非盲、单盲、双盲和三盲。

1.非盲(open blind) 又称开放试验,即研究者和受试对象都知道分组情况。有些临床试验只能是非盲的。例如,比较手术治疗和内科治疗对某种疾病的疗效,评定生活习惯的改变对冠心病发病的影响。对这类无法采用盲性随访的临床试验,尤其应注意选择客观指标来判断疗效。非盲性随访的缺点是不能避免主观因素所致的偏倚;被分配在对照组的患者易对治疗丧失信心,往往中途退出临床试验。

2.单盲(single blind) 即研究者知道患者的分组情况,而受试对象不知道自己是实验组还是对照组。单盲的优点是研究者可以更好地观察研究对象,在必要时可以及时恰当地处理研究对象可能发生的意外问题,使其安全得到保障;可以避免来自受试对象方面的主观因素的影响。其缺点是不能避免研究执行者的主观因素导致的偏倚,易造成实验组和对照组的处理不均衡。

3. 双盲(double blind)　即研究观察者和受试对象都不知道试验分组情况，而是由研究设计者来安排和控制全部试验，如护士长。双盲的优点是可以大大减少来自研究观察者和受试对象两个方面的主观因素所致的偏倚。其缺点是程序较复杂，执行起来较为困难，且一旦出现意外，较难及时处理，往往盲法有被破坏的危险。因此，在实验设计阶段就应慎重考虑方法的可行性。

4. 三盲(triple blind)　不但研究观察者和受试对象不了解分组情况，而且负责资料分析的第三者也不了解分组情况，第三者只能得到两组的资料。因此，三盲不但可以避免来自研究观察者和受试对象的主观偏倚，还可以避免或减少资料分析上的偏倚。其缺点是不利于临床试验的安全进行，因而难以实现。

三、治疗性研究设计的常见类型

(一)随机对照试验(RCT)

1. RCT 的基本原理与设计模式　RCT 是指将合格的受试对象按正规的随机化方法进行分组，使每个受试对象都有相同的概率(机会)进入实验组和对照组，根据试验要求，分别给予预先设计的处理因素，经过一段随访期，比较实验组和对照组疗效的差别，以作出疗效的判断。RCT 的设计模式如图 7-2 所示。

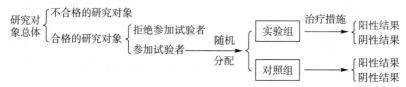

图 7-2　RCT 的设计模式

2. 采用 RCT 的原因　在接受某种治疗措施的实验组中，于研究终点时统计分析得出的疗效，往往是多种因素的效应交织在一起的综合作用，只有采用随机对照试验才可以将不同效应分开，使治疗措施的真实效应客观、充分地暴露出来，使研究者可以作出正确的评价。通常"疗效"受以下几方面因素的影响。

(1) 治疗措施(therapeutic method)：若治疗措施确实有效，其效应自然也包含在观察到的临床疗效中。

(2) 疾病特征(disease character)：由于个体生物学差异的客观存在，同一种疾病在不同个体中表现出来的疾病特征往往不一致，疾病特征与疾病自然史有关。几乎每种疾病都有一定的自愈率，只是高低不同而已。临床疗效评价使用的指标（痊愈、死亡、病程等）受疾病自然史的影响，如某病的治愈率中可能存在自愈的病例。不同临床分型或病情的患者，对治疗的反应可能也不同。如接受同种有效药物治疗的一组患者的疗效高，可能与该组患者中轻型病例所占比例较大有关。对于一些疾病自然史不清楚的疾病，其"疗效"也许是疾病发展的自然结果，只有设立可比的对照组,才能正确地判断疗效。

(3)安慰剂效应(placebo effect):某些疾病的患者,由于依赖医药而表现出一种正向心理生理效应,当以主观症状的改善程度作为疗效评价指标时,其"疗效"可能包括安慰剂效应。

(4)霍桑效应(Hawthorne effect):这是来自心理学的一个术语,是指当被观察者知道自己成为受试对象后,因受到别人关注而产生改变行为倾向的效应。例如,某些疾病的患者进入临床试验后,因迷信有名望的医生、医院或厌恶某医生、不相信某医院而产生一种心理生理效应,这种效应对疗效的影响可以是正向的,也可以是负向的。

(5)向均数回归(regression to the mean):此为临床上常见的一种现象,即一些极端的临床症状或体征有向均数回归的现象。例如血压水平处于特别高的5%的人,即使不经过治疗,经过一段时间后,血压可能会降低一些。

(6)偏倚效应(bias effect):临床试验中各种人为因素造成的偏倚可以歪曲真实的疗效,主要包括选择偏倚、信息偏倚和混杂偏倚。

在对照组中,除治疗措施不对该组患者疾病的疗效产生影响外,其余五种因素均可能对所谓的对照组"疗效"产生影响。正是由于实验组的疗效反映了上述六种因素交织在一起的综合作用结果,同时评价疗效的指标(如有效率和病死率)也受上述因素的影响,因此,无对照临床试验的结果不可靠。只有设立对照组,才能使治疗措施的效应真实地呈现出来,在治疗措施副作用的评价方面亦如此。例如,药物安妥明使用说明书上指出恶心为常见的副反应,这是来自无对照试验观察的结果。通过应用严格设计的 RCT,对照组(使用安慰剂)与实验组(服用安妥明)的恶心发生率的差异无统计学意义。

3. RCT 的特点

(1)整个 RCT 的实施过程由研究者前瞻性观察,即直接跟踪受试对象,这些对象不一定从同一天开始随访,但必须从一个确定的起点开始随访,保证研究结果的可靠性。若在盲法下实施,更可以减少主观因素造成的偏倚。

(2)严格通过随机抽样选择研究对象,并采用随机分组方法,以消除某些已知或未知的偏倚因素的干扰,保证研究结果具有良好的真实性。例如,有的研究者总是希望自己的研究结果有良好的阳性发现,故在分配受试对象时,往往有意或无意地把病情较轻的患者分配到实验组多一些,而把病情较重的分配到对照组多一点。于是造成两组病例不可比,可能获得治疗措施"有效"的虚假结果。

(3)试验因素受人为控制,即给与不给处理因素、给多少剂量、给予方式和时间等均由研究者主动控制,从而将可能影响研究结果的外部因素减少到最低的程度。

(4)试验同步进行,条件一致,即对实验组和对照组同步地开展研究,不能先做实验组,后做对照组或者相反;使两组的研究条件和环境保持一致,例如,不能对实验组患者进行住院治疗,而对对照组患者进行门诊治疗;再者,两组的随访期也应保持一致。只有这样,才能增加试验结果的可信性。

4. RCT的适用范围

(1)最主要的是用于临床试验研究,以探讨和比较某一新的治疗措施的疗效,为正确的临床决策提供科学依据。

(2)用于预后评估研究,分析某些预后相关因素对疾病自然过程的影响和远期观察。

(3)由于伦理学的问题,一般不允许用人来做有关病因的研究。若已证明某一因素对人体有害,就决不能将该因素用于做人体致病效应的随机对照试验。但在特定条件下,也可以用于病因学因果效应研究。如针对可能致病因素,采取保护性干预措施。

例如,妇产科采用高浓度的氧气疗法预防早产婴儿因缺氧而产生的大脑损伤和智力发育不全,这种疗法几乎被临床常规应用。后来发现通过该疗法治疗的婴儿出现眼晶体后纤维组织增生,并导致不同程度的视力障碍甚至失明。经分析推论,认为上述情况可能与高浓度氧疗有关。于是采用RCT来确证这种因果效应,一组早产婴儿继续采用高浓度氧疗,另一组则采用低浓度氧疗,结果证实视力障碍与高浓度氧疗有关,故临床上淘汰了这一疗法,消除了由于该疗法而造成的无辜受害者。

(4)基础医学研究中,凡涉及处理因素的效果评价均可采用RCT。

5. RCT设计要点及注意事项

(1)明确研究目的:每一项临床试验应明确研究目的,避免研究目的过多,一项研究最好回答一个问题。

(2)选择研究对象:临床治疗性研究的对象主要是患者,而不同患者可能存在病情轻重不一、临床分型各异、并发症和合并症不同,以及心理因素、文化素质、社会经济地位差异等可能影响研究结果的非处理因素。因此,应根据研究目的选择合格的研究对象,用公认的、确切的诊断标准,以及严格的、明确的排除和纳入标准。

1)诊断标准:一般由相关学科的全国性或地方性学术会议制定。尽可能利用客观的诊断指标,如病理组织学、微生物学、生物化学及X线、心电图、CT等检查指标,避免将非本病的病例选入或疾病病情、病型的误判而产生分组偏倚。

2)纳入标准:诊断明确的病例不一定都符合研究对象的要求,应根据具体条件慎重制定合适的纳入标准。一般应考虑以下三方面:一是尽可能选择对治疗措施有反应的病例作为纳入对象,以便容易取得阳性结果。通常情况下,老病例、重症患者不能充分反映药物的疗效;常见病、多发病的研究应尽可能选择新病例作为研究对象;而对于少见病,由于病例较少,也可选用老病例,但可能混入一些干扰因素,影响疗效的判断,因此,选用老病例时应具体慎重地加以分析。二是要使研究对象具有代表性,即具备总体人群的基本特征。例如,要求所选研究对象在性别、年龄、临床分型、病情轻重及病程长短方面的比例均能代表总体。一般轻症病例对药物反应好,自然康复趋势强,即使设立了严格对照而得出疗效好的结论,也仅说明对轻症患者有效,不能反映对各类型患者都有效。可以根据具体情况,先将纳入标准定在易取得阳性结果的病例内,维持研究对象主要特点的相对均质性,避免过多过杂的临床特征的干扰;证明有效后,再放宽标准,进一步在更广泛的病例中分析疗效。三是研究对象应是自愿参加,并签署知情同意书。总之,制定纳入标准一定要有充分的理由,且一旦确定纳入标准,应坚持执行,不轻易改变。

3)排除标准:一般定为研究对象不能患有该研究疾病以外的其他严重疾病。例如研究降压药的疗效,应排除极重度高血压患者、严重心衰者、室性或室上性心动过速或心动过缓者、重度肝肾功能障碍者等。同时,也不能患有影响疗效的疾病。例如,患胃肠道疾病可影响药物的吸收,所以研究某些口服药物时,不应选择胃肠道疾病患者。再者,已知对研究药物有不良反应者,也不能纳入研究对象。例如,应用呋喃唑酮治疗消化性溃疡时,纳入标准为经胃镜证实是活动性溃疡的病例,排除胃手术后吻合口溃疡,以及伴严重肝病、胃癌、对呋喃唑酮过敏者。此外,除非研究有关妊娠的课题,一般不能选择孕妇作为药物临床试验对象。

(3)确定样本含量:为保证实验质量,在设计时就应对研究所需的样本量加以估计。影响样本量大小的主要因素有干预因素实施前后研究人群中疾病的发生率、第一类错误及第二类错误出现的概率、单侧或双侧检验、研究对象分组数量等。不同变量性质的评价指标应使用不同的样本量估计公式。

1)以非连续变量(计数资料)为研究指标的样本量估计:所谓"非连续变量",是指治愈率、有效率、发病率、病死率等,在实验组与对照组之间比较时可按下列公式计算:

$$N = \frac{[Z_\alpha \sqrt{2\overline{p}(1-\overline{p})} + Z_\beta \sqrt{p_1(1-p_1) + p_2(1-p_2)}]^2}{(p_1-p_2)^2} \quad 式(7-1)$$

式中,p_1、p_2 分别为对照组和实验组评价指标发生率;$\overline{p} = (p_1+p_2)/2$;$Z_\alpha$ 为 α 水平相应的标准正态值,Z_β 为 $(1-\beta)$ 水平相应的标准正态值,可查 Z 值表获得;N 为实验组和对照组每组的样本量。

2)以连续变量(计量资料)为研究指标的样本量估计:所谓"连续变量",是指

身高、体重、血脂、血压等,估计样本量的公式为

$$N = \frac{2(Z_\alpha + Z_\beta)^2 \sigma^2}{d^2}$$ 式(7-2)

式中,σ 为估计的标准差,d 为两组连续变量均值之差,Z_α、Z_β 和 N 的意义同上述公式。

样本量过大可造成人力、物力和时间的浪费,样本量过小易导致统计学检验结论的错误,对小样本的研究结论应持审慎态度。以表7-9为例,2个四格表的率不变,RR 值不变。但当样本量从100增加到200时,χ^2 值则由1.96变为3.92,P 值由>0.05变为<0.05。说明样本含量影响统计学检验结论,样本量越大,越易达到显著性水平。

表7-9 不同样本含量下不同的统计学意义

	有效	无效	合计		有效	无效	合计
实验组	45	5	50	实验组	90	10	100
对照组	40	10	50	对照组	80	20	100
合计	85	15	100	合计	170	30	200
$\chi^2=1.96, P<0.05$				$\chi^2=3.92, P<0.05$			

(4)影响预后重要因素的设计与收集:采用随机化分组设计的同时,应设计、收集某些可能对研究结果产生影响的重要因素的信息,以便在分析资料时进行两组均衡性检验,使影响因素如性别、年龄、病型、病情等在两组间的差异无统计学意义。只有保证实验组和对照组在齐同可比的条件下,才能正确反映干预措施的疗效。

(5)效应指标的确定及方法:疾病治疗性研究的疗效评定标准是否合适,所用指标是否可靠,对于最终确定防治措施的效果至关重要。效应指标的确定与研究目的紧密相关。临床试验中的治疗效应主要包括疗效及药物不良反应,需要选择恰当的效应指标加以量度,作为判断治疗效果的依据。一般应尽可能采用不受主观因素影响的硬指标,或全国、地区性协定的统一标准来评定;避免采用易受主观因素影响的软指标。结合专业知识,从科学性(能反映疾病本质)、客观性(不易受主观因素影响)、可行性(易为患者接受)三方面来确定合适的指标。效应指标的选择主要遵循以下几点要求:

1)有效性:选择指标应与防治措施的特定效果有关,依据治疗性研究的终点目标而定,若治疗的终点目标是降低病死率和非致死事件发生,则效应指标定为病死率;若验证治疗方案本身的有效性,则选择临床上公认的疾病的有效和无效。尽量选择客观、计量指标,并采用标准化的质控手段来达到判断的一致性和准确性。

2)灵敏度高:对于治疗中出现的客观反应,要求效应指标能灵敏地发现和测

量。例如测试乙型肝炎病毒标志物，应用放射免疫法的灵敏度显然高于琼脂扩散法，可降低假阴性率。

3) 特异度高：对于治疗反应中的阳性结果，采用测试的方法和指标应能准确地测量出来。例如，在溶栓疗法治疗冠心病心肌梗死的疗效评价中，采用冠脉造影分析冠脉狭窄和闭塞的改善程度，显然，该指标的特异度高。

4) 可行性好：效应指标的测定具有安全、简单、经济等特点，则实用性好。

5) 指标选择少而精：效应指标选择越多，则假阳性率越大。

两组在诊断标准方面要一致，对两组的随访（询问症状、检查体征、实验室检测等）均应同等地对待。必要时可采用双盲法，在慢性病的临床疗效分析中，除测定和评价近期效应外，更重要的是追踪远期效应。

(6) 观察期限的掌握：根据课题的性质和试验措施要达到的目的，参考基础研究和临床达到最佳水平的时间来决定观察期限。一般以达到试验终点需要的最长时间为该研究的期限。当然，研究进程可依据试验反应适当调整。设计中的假设不一定与客观实际相一致，因此在整个试验过程中，应掌握效应的发生与差异的出现状况。当试验终点比原设计的要求快，且经处理后，确认结果真实可信，则样本可减少，观察期限可相应缩短；当试验达预期终点时间时，两组结果虽有差异，但没有统计学意义，可能因样本量小、β 错误较大及检验效能较小，此时可扩大样本量，适当延长观察期限，但注意不能无限地延长时间。

(7) 依从性：为保证获得良好的试验结果，达到研究目的，要确保每一位受试对象具有对试验措施良好的依从性。首先，研究者对提高受试对象的依从性应有足够的重视，仔细分析可能产生不依从的原因，并加以预防，如加强宣教，使患者愿意接受试验，给予受试对象足够的热情和方便，争取很好的合作。依从性的测量可以定性指标（服与未服）统计每组对象遵从试验的程度（服药率），也可以定量指标（每天、每周服药量，全程治疗总服药量）统计每组不同服药量的分布。两组最好有95%以上的依从性，若依从性较低，可按依从性大小进行分组分析。

(8) 应用盲法：随机对照试验在实施试验措施、随访观察及资料的处理分析中均宜应用盲法，以避免各种观察、测量偏倚的发生。盲法的选择依具体情况而定，一般用双盲法。

(9) 资料整理与统计分析：在疾病治疗性研究设计中，应考虑科学合理地应用统计学方法，而不是在资料分析时才选择统计学方法。在统计学方法使用中，应注意以下原则：

1) 资料的性质：针对不同性质的资料应用不同的统计学方法，如计数资料、等级资料、计量资料可分别应用 χ^2 检验、秩和检验、t 检验或方差分析等。

2)配对与非配对的比较:临床研究设计中,配对与非配对资料应分别采用相应的统计学方法。

3)单侧或双侧检验:临床试验中,若肯定新治疗措施优于对照措施,则采用单侧检验;若不能肯定,则采用双侧检验。

4)多因素分析:临床治疗效应的产生除与干预措施有关外,还与患者的年龄、营养状况、临床分型及心理素质等有关。因此,为确切、系统地进行临床疗效分析,可采用多因素分析法。

6. RCT 的优缺点

(1)优点

1)可比性好:随机分配可防止某些干扰因素的影响,并做到实验组和对照组间基线状况的相对一致性,故可比性好。

2)随机分配、盲法观察和分析:保证研究结果客观、真实。

3)研究对象诊断确凿,具有严格的纳入和排除标准、标准化的防治措施和评价结果的客观指标,以保证试验结果的可重复性。

4)更适用于 χ^2 检验或 t 检验等常用的基本统计方法。

(2)缺点

1)不适用于罕见病的疗效分析或发生概率极低的副作用的评价。例如,棉酚作为男性避孕药服用后引起低血钾软瘫,其发生概率约为 5‰,往往难以保证足够的病例数。

2)不适用于某些远期副作用的评价,例如母亲使用雌激素与子代阴道腺癌关系的研究。

3)涉及伦理学问题:对 RCT 持反对意见者认为,设立平行对照,使近 50% 的人不能获得新疗法或可能是更有效的治疗。而 RCT 的支持者认为,不设立对照可能把无效判为有效。例如,曾有报告己烯雌酚治疗先兆流产的疗效非常好,然而经严格随机双盲对照试验却证实根本无效。此外,不设平行对照常不易发现副作用的存在,导致一些有严重副作用的药物被使用,同样违反伦理学原则。

(二)类随机对照试验

类随机对照试验(Q-RCT)的设计方案与 RCT 非常相似,唯一的区别是对研究对象用类随机方法进行分组,根据研究对象的入院先后时间、病历号等依次分组,由于随机方法比较机械,次序固定,因此易被识别而破坏随机性。若 Q-RCT 真正做到应用盲法,研究者和受试对象都不知道次序与治疗措施之间的关系,则可避免某些人为的选择偏倚,保证良好的随机性,其论证强度仍然较好;若不采用盲法,很容易破坏随机性,导致研究结果的可靠性和可信性降低。Q-RCT 的设计模式如图 7-3 所示。

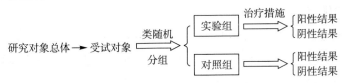

图 7-3 类随机对照试验设计模式

(三)非随机对照试验

非随机对照试验(non-RCT)的设计方案与 RCT 的不同之处就是没有随机化分组,因此难以保证实验组与对照组间基本临床特征和主要预后因素的可比性,使论证强度大大下降。例如比较两家医院某种疾病患者的生存率,一家医院采用传统疗法,另一家医院采用新的外科手术治疗。non-RCT 与队列研究亦有相似之处,均为前瞻性,不同的是前者的试验措施受人为控制,因此 non-RCT 又称类试验研究(quasi experiment study)。非随机对照试验设计模式如图 7-4 所示。

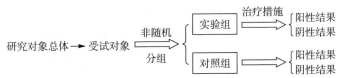

图 7-4 非随机对照试验设计模式

non-RCT 适用于对某一新疗法进行初步临床评价,此外,适合于多中心合作研究,可以在较短的时间内获得较多的受试对象,并很快得到结果。

(四)交叉试验

交叉试验(COT)是在自身配对设计基础上发展起来的一种随机对照试验的特例,整个过程分两个阶段。首先全部受试对象按随机化原则分成两组,在第一阶段,一组患者应用所研究的治疗措施,另一组作为对照组,随访两组结局。经过一段洗脱期(wash-out period)后进入第二阶段,此时将两组处理措施互相对换,原先运用治疗措施的一组改为对照组,原对照组改为应用所研究的治疗措施的一组,随访两组结局。最后对结果进行比较。考虑到不同顺序对疗效判定的影响,哪一组先接受治疗措施采用随机方法决定。交叉试验设计模式如图 7-5 所示。

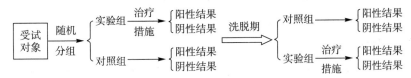

图 7-5 交叉试验设计模式

交叉试验减少了个体差异,可以确切评定每个病例对不同治疗方法的反应,从而提高疗效评定的效率,而且较少存在伦理学问题;同时,使样本量减少50%是其最突出的优点。

采用COT进行临床疗效分析有一个严格的前提,即第一阶段的治疗作用一定不能对第二阶段的治疗效果产生任何影响。因此,足够长的洗脱期至关重要。洗脱期的长短取决于不同的治疗措施,应广泛查阅有关文献或进行预实验后确定。一般来说,洗脱期不能短于试验药物的5~7个半衰期,有时还要考虑药物的生物学作用时间。

由于交叉试验分阶段实施,两个阶段中患者状况、试验条件等或多或少都会发生变化,而两阶段的可比性对研究结果影响较大。因此,两阶段的治疗措施的实施方式、实施时间、观察指标、判断标准以及效应期限等应完全相同,尽可能保证可比性,提高研究结果的可靠性。此外,当某药物的疗效较高时,在第一阶段治疗组的成员已被治愈,就不可能再回到第一阶段治疗前状态,从而无法进入第二阶段试验。当然,以死亡作为观察终点指标的疗效评定研究,也不适于选择交叉试验。因此,交叉设计适用于病程较长、病情波动不大、需要维持治疗的慢性病。再者,交叉试验中每一阶段治疗期的长短受到限制,某些药物的效应在短期内尚未得以充分发挥;而整个交叉试验研究周期较长,研究对象的依从性则不易得到保证。

(五)自身前后对照试验

自身前后对照试验(self before-after trial)均在同一个体中进行,先给予T1处理,出现结果后经过一个间隔期,待T1作用消失、患者症状再现时,再给予T2处理,观察T2的结果。最后比较T1与T2的效果差异。若受试者仅接受前后两种治疗中的一种,则作为退出处理,不计入统计分析数据。自身前后对照试验设计模式如图7-6所示。

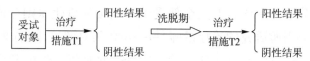

图7-6 自身前后对照试验设计模式

本设计方案的优点是,前后两种处理都在同一个体中进行,可排除个体差异,故可比性较好。其缺点是只适用于治疗性研究,不适合病因研究;且只适用于慢性病的对症处理疗法的研究,不适用于急性病或治本的疗法研究。

(六)序贯试验

序贯试验(sequential trial)是指每试验一个或一对受试对象后即对试验结果进行分析,一旦可以下结论,就立即停止试验。不需事先固定样本量,从而避免大样本造成浪费,又不至于因样本量过小而得不到应有的结论。序贯试验可节省样本量30%~50%,是一种节省样本量的方法。

1. 序贯试验的要求

(1) 适用于单指标或至少可将多指标综合成单指标的临床试验。如改善心律、降低血压、解热镇痛等单项指征对症处理的疗效分析。或将多指标综合为有效或无效、存活或死亡等单一指标。临床试验有时除要确定疗效外,尚需了解其副作用等,难以兼顾。

(2) 要求获得试验结果的速度快于新患者加入试验的速度,即后一个患者尚未进入试验时,前一个患者的试验结果已揭晓。对于容易发生流行或暴发的疾病,如流感、食物中毒等,由于短期内可发生很多病例,故不适用于此法。而多发病、常见病等,因病例来源丰富,也不宜采用序贯试验。

(3) 常用配对方式进行研究,如新药与老药、新药与安慰剂两组配对比较。

(4) 研究者在试验前要设计一套试验标准,包括规定观察指标的有效和无效水平,规定得出阳性(阴性)结论时所容许的假阳性概率 α(假阴性概率 β)。

2. 序贯试验的设计类型

(1) 开放型与闭锁型:开放型是指预先不确定最大样本量,视逐一试验结果而定;闭锁型是指预先确定最多样本量,即研究者已肯定试验样本量不超过某数必然会使试验终了。

(2) 单向与双向:单向试验是比较新药优于老药或新药不优于老药;双向试验则是比较新药优于老药、老药优于新药及新药和老药无差异三种结论。

(3) 质反应与量反应:质反应的观察指标是计数资料,如有效或无效、呕吐或不呕吐等;量反应的观察指标是计量资料,如血压、体重、血糖浓度等。在临床上,有些指标介于质反应与量反应之间,如组织病变可分为 -、+、++、+++ 等不同等级,疼痛可分为无痛、微痛、痛、较痛、剧痛等。这类测量指标可按实际需要归纳为质反应或量反应,例如,可将无痛和微痛作为阴性,痛、较痛和剧痛作为阳性;也可将患者的痛觉按程度分为 5 级,每级记 1 分,这种记分法可作为量反应指标。序贯试验的设计类型如图 7-7 所示。

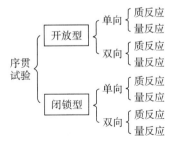

图 7-7 序贯试验的设计类型

3. 序贯试验的一般程序 各种类型序贯试验的设计有所不同,但程序相同。下面以质反应开放型双向序贯试验为例进行介绍。

实例:比较抗精神病药丙氯拉嗪(prochlorperazine,P)与对照药(C)对抑郁症患者的疗效。患者服 P 一周,再服 C 一周,次序随机安排,比较 P 与 C 的疗效。可能出现四种情况:P 优于 C 记作 SF,P 劣于 C 记作 FS,两者均优记作 SS,两者均差记作 FF。具体步骤如下:

(1)规定检验标准:要求双侧 $\alpha=0.05,\beta=0.05$;已知 C 的有效率为 50%,要求 P 的有效率达到 80% 方认为有效。

$$\theta = \frac{SF}{SF+FS} = \frac{0.8 \times (1-0.5)}{0.8 \times (1-0.5) + 0.5 \times (1-0.8)} = 0.8$$

(2)由下列公式计算四条边界线,并通过查序贯试验用表得出四条直线方程。

上界 $U:Y=a_1+bn$ 上界线表示 P 优于 C $U:Y=5.248+0.322n$

下界 $L:Y=-a_1-bn$ 下界线表示 C 优于 P $L:Y=-5.248-0.322n$

中界 $M:Y=-a_2+bn$ 中界线表示 P 与 C 无差异 $M:Y=-4.285+0.322n$

中界 $M_1:Y=a_2-bn$ $M_1:Y=4.285-0.322n$

(3)绘制序贯试验图:如图 7-8 所示。

(4)画试验线:若第 1 例患者为 S,则由图 7-8 的 0 点起,画一条东北方向的斜对角线;若为 F,则画一条东南方向的斜对角线;第 2 例患者在第 1 例患者所画线段终点开始画起。随着患者试验结果的陆续出现,可连成一条试验线,当触及 4 条中任意一条时,试验即结束。

如图 7-8 所示,当试验至第 14 例患者时,试验线触及上界,因此结论为丙氯拉嗪优于对照药。

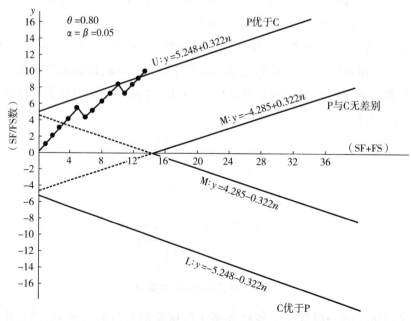

图 7-8 丙氯拉嗪(P)与对照药(C)比较的序贯试验

4.序贯试验的优点

(1)下结论及时,既可避免因样本量过少而得不到应有的结论,又可防止盲目加大样本量而造成浪费。可节约人力、物力,缩短研究周期。

(2)符合临床患者陆续就医的特点,逐一研究的过程便于及时发现问题和及时处理。

(3)用定型的简单公式代替分析过程,用现成的数值或图表代替烦琐的计算,简单易行,不需再做统计处理。

5.序贯试验的缺点

(1)要求获得结果的速度快于患者加入的速度,故对容易发生流行或暴发的疾病,如流感、食物中毒等,因短时间可发生较多患者而不适于应用此法进行研究。疗程较长的疾病也不能用,如疗程长达3个月,一年最多只能观察4对研究对象,导致研究周期延长。

(2)序贯试验法仅能对一个特定的单独问题作出决定,但一个单独问题往往涉及许多事项。试验对象越多,能回答的问题就越广泛和细致,而序贯试验就越不可行。另外,临床有时除要确定疗效外,尚需了解其副作用等,难以兼顾。

(3)不适用于几个医疗机构同时进行的多中心试验。

(4)常用于配对研究,而临床上又难以保证同一时间有合适的病例可供配对进入研究,实施中有困难。

第三节 影响治疗性研究的常见因素及其控制

疾病治疗性研究中,为了达到预期目的,要对研究的全过程实行质量控制,在科研设计、资料收集和分析过程中应尽可能地防止偏倚的发生。临床试验中影响研究结果真实性的主要是系统误差,包括选择偏倚、信息偏倚和混杂偏倚;偏倚既可来自研究对象,也可来自研究者,包括设计者和执行者。影响结果可靠性的是随机误差,主要是由样本量不足引起的。治疗性研究中常见的误差及其控制措施如下。

一、选择偏倚

选择偏倚(selection bias)是指在研究对象的选择和分组时,由人为因素的干扰而导致的偏倚。如被选中的研究对象与未入选者之间存在特征上的差异,实验组与对照组之间存在可比性上的差异,均可造成选择偏倚。

质量控制措施:采用随机抽样和随机化分组法,严格掌握纳入和排除标准,采用相应措施提高研究对象的应答率,减少其退出。

二、信息偏倚

信息偏倚又称观察偏倚(observational bias),是指在获得研究对象的相关信息过程中,由于所用仪器、设备未校准,试剂不符合要求,测量方法未经标准化以及研究者人为主观因素的影响而造成的偏倚。

质量控制措施:实施盲性随访,实现测量仪器、设备和测量方法的标准化。

三、沾染

沾染(contamination)是指对照组意外地接受了实验组的治疗措施,从而降低两组间的疗效差异,影响研究结果的真实性。如观察应用阿司匹林预防脑动脉粥样硬化症发生暂时性脑缺血发作及脑卒中的研究,可能对照组成员因感冒而服用阿司匹林类药物,导致两组疗效差异的不真实性。

质量控制措施:提高研究对象的依从性,采取盲性随访。

四、干扰

干扰(co-intervention)是指实验组额外地接受与试验措施疗效类似的其他处理,导致治疗效果的夸大,同样是歪曲了结果的真实性。

质量控制措施:提高研究对象的依从性,采取盲性随访。

五、退出

退出(withdrawal)是指在随访过程中,由于各种原因,研究对象从实验组或对照组中取消。退出不仅可能产生偏倚,而且会造成样本量不足,导致研究效率降低。常见的退出原因有以下三种。

(一)不合格

不合格(ineligibility)是指在选择研究对象时未发现有问题,在实验开始以后,由于种种因素的影响,发现一些不符合原定的入选标准的研究对象,并使其退出。在实验性研究中,一般情况下,研究者对实验组往往观察仔细,因此较易发现实验组中的不合格者,结果使得实验组和对照组中由于不合格而退出的人数的比例不等,导致偏倚的出现。此外,每个研究者对研究对象的反应(如疗效)的观察与判断可能具有倾向性,对效果差的可能特别留意,留意的结果是可能发现不合格者,从而使得出的结论比实际的效果好。以上两个方面均会使实验性研究结果的真实性以及实验组和对照组的可比性降低。

质量控制措施:①采用客观、明确、统一的诊断标准,严格控制受试对象的入选条件。②对随机分配后的不符合入选标准者,可以根据标准将研究对象分为"合格者"和"不合格者",然后分别进行亚组分析和比较,如果两者的结果不一致,则下结论时应慎重。

(二)不依从

不依从(noncompliance)是指研究对象在随机分配后不遵守实验规定。进行资料分析时,不能简单地使不依从者退出,因为两组不依从者的比例和类型可能不同,即两组的可比性降低。需注意的是,治疗性研究中,若多数受试对象不遵守干预规程,即使得出有效结论,也难以推广应用(不被群众所接受)。

质量控制措施:①加强宣教,讲清实验目的、意义和依从性的重要性,提高研究对象对遵从实验规程的正确认识。②简化干预措施,以便取得研究对象的支持和合作。③注意实验设计的合理性,实验期限不宜过长。④提高医疗技术水平和服务质量,使受试对象就医方便,用药应高效、低副作用,并加强对效应及副作用的观察。⑤将服药(干预制剂)习惯养成和日常生活行为结合起来,使受试对象服用方便,不易遗忘。⑥社会和家庭的关怀和支持是提高依从性的重要环节之一。

(三)失访

失访(loss to follow-up)是指研究对象因迁移或与本病无关的其他原因死亡等而造成对研究对象未能随访、观察到研究终止时间。资料分析时,应考虑两组失访率的差异,若失访率不同,则对分析结果可能产生影响;即使两组失访率相同,若失访原因或失访者的特征有异,则两组预后也可能不同。此外,失访也会造成样本含量不足,降低工作效率。

质量控制措施:①尽量设法减少失访,一般要求失访率不超过10%。当实验中出现失访时,尽量用电话、通讯或专门访视进行补访调查。②资料分析时,进行两组失访率的调查,并应用生存率分析(survival analysis)对失访前的资料进行分析,分析方法与队列研究失访率的分析相似。③实验前,应对失访率作初步估计,在估计样本含量时,预先将此数算入。

第四节 治疗性研究的评价原则

疾病治疗性研究的评价主要从研究的选题、设计、实施、资料整理所用方法是否具有科学性,所下结论能否反映客观事物的真实情况,可靠性和可信性如何等方面分别加以评价。对不同的研究课题应有不同的评价方法与要求,要紧密联系专业知识与实际情况,具体问题具体分析,不能仅从理论要求上进行评价而脱离实际。治疗性研究的评价标准主要有以下几个方面。

一、治疗性研究是否是真正的 RCT

RCT 是疾病治疗性研究的金标准设计方案，真实性和可靠性较高。但临床试验的复杂性使临床疗效受各种主客观因素的影响。因此，即使是应用 RCT，评价时也应注意以下几个方面。

(一)是否采用随机化方法进行分组

只有采用随机化分组，才能使研究基线状况保持相对平衡，才能保证结果的真实性和重复性，结论的论证力才会更强。因此，患者的分组应是真正的随机分配，不能将随意误作随机。同时，需进行组间均衡性检验，增强实验组与对照组的可比性。

强调随机对照试验，并非指所有治疗性研究必须作随机对照研究。应根据防治的疾病、试验措施的性质和效力而定。若试验措施的效力强大，其良好的效果不受偏倚等因素的干扰；或预后凶险，原措施基本无效，这些情况下的治疗性研究可以不强调随机对照。

(二)是否运用盲法

应用盲法的目的是避免研究者与受试对象的主观因素对研究结果的影响，从而保证结果能反映客观实际。采用盲法时，必然要应用安慰剂。盲法能够执行的关键是保密，因此，要取得全科人员的支持，并得到患者的理解与信任。

(三)是否保证组间基线状态的可比性

若组间基线状态不一致，则应在结果分析中作基线的分层比较和校正，以增强研究结果的论证强度。

(四)是否分析辅助治疗对结果的影响

临床试验中应进一步考察组间辅助治疗是否有差别，是否影响疗效的差异。这种情况在较复杂的慢性病治疗研究中较常见。因为病情复杂往往不能做到仅使用单纯的试验药物，由此应特别注意"干扰"及"沾染"等偏倚的影响，以保证研究结果的真实性与可靠性。

二、是否观察和报告全部的临床研究结果

有的研究者为了获得阳性结果，只报告疗效好的结果而不报告不良反应，这是不科学的，应报告由防治措施引起的全部的临床有关结果。根据防治措施的效应特点，报告包括直接的近/远期疗效及其临床价值。报告药物不良反应不能故意缩小，应如实报告用药后的毒副作用，以便对疗效作出客观、全面、系统的评价。

三、是否包括按方案完成整个治疗的全部对象

理想的情况是，设计时入选的全部研究对象均依照设计要求接受全部防治措

施和接受随访,在取得相应的效应指标数据的基础上,对临床疗效进行真实评估。然而,在临床试验中,由于各种主客观因素的影响,总会有些病例未能接受全程试验,不能完全依从而中途退出。对此,应在结果中统计分析这些病例总数,并明确交代其原因。为保证研究的质量,要求未完成规定治疗而中途退出的病例不应超过总数的10%,一旦超过20%,则会影响结果的真实性,破坏其临床意义和价值。因此,进行疾病治疗性研究时,应征得患者的同意和配合,尽力取得患者的支持,从而保持良好的依从性。研究中重视病例的观察及随访,尽量减少患者的退出。为了评价治疗性研究结果的真实性,对于实验组和对照组中退出的病例可采用末次观察前推法(last observation carried forward,LOCF)处理。

四、是否充分考虑临床意义和统计学意义

对于任何一项治疗性研究所得出的实验组与对照组的效果差异,需明确临床意义和统计学意义。

(一)临床意义

临床意义一般多指组间比较结果的差异有无实用价值。目前尚无明确的标准来判断实用价值。例如两个率的比较,相差多少个百分点才有意义,有时从药物价格及副作用大小等方面来考虑,若两组治疗效果相近,但实验组用药的药价低廉、副作用小,也能说明其具有临床意义。具体来说,可采用以下指标:

1. 相对危险降低率(relative risk reduction,RRR) 反映实验组比对照组治疗后有关临床事件发生的相对危险度下降的水平,通常 RRR 在25%~50%或以上,方有临床意义。

$$RRR = (P-A)/P \times 100\% \qquad 式(7-3)$$

式中,P 为对照组的事件发生率,A 为实验组的事件发生率。

2. 绝对危险降低率(absolute risk reduction,ARR) 反映实验组临床事件发生率比对照组相同事件发生率的绝对差值,ARR 越大,临床效果的意义越大。

$$ARR = P - A(\%) \qquad 式(7-4)$$

式中,P 与 A 的意义同上述公式。

3. 需要治疗的人数(number needed to treat,NNT) 即挽救1例患者免于发生严重的临床事件,如卒中、急性心肌梗死或死亡,需要治疗具有发生这些事件危险性的患者数。NNT 主要用于反映临床经济价值,NNT 越小,即防止发生每一事件花费的经费越少,临床价值越大。

$$NNT = 1/ARR \qquad 式(7-5)$$

(二)统计学意义

统计学意义是指用统计学方法来衡量实验组与对照组间的疗效差异是否为来自防治措施的真正效应,用于评价这种差异的真实程度。例如,统计学上的 P

＜0.05是指临床上发现的效果差异有小于5%的机会是来自偶然的机遇,而由防治措施引起的真正效应的概率大于95%。

统计学意义并不涉及临床疗效差异的大小,只是表明这种差异存在的真实程度。若临床差异和统计学差异是一致的,则可以肯定防治措施的价值;若两者不一致,例如临床上有差异,但差异无统计学意义,则可以通过增加样本量、调整疗效判定标准等重新研究;若样本量特别大,即使组间差异有统计学意义,研究结果可能并无实际临床价值。

五、研究对象是否合适

(一)研究对象的诊断是否确凿无疑

一般来说,病理诊断、手术所见的诊断是金标准,特异性强的实验室指标与影像检查对确诊提供的价值较大,但应注意假阳性和假阴性。对某种疾病的全国或地区性的协定标准也可算作金标准,但这些标准常受基层实际情况的限制,要求不能太严格。因而据此标准作为研究的要求有所不足,以从严要求为宜。

(二)是否有明确的纳入与排除标准

为了确定治疗性研究的结果能被他人重复和应用,研究者应详细描述病例的纳入与排除标准。主要从患者的性别、年龄、营养状态、免疫水平和疾病的临床分型、病情轻重、病程长短等非实验因素方面加以限定。

(三)研究对象是否有良好的代表性

入选的研究对象最好能在年龄、性别、病情轻重、病程长短等方面都具有一定的数量,这样才能使研究结果外推至更大的人群。如果难以做到,应加以详细说明。

六、治疗方法和措施是否切实可行

治疗性研究中所要评价的治疗方法和措施要作详细交代。例如临床药物疗效分析中,药物代谢及药物动力学的生物学依据,有关给药途径、剂型、剂量及其增减条件、疗程、相关的配套治疗方案,以及可能出现的药物不良反应和对策、中止试验的标准等,均应清楚地描述,以便重复验证。

上述六条基本原则可作为疾病治疗性研究评价的参考,前四条涉及研究的科学性和临床应用价值,是重要基础,只有在符合前四条的前提下,才能应用后两条评价研究的实用性。

(苏 虹)

第八章 临床依从性评价

第一节 概 述

一、临床依从性的定义及表现形式

依从性在国外先后用"adherence""compliance""commitment""concordance"等表示,也译为遵医行为、遵医性、顺从性、顺应性等。国外对依从性的研究比较早,20 世纪 60 年代初,美国的 Bergman 和英国的 Porter 首次进行患者依从性的调查研究。1975 年,美国国立医学图书馆在官方医学主题标目(Medical Subject Heading,MeSH)首次引入患者依从性(patients compliance),同年英国医学科目标题一览表首次引入病人依从性的术语,随后依从性的定义也在不断地发展和完善。1979 年,Haynes 将依从性定义为"患者遵从医嘱或治疗建议的程度"。1996 年,Urquhart 将依从性定义为"病人的实际行为与医生所开处方的一致性,即患者遵守医嘱的表现"。2001 年 6 月,世界卫生组织(WHO)指出依从性的定义为"患者执行医嘱的一致程度"。2003 年,WHO 又通过了一个关于长期治疗依从性的定义,即在疾病治疗和预防中,个人在药物、饮食、生活方式改变等方面的行为与其同医务工作者一起制订的医疗保健方案相符合的程度。

我国的医务工作者于 20 世纪 80 年代后期开始关注依从性,最早由阮芳赋教授译出并使用"遵医行为"这个术语来描述依从性,他指出遵医行为是在治疗和预防疾病方面,病人的行为与医生的处方相符合的程度。目前,国内较为公认的依从性的定义为:患者的行为与医嘱的一致性,它反映了患者和医疗工作者之间的关系。依从性主要表现为两个方面:对医疗干预措施的依从和对行为方式改变的依从。前者主要指患者用药、理疗等医疗干预的依从性,后者主要指饮食、运动等生活方式的依从性。但是随着以病人为中心的现代医疗模式的发展与转变,医学领域逐渐意识到医务人员和患者为合作伙伴关系,而非传统的依从关系。

患者能完全按医嘱要求执行称为依从性好,否则称为不依从。不依从的具体表现形式有:①病人拒绝接受治疗;②断断续续地接受部分治疗;③中途退出;④自行转组;⑤加用其他药物或治疗措施;⑥过量服药。如在药物临床试验中,所谓"不依从",可以理解为患者不能按医嘱坚持进行药物的自我管理,包括以下情况:①不按处方所列的品种用药;②服药过多或过少;③不规则用药,如改变服药时间间隔或漏服;④擅自停药或服用不适宜药物;⑤合并使用处方药和非处方药或违禁药物(毒品);⑥服用药物期间饮用含酒精类物质。

二、临床依从性的重要性

在临床医学以及科学研究中,良好的依从性是决定效果或质量的重要因素之一。狭义上,临床疗效的好坏与依从性的高低密切相关;广义上,依从性的高低与医疗质量和科研成果的可靠性密切相关。

在前瞻性队列研究中,研究对象的依从性与代表性成正相关,依从性越高,所得结果的说服力越强。一般要求纳入总结分析的病例数最好达到进入试验时总病例的90%以上。如果退出、中止试验的不依从者高于20%,研究结论的可信度将受到严重影响。过低的依从性可使研究工作失去意义,甚至导致研究结论的偏倚。例如,我们在杂志上常能看到评价药物疗效的对照研究论文对某种药物疗效的判定,若实验组依从性低,而对照组(采用常规疗法)却有良好的依从性,此时往往会低估该药物的疗效,甚至将实际有效的药物错误地判为无效;反之,若试验组依从性好,而对照组依从性差,也可使本来无效或疗效不佳的试验药物判为疗效显著。当然,若试验组与对照组均不具备良好的依从性,该项研究也将失去意义。此外,即使是自始至终坚持者,也应作依从程度的分析。在临床医疗和研究的实践中,要求病人100%的依从,但实际上常常难以达到。国外研究报道,依从率一般在20%~80%,慢性病患者需服药1年疗程者,仅50%左右能坚持完成试验,其中达到理想疗效的约为65%。国内的一些前瞻性研究常常在结论分析时简单地将失访者剔除而未予以原因分析,故其结论的可靠性值得商榷。因此,依从性作为一个重要的影响因素,应该受到足够的重视及有效的干预。

在临床医学中,临床医师建立正确的诊断和制定合理的治疗方案后,依从性对疗效起着关键作用,两者呈正相关。尤其对冠心病、高血压、糖尿病等需要长期治疗的疾病,不仅可以控制疾病发展,还能降低其并发症发生率与患者病死率。长期依从性差的问题已经成为一个影响人群健康和生活质量的严重问题,同时也加重了全球慢性病的负担。慢性疾病患者的长期不依从率在发达国家平均为50%,发展中国家慢性疾病患者的不依从率更高。WHO指出,相比研发一种新的治疗手段,在全世界范围内提高患者对当前治疗的依从性所获得的健康效益将更大。如何有效提高患者的依从性已成为研究人员的一个难题。当确定患者的依从性差时,患者可能因耽误治疗而已经产生了不良影响。早期预测患者的服药依从性高低,根据可能影响患者服药依从性的因素提前有针对性地进行干预,对改善其依从性、保证治疗的最佳效果产生重要的推进作用。

三、临床依从性的影响因素

WHO在大量循证医学研究的基础上将依从性的影响因素概括为五个维度,分别为社会经济相关因素、医疗团队-系统相关因素、疾病相关因素、治疗相关因素和患者相关因素。

(一)社会经济相关因素

患者家庭经济基础薄弱,治疗方案造成的经济负担高于家庭的承受能力,导致患者使用经济负担相对较低的治疗方案替代原治疗方案,从而导致患者不依从。另外,家庭功能障碍、家庭不完整、亲友及社会的支持力度减弱均可导致患者不依从或者依从性差。

(二)医疗团队-系统相关因素

咨询机构不足、医护人员服务态度差、医患缺少沟通、医生缺乏对患者治疗的督导或使患者对治疗缺乏信心、出院后健康教育及随访体系不健全、无社区支持系统、医生对患者可能出现的不良反应或后果不能提供明确的保障措施、医疗保险制度不健全等因素均可能导致患者依从性降低。此外,医生诊疗技术的高低是影响患者临床疗效的重要因素之一,同时也是影响患者依从性的重要因素。

临床研究中,部分研究者未严格按照试验设计和标准操作流程(standard operation procedure,SOP)、对待患者态度恶劣等,均会影响医患之间的正常交流,进而导致患者对研究者的不信任,拒绝参加试验或中途退出。信任是一切关系的基础,与患者的疗效、依从性、满意度以及治疗的持久性等密切相关。另外,研究者对受试者知情同意不到位,监管受试者用药不到位等对依从性也有影响。

(三)疾病相关因素

疾病的轻重程度易因依从性差而导致脱落率较高,轻者因病情有所好转或自感疾病康复而不按临床治疗方案坚持用药或回访;重者用药后症状无明显缓解甚至加重,患者对治疗方案产生怀疑,对药物疗效不信任,从而导致患者改用其他药物或寻找新的治疗方案。另外,患者所患疾病并发或合并其他疾病对依从性也有一定的影响。

(四)治疗相关因素

治疗方案复杂、失败的治疗经历、担心副作用等均可以导致依从性下降。例如,患者服药后出现真实的不良反应(如腹泻、心悸、头晕等)或因个人臆测的不良反应而停药;患者经短期治疗后,症状无明显改善,从而对治疗缺乏信心。

新药物试验设计中,试验方案过于复杂、试验周期长、访视次数密集、频繁采集血样、试验药物效果不明显、出现不良反应等均可导致受试者不依从或脱落,从而影响药物试验的进度和质量。

(五)患者相关因素

患者的年龄、性格、文化程度、职业、对疗程的周期和依赖性产生的担心、自我管理能力及心理因素等个体差异的不同均会对依从性产生不同程度的影响。患者学历水平高,会建立更加完善的健康意识和健康理念,拥有更为全面的疾病与临床试验的认知,治疗依从性状况相对较好。

此外,患者对疾病可能造成的危害性或严重程度认识不足,不了解或不能耐受药物的不良反应均可影响其临床依从性的高低。以糖尿病为例,糖尿病是具有遗传倾向的慢性、终身性疾病。全世界糖尿病患者人数已超过4.5亿,如果长期血糖控制不良,可引起多种并发症,甚至导致残疾和过早死亡。但并不是每一位糖尿病患者都了解此病的严重程度以及所能造成的危害性。因此,开展健康教育是预防和控制糖尿病的基础和前提,可通过个别咨询、书面指导、团体指导等方式加强宣教。一方面,提高患者对遵医嘱治疗的重要性认识;另一方面,使患者对病情、治疗和转归有一个正确的认知,从而提高患者的治疗依从性。例如进行糖尿病健康教育,对象包括患者及家属,不仅在医院内,还要延伸到社区,且应贯穿疾病治疗的全过程。

四、改善临床依从性的措施

依从性问题不仅属于医疗行为范畴,还属于社会医学范畴,涉及医生、护士、药师、患者、药品、社会、环境等诸多因素,依从性的改善需要医务人员、患者、社会等各方共同参与。患者依从性的好坏是临床疗效的重要影响因素之一,将直接影响病情的发展和疾病的预后,提高患者的依从性在临床研究中有着重要的作用和社会意义。造成依从性差的很多因素是可以避免的,为了防止患者不依从,必须具备下列前提:①疾病的诊断必须正确;②干预措施应对该病有治疗作用,而且对患者利大于弊;③坚持患者自愿的原则,向患者述清原理,争取合作,不能强迫;④及时了解不良反应,一旦出现严重毒副作用,应及时终止治疗。

(一)重视和加强健康教育工作

加强宣传教育,普及相关医学知识,使患者认识到遵从医嘱的重要意义,从而积极主动地接受有效的治疗。这不仅依赖于科普工作者的努力,还需要医务工作者在诊断治疗的各个环节对患者及时进行教育和指导。例如,对患者普及冠心病知识,发放心绞痛宣传材料,逐步提高心绞痛患者及亲属对疾病的认知和健康管理能力；向患者讲明基础药物的重要性，提高用药依从性，可明显提高临床治疗疗效；为患者提供健康的生活方式建议，如戒烟、戒酒、低盐低脂饮食、规律作息、适当运动等。

(二)改善医疗的各个环节

1. 简化治疗方案，防治措施力求简单方便　在不影响临床疗效的前提下，尽可能简化检查治疗程序，这样可为患者节省时间和费用，易为患者及家属所接受。如采用每日1次剂量的长效制剂及缓释或控释制剂，可有效地提高患者用药依从性。

2. 药师应加强用药指导　医疗机构的药剂部门应在门诊及住院药房设立用药咨询服务窗口，窗口工作人员应由具有经验、高年资的临床药师担任，开展药学咨询、监护工作，提高药学服务质量。药剂人员发药或护士执行医嘱时，必须向患者或家属进行"药嘱"，详细告之药物服用方法、24 h内的最大服药量及用药最佳时间和次数（按时辰用药），充分促进药物的吸收，提高药物血药浓度和生物利用度。同时也应告之药物的副作用、用药注意事项及有效期等，指导患者正确用药，确保用药安全，提高患者对治疗的依从性。

3. 研制提高患者依从性的新剂型　结合临床需要，研究速效、长效、高效、低毒及色、香、味俱全的新剂型。例如，根据儿童用药及心理特点，将具有不良气味、颜色的药物进行结构修饰或包衣，制成患者乐意接受的新制剂，从而提高患者用药依从性。

4. 医护工作者还要时刻监测药物不良反应，并及时调整治疗方案，预防、减少或避免不良反应，最终达到治疗和控制疾病、预防并发症、提高患者生活质量的目的。

5. 采取积极措施降低服药遗忘率，如使用长效制剂和复合制剂，随访的间隔期不易太长等。

(三)改善医疗服务质量，保持医务人员与患者间的良好关系

1. 临床医务人员应树立良好的职业道德及高度的责任心　临床医务人员在诊疗过程中要严格遵守职业道德，本着对患者认真负责的工作态度，做到因病施治，合理用药。不开大处方，不滥用药物，尽可能选择疗效高、不良反应少、价廉的药物进行治疗。同时，对患者特别是慢性病患者要耐心宣教，如服药的重要性，药物可能出现的不良反应（并详细询问患者用药史），具体服药方法及时间等。临床实践证明，医务人员预先告诉患者在接受药物治疗过程中可能出现的不良反应及采取有效的处理方法，有助于减少患者的不依从率，提高治疗效果。

2. 提高医疗技术水平　临床医务人员应该不断地掌握最新医疗知识，提高诊疗水平，为患者提供安全性高、临床效果好的治疗方案。当然，在提高诊疗技术的同时需要积累临床经验,对于一些病程比较长的疾病,用药治疗期间,医护人员应全程督导,并且坚持长期随访,及时了解患者的病情变化,重视与患者的沟通,随时帮助患者解决长期治疗过程中碰到的各种困难,充分调动患者的主观能动性,从而提高患者的依从性,对提高患者的治疗效果有重要的意义。

3. 社区医生的全程服务　目前,患者住院和出院治疗存在脱节,患者出院后的后继治疗缺乏保障,医护人员只能对少数患者进行家庭访视。因此,需要社会卫生服务机构建立完善系统的社区诊疗、护理体系,保障患者出院后的医疗需求。

(四) 社会和家庭的督促和支持

家庭功能的完整、成员之间关系的和谐,亲友乃至社区群众的关心和鼓励亦能提高患者的依从性。

(五) 降低医疗费用

医疗机构应采取多科室协作的模式,对各种治疗方案进行经济学分析和优化,在为患者提供安全、有效的治疗措施的同时,力求降低医疗成本和药品费用,减轻患者经济负担。

第二节　临床依从性的评价

衡量临床依从性的方法有多种,现有方法评价的结果差异性较大。衡量依从性的结果是否可信,除了方法本身外,关键还取决于患者和医护人员的真实性。

由于依从性在临床工作中的重要性,临床医生对医嘱的被执行情况,以及对治疗效果的影响应有所记录,以便定期总结、改进和提高。目前对临床依从性的评价主要包括直接法、间接法(药片计数法、病人自报法和治疗效果评价法)和电子治疗监测仪法等。

(一) 直接法

直接法是衡量依从性最基本的方法,其准确性高。应用药物代谢动力学的知识,采用生物化学或放射免疫等技术,通过测定患者血或尿中所服药物及代谢产物来判断患者是否按规定用药。如测定血浆中碳氧血红蛋白水平以了解研究对象对戒烟的依从性。采用直接法必须了解所测药物在人体内的吸收和排泄规律,了解检测方法本身的灵敏度和特异度,以及根据检测结果来确定依从性的标准。

药物水平检测包括:①药物水平的检测;②药物代谢产物的检测;③标记物的检测。前两种常用生物化学法(biochemical validation)来测定患者血药浓度或尿药(代谢产物)浓度,从而判断患者是否按规定用药。

对不能直接测定原药物或代谢产物者,可在原药中加入某种便于检测的指示剂(如维生素 B_2 和荧光素),供检测依从性使用。对指示剂的要求有:①无毒性、无药理或化学活性;②不受体液理化性质(pH、温度)改变的影响;③能被排出体外,无体内蓄积;④测定方法简便,灵敏度和特异度高;⑤无色无味,不易为患者察觉。

虽然直接法能够直接、较准确地衡量患者的依从性,但目前在临床上应用尚不普遍,原因是其检测方法比较复杂,费用较高,出结果的速度较慢,不易被患者接受,且只能反映近期用药情况。另外,直接法对指示剂的要求也较高,并且其测定结果受到许多因素的影响:①药物半衰期:生物化学法仅能反映近期用药情况,且对于半衰期短的药物,因其在体内代谢较快而容易错过检测时机;②个体的药物代谢动力学差异:患者的消化功能、排泄功能和体内代谢状态等均对血药和尿药浓度水平产生重要影响;③检测方法的灵敏度和特异度;④判断依从性的分界点的选择等。

(二) 药片计数法

药片计数(pill counting)是较常用的衡量依从性的方法,特别适用于一些大规模的临床研究。在研究对象每次接受随访时,比较病人瓶中实际剩下的药片数和应该剩余的药片数(可以从处方和用药时间推算出),以衡量病人服药的依从性。

临床常用在复诊时比较患者实际剩余的药片数和处方药物总量,求得依从率:依从率(%)=患者已服用的处方药物量/处方的药物总量×100%。由表 8-1 可计算出 A 药依从率=(处方量-剩余量)/处方量×100%=(210-40)/210×100%=81%。

表 8-1 依从性记录表

药物	处方量 (片)	剩余量 (片)	未服用药物原因			
			副作用	忘记	痊愈	其他
A	210	40	√	—	—	—
B	—	—	—	—	—	—
C	—	—	—	—	—	—

可以根据研究需要制定具体的依从率标准。有人报道在治疗高血压时,以服用处方量的 80% 为依从性高低的判断标准,服药量≥80%处方药量者为高依从性,否则为低依从性。也可以根据具体情况作出经验性判断,如根据多数患者服用一定的处方药量后达到了治疗目的,此时这部分患者所服药物量与药物总量的百分比,即为依从性的标准。

用药片计数法判断依从性高低时,要求医师或药片计数者熟知每位患者的处方药量、服用方法及每次给药的日期。药片计数法在临床实践、科研中是一种较常用、可行的方法,能较准确地反映患者的依从性。但在下列情况下,药物计数可能过高估计患者的依从性;①患者服用的药物可以与他人共享;②一次吞服不成功而消耗部分药物,此种情况多见于儿童服药;③将药物遗忘在他处,一些不忠实的病人甚至可能将药物藏于某处或宁愿扔掉。

例如,Bergman 等研究一组儿童口服青霉素 10 天治疗链球菌性咽炎疗效的依从性。用尿液检查和药片计数相比较,发现到疗程第 9 天时,药片计数法测定的依从率远高于尿检法。原因是,一些常用药品如降压药、抗菌药、止酸药等,家属中其他成员亦可享用,亦可能是病人将药遗留他处,甚至是为了讨好主治医师,就诊前人为减少药片。见表 8-2。

表 8-2 药片计数和尿检法检测口服青霉素依从性比较

疗程第几天	依从率/%	
	尿检法测定	药片计数法测定
3	46	44
6	31	29
9	8	18

总的来说,药片计数法比直接法简单易行,所得结果也比直接法可靠,已为许多临床研究所采用。为了避免研究对象察觉,有些研究者每次随访时收回剩余药片,另给新药,以提高测定的正确性。

(三)病人自报法

病人自报(self-report)法有面询、电话、信函、日记和问卷等,一般多采用面询结合问卷的方式来了解病人的依从性。病人自报法是临床评价依从性最简单、经济、有效的方法,目前运用较广泛的是量表测量法,如 Morisky 自我报告服药依从性问卷(Morisky self-reported adherence questionnaire,MAQ)及通用依从性量表(general adherence scale,GAS),因其简便、易行、省时,已经应用于多种慢性病服药依从性的测量。

1. Morisky 自我报告服药依从性问卷(MAQ) MAQ 最早只通过 4 个经典问题来确定研究对象的依从性:①您是否有过忘记服药的经历? ②您是否有时不注意服药? ③当自觉症状改善时,您是否曾停止服药? ④当感觉病情更坏时,您是否曾停止服药? 由于包含的条目数较少,一定程度上影响了其内部一致性。Morisky 等人于 2008 年将影响依从性的环境因素纳入其中,编制成包含 8 个条目的新量表(MMAS-8)。目前 MMAS-8 已被翻译成多国语言,应用于多种慢性病患者服药依从性的研究。我国学者司在霞于 2013 年制定了中文修订版MMAS-8,内容包括忘记服药、随意增减药物剂量、自主停药、是否坚持用药等 8 个条目,该量表具有较好的信度和效度,见表 8-3。

第八章 临床依从性评价

表 8-3　中文版 MMAS-8 问卷

问题	是	否
①您有时候会忘记服药吗?		
②最近 2 周有出现过漏服药的情况吗?		
③是否由于吃药后感觉不适而在未告知医生的情况下自行消减或停止服药?		
④旅行或长时间离家时,是否忘记过携带药物?		
⑤昨日是否服用了您所应该服用的全部药物?		
⑥当您认为病情得到控制后,是否自行停止过服药?		
⑦您是否认为坚持按治疗计划进行服药很麻烦?		
⑧您认为记得使用所有药物有困难吗?	1 2 3 4 5	

1 从来没有;2 偶尔;3 有时;4 经常;5 一直

2. 通用依从性量表(GAS)　GAS 最先被用于综合测量慢性疾病患者的遵医行为,包括 5 个条目,调查患者近 4 周的依从性。目前,此量表国外应用较多。实际应用中,常在此量表基础上形成特定疾病治疗的 GAS,比如抗逆转录病毒治疗依从性通用量表(antiretroviral general adherence scale,AGAS),应用于评价高效联合抗逆转录病毒治疗药物的依从性。

3. 其他　以上量表虽然可以测评多种疾病的依从性,但只限于服药依从性。目前,还有一些量表可从多个维度对依从性进行测评,比如日常生活管理行为、烟酒嗜好管理行为等,如原发性高血压患者治疗依从性量表(therapeutic adherence scale for hypertensive patients,TASHP)包括遵医服药行为、不良服药行为、日常生活管理行为及烟酒嗜好管理行为四个维度。因不同疾病的饮食、运动等生活方式要求不一样,故多维度依从性问卷具有一定的特异性。

病人自报法简便易行,并且可以测量患者的社会、经济、行为等因素,但是部分患者可能不愿意承认自己的依从性低且存在回忆偏倚,因此医务人员往往会高估患者的依从性。医务人员在询问患者时要注意运用合理的方式、方法和技巧,使患者如实回答,从而得到真实情况。例如要求患者改善饮食,或要求患者记载心绞痛发作次数及随之服用硝酸甘油的次数与剂量等,待患者复诊时即可采用直接询问的方式,调查询问 24 小时或几天来的膳食情况、心绞痛及服药情况,并与他自己的记录进行核对。

病人自报法的结果是否准确与病人文化水平或记忆力等有关。Roth 等报道一组溃疡病病人服用抗酸剂,以测血指示剂含量为依从的金标准,评价医师预测和病人自报依从性的准确性,结果不尽如人意,见表 8-4。

表 8-4　服用抗酸剂溃疡病病人的依从性比较

方法	依从性
病人自报	89%
医师预测	71%
血检法	47%
与血检法的相关性	
病人自报	0.42
医师预测	0.48

(四)治疗效果评价法

一项治疗措施被确认有效,依从者比不依从者有肯定的效果,而且达到理想治疗目的与其良好的依从性呈正相关关系,此时用治疗效果的好坏来评价依从性就是一种可行的方法。除疾病自限性因素外,治疗效果与依从性密切相关,可认定达到治疗目的或缓解者为治疗依从性好的标志,否则为不依从者。采用本法的前提是必须诊断明确、疗效确切、剂量合理,而且所接受治疗的疾病是可恢复的,即具有有效反应性。

例如,Lowenthal 等(1976)曾观察 207 例高血压病人接受噻嗪类利尿降压药的治疗效果,以血压控制情况和尿中噻嗪检测分别作为依从性的判断标准,结果见表 8-5。

表 8-5　207 例高血压病人的疗效与依从性(%)

血压	尿噻嗪试验		合计
	阳性	阴性	
得到控制	59(44)	12(16)	71
未得到控制	75(56)	61(84)	136
合计	134(100)	73(100)	207

由上表可见,以尿噻嗪试验阳性作为标准,则依从组和不依从组中分别有 44%(59/134)和 16%(12/73)的病人的高血压得到控制。但如以血压控制与否作为依从性的指标,与尿噻嗪试验相比,灵敏度仅为 44%(59/134),而特异度为 84%(61/73)。因此,以治疗效果来衡量依从性是不够灵敏的,因为有效与无效之间存在个体差异,疗效还受到依从性之外许多因素的影响,如医患关系、患者的社会心理因素、病情轻重、疾病自限性等。例如,病情较重者多认真执行医嘱,即依从性好,但疾病的恢复通常较慢;而病情较轻者往往不能坚持治疗或根本不治疗,表现为依从性差,但由于疾病的自限性,有时可以看到轻症病人不治自愈的例子。因此,根据预期疗效评价依从性时,必须考虑多种因素的影响。

(五)电子治疗监测仪法

随着医用电子技术的发展,电子治疗监测仪(electronic medication monitor,EMM)已成为衡量依从性最准确的方法之一。EMM 包括药盒检测仪(pili box monitor)、滴眼剂监测仪(eyedrop monitor)和吸入计量仪(metered-dose inhaler,MDI)等。EMM自动记录开盒和用药的具体日期、时间、次数及用量。为了防止伪依从,确保药物真实进入病人体内,一种配备流量传感器的新型MDI已用于临床测量病人实际吸入药量。国外已将EMM作为评价依从性衡量方法的金标准。

MDI记录依从性的定量指标包括:①每天平均吸入次数;②每天平均分为几次治疗(sets);③每次治疗的平均吸入次数;④依从日(compliant days)百分比,即按医嘱治疗的天数占总监测天数的百分比;⑤不依从日(noncompliant days)百分比,包括用药量不足(underuse)或用药过量(overuse)。利用上述客观指标,总依从性(overall compliance)可定为特定监测期内依从日的百分比,如75%。以上资料可制成依从性的时间趋势图,以反映依从程度随着时间的动态变化。

例如,Rand等(1992)研究一组95例慢性阻塞性肺病(COPD)病人临床干预试验的依从性,要求病人每天3次、每次吸入2次平喘剂或安慰剂,通过MDI和病人自报衡量依从性,随访至少4个月。两种测量方法的结果相差很大(每天3次):病人自报法的依从性为73%,而MDI的实际结果仅为15%。

(六)预约和随访法

患者或研究对象不能够按预订的日期到医院作复查,中途退出或失访,是常见的不依从现象。通过了解患者预约复查和随访率,可以判断依从性。

第三节 临床依从性的预测

一、依从性预测相关行为理论

依从性是多种因素在一定条件下相互影响、相互制约产生的行为结果,社会心理领域中的行为改变理论能够为行为研究提供理论框架,并能够对复杂的行为进行解释和预测。

(一)依从性预测相关行为理论基本模型

1. 健康信念模型(health belief model,HBM) HBM主要强调用个体的主观心理过程如态度和信念来解释和预测行为,包括易感性认知、严重性认知、效益认知、障碍认知和自我效能五个部分。通过人们对行为的利弊权衡来解释和预测健康行为,即患者通过感知一种疾病的易感性和疾病的严重性以及行为的益处来权衡一个与健康相关的行为,当个体感知到疾病的严重程度,认为不良结果发生的可能性较大,而且意识到采取健康行为后可能会带来许多益处,在采取行为中所要付出的代价较小时,健康行为就会比较容易发生。

自我效能在对行为的影响中起着中介作用，是决定人们是否采纳健康行为的重要因素。易感性认知和严重性认知、障碍认知和效益认知都是直接或间接地通过自我效能作用于行为。循证医学研究显示，效益认知和障碍认知是预测行为较强的因子。障碍认知水平越高，越容易阻碍行为的发生，比如药物具有副作用、药物太贵等使得患者的依从性降低。效益认知对行为的影响具有两面性，一方面，效益认知会增强信心，提高依从性；另一方面，患者在症状减轻或消失、疾病好转后选择停止服药或减量。HBM 被广泛地应用于各种健康行为的研究中，如乳房自检、酗酒治疗、胸部 X 线检查、高血压服药依从性等。研究证实，HBM 对依从行为具有较强的预测和解释能力。如邱萍萍等通过调查肺癌术后病人功能锻炼依从性相关分析显示，健康信念可作为改善术后锻炼依从性的一个干预目标。

以 HBM 为指导的健康教育也被证实能有效增加患者的健康信念、自我效能及疾病相关知识，从而提高患者的依从性。但是，HBM 包含太多的变量，难以发现哪个变量在行为预测中起主要作用；其次，没有充分考虑到其他因素对依从性行为的影响（如收入等）；再者，HBM 没有统一的测量工具，使得研究结果不易比较。

2. 计划行为理论（theory of planned behavior，TPB） TPB 是在理性行为理论（theory of reasoned action，TRA）的基础上发展而来的，是由 Ajzen 于 1991 年正式提出的用于解释人类行为决策过程的社会心理学理论。TPB 包括五个维度：①行为态度：指个人对于某行为的正面或者负面的评价。②主观规范：主要是指个人在行为决策过程中所感知到的社会压力，主要反映对个人有重要影响的他人或团体对于个人决策的影响。③知觉行为控制：是指个人感知到的执行某种行为的难易程度。知觉行为控制可以和行为态度、主观规范一起作用于行为意向而间接影响行为，也可以直接作用于行为。④行为意向：是指个人执行某行为的动机，反映个人愿意付出多大努力去执行某种行为。⑤行为：指个人为了达到某目的而采取的行为。

TPB 认为：①非理性行为不仅仅受行为意向的影响，还受个人的能力以及资源等实际条件的制约。理性行为则不受实际条件的制约，行为意向直接决定行为。②行为态度、主观规范和知觉行为控制共同决定行为意向：积极的行为态度、重要他人的支持和较强的知觉行为控制都能增强行为意向，反之能削弱行为意向。③个人特征等因素（如年龄、性别、文化程度、婚姻状况、健康状况、抑郁程度等）通过影响行为态度、主观规范和知觉行为控制，最终间接作用于行为意向和行为。TPB 较于其他的社会认知理论，因其简捷有效而显示出较多的优势。研究表明，TPB 对依从行为的预测和解释能力比较强。

社会心理领域中的行为改变论能够为依从性影响因素研究提供框架结构，并能够对依从性进行解释,但是,各行为理论本身的局限性使其都只能在一定程度上解释依从行为。行为的影响因素是多方面的,为全面掌握行为的形成机制,可以将理论模型结合起来,从各方面综合、全面探讨和分析依从性的影响因素。

(二)依从性预测相关行为理论综合模型

1. 跨理论模型(transtheoretical model,TTM) TTM作为综合性和一体化的心理学研究方法,近年来在健康行为领域的应用极为成功,该模型已用于众多健康行为改变研究,目前在国际上应用亦十分广泛。TTM的内容架构分为变化阶段、变化程序、自我效能和决策平衡四个部分,结合了三个维度的变化,即变化阶段、变化过程和变化水平。变化阶段反映人们在何时产生行为改变;变化过程体现人们的行为改变过程;贯穿于变化阶段和变化过程中的自我效能和决策平衡反映影响个体行为改变的因素,这些因素体现了不同的变化水平。人们的意愿与行为发生确切变化时间称为变化阶段,TTM的理论框架中,变化阶段是该模型的核心组织结构。TTM把行为改变过程分为五个行为变化阶段:①前意向阶段:在未来6个月内没有采取行动的意愿,属于动机缺乏群体,不愿意接受治疗或参加健康促进项目。②意向阶段:准备在未来6个月内采取行动,改变行为付出的代价和获得的利益之间的权衡可能使人产生极度矛盾犹豫的心理。③准备阶段:准备在未来30天内采取行动,并且已经做了一些行为准备工作。④行动阶段:行为改变已经发生但少于6个月,人们会在过去6个月当中的生活方式上有具体而显著的改变。⑤维持阶段:行为改变已经发生并且超过6个月,是指人们已经在生活方式上有显著的转变并且正在努力防止故态萌发,相信自己能成功地改变生活方式。不同层次的变化阶段反映了个体行为变化意愿的强弱,该模型揭示了被其他的行为理论忽略的行为转变的关键环节。

TTM被用来提供制定生活方式管理包括饮食、体育锻炼、戒烟计划的依据,并取得了较好的干预效果。陈玲等将100例冠心病患者作为研究对象,发现基于TTM进行的健康教育可以促进冠心病患者建立良好的遵医服药行为,提高患者的合理用药自我效能水平。

2. 信息-动机-行为技巧模型(information-motivation-behavioral skills model,IMB) IMB是1992年由Fisher及其同事在进行艾滋病高危行为研究中首先提出的一种行为改变理论。该理论认为,个体要完成行为改变,信息、动机和行为技巧(行为改变的技能和自我效能)三者缺一不可,即行为改变需要相关的知识和信息,需要行为改变的动机以及相应的行为技巧,当信息、动机和行为技巧积累到一定程度后,行为改变才会发生和维持。IMB试图利用几个组分概括影响行为的主要因素,阐明各组分别与行为之间的直接关联或间接关联,以及关联的方向和强度,并从这种关联中预测预防行为,从而探讨行为干预的最佳方案。该模型认为,行为干预应该以行为转变的决定因素为出发点,在信息、动机和行为技巧三个水平实施综合干预,尤其是强调动机和行为技巧的作用。将 IMB 引入行为干预,具有较强的探索性、实用性和指导性。

IMB 最早应用于大学生艾滋病的研究。Fisher 指出,在临床实践中,可将 IMB 作为干预的基础用于提高艾滋病患者的用药依从性。江仁美等运用 IMB 对早期糖尿病肾病(DN)患者实施为期 12 个月的干预。研究发现,基于 IMB 的干预可提高早期 DN 患者的治疗依从性,阻止或延缓病情的进展。

二、临床依从性预测分析模型

目前,能够用于分析多个变量之间关系的统计学方法有回归分析、路径分析、因子分析和结构方程模型等,其中回归分析在建立依从性模型的研究中应用较多。

(一)回归模型

目前,依从性预测模型的建立大多采用回归分析法,根据数据特征可以采用多重线性回归、Logistic 回归、Cox 生存分析等方法。在探讨慢性病及其他疾病的治疗依从性或检查依从性预测研究中,一般先通过单因素分析找到依从性的主要影响因素,然后应用依从性测评工具获得依从性得分或是否依从,并以此为因变量,以主要的影响因素为自变量建立回归方程,得到依从性的预测方程及影响依从性的预测因素。乔晓霞等通过多因素 Logistic 回归分析发现,社区老年慢性病患者总体服药依从性较低,主要影响因素包括倾向因素(受教育程度与服药信念)、促成因素(家庭功能)及需求因素(住院史)。

(二)结构方程模型

随着医学模式向生物-心理-社会医学模式转变,研究领域出现了许多社会学和心理学指标,这些不能直接测量的指标称为潜变量。传统的统计分析方法如回归分析和路径分析,都不能直接处理潜变量;因子分析虽然可以利用多个指标反映潜变量,但是不能研究潜变量之间的相关关系。结构方程模型是因子分析与路径分析的结合,不仅可以描述显变量(观测变量)与潜变量之间的关系,还可以描述潜变量与潜变量之间的相关关系,前者为测量模型,后者为结构模型。此外,结构方程能同时处理多个变量,比较多个模型并找到最优模型;可以清晰和明确地显示变量间的因果机制,整体估计整个模型;可以研究变量间的直接作用和间接作用。李颖以计划行为理论为理论框架编制 2 型糖尿病患者(T2DM)饮食治疗依从性影响因素问卷,用结构方程模型探讨和分析 T2DM 患者饮食治疗依从性发生机制及其影响因素。结果表明,行为意向对饮食治疗依从行为的影响最大,以计划行为理论为依据构建的模型能够解释饮食治疗依从行为方差变异的 33.3%。

(常微微)

第九章 疾病预后研究与评价

第一节 概述

在临床实践工作中,患者及家属最关心的问题是病情是否严重,是否会有后遗症,还能活多久等。为作出确切的回答,医生必须根据掌握的真实、可靠的证据,对患者的预后作出客观的估计与判断。同时,临床医生在了解疾病的发展趋势后,对于正确判断疾病转归,选择适宜的治疗方案,以便改变疾病的结局等临床治疗决策具有重要的意义。此外,研究影响疾病预后的各种主客观因素,可以正确评价某项治疗措施的效果。

一、预后的基本概念

预后(prognosis)是指对疾病结局的预测,即对发病后疾病未来变化过程的一种预先估计,通常以概率表示。疾病的预后不仅是指简单的痊愈或死亡,还包括从疾病发生到痊愈或死亡两者之间的一系列变化情况,如缓解、慢性化、复发、恶化、并发症、致残、存活期限及生存质量等。

通过研究疾病发生、发展过程的规律性,可以使我们充分认识到疾病对人体造成的各种危害;探索影响疾病预后的因素,明确哪些是有利的因素,哪些是不良的因素;进而促进临床医生选择有效干预措施以充分发挥有利因素,排除和预防不良因素,最终达到改善疾病预后的目的。

二、预后研究的目的

(一)认识疾病对人体造成的危害

疾病是指在各种致病因素(包括人体内因和/或环境外因)的作用下,使人体出现某种致病效应的过程。例如,各种病原微生物与寄生虫等是人类传染病的主要祸首,其中有些疾病(如病毒性上呼吸道感染)的发生、发展呈自限性;有些疾病

(如肺结核、感染性休克等)经及时有效的治疗,加上合理的营养和充足的休息,病人完全可以痊愈,反之,这些疾病若被误诊误治,也可以危及病人生命(如乳腺癌);还有些疾病(如狂犬病),由于目前医学科技水平的限制,尚无有效的治疗措施,常导致死亡的结局,预后较差。环境中的一定强度、剂量的化学物理因素也可引起人体致病,例如,天然有毒的动植物、大气污染、重金属、电离辐射等给人类的健康造成越来越大的威胁。社会因素中的不良生活方式(如吸烟、酗酒等)对人们健康的影响也日益被认识,例如临床上的早期高血压患者,若平时不注意养成良好的饮食习惯和生活方式,可能促进高血压病向预后不良方向发展,从而引起各种并发症。因此,研究疾病预后就是要充分认识到疾病对人类所造成的各种危害及其程度,通过分析疾病所造成的病死、病残等发生的概率,掌握病程长短、症状的严重性、耗费的医疗资源和对人们生活质量的影响等方面来判断疾病的危害,为预防工作的决策和进一步采取有效干预措施提供基线信息,指导防治科研重点,从而更好地治疗和预防疾病,改善疾病预后。

(二)探明影响疾病预后的主要因素

任何一种疾病发生后,必然要经过或长或短的发展过程,最终表现为不同结局。在每种疾病的发生、发展过程中,许多因素能够影响疾病的预后,如致病因子的强度与数量,患者的年龄、性别、体质、文化素养、心理状态、病情以及诊疗情况等。例如,缺铁性贫血和佝偻病是儿童常见病、多发病,若得以早期确诊、合理治疗,则患儿可痊愈,预后良好;反之,若发现过晚、治疗不当,不但会使病情加重、病程迁延,甚至导致并发症和残疾的发生,预后较差。也有一些疾病具有特殊的影响预后的因素,例如,急性丙型病毒肝炎患者中有 40%~60% 会转变为慢性肝炎,20% 发展为肝硬化;当出现肾功能不全和高血压症状时,急性肾炎患者很容易并发心力衰竭而死亡。

由于个体的差异,加上致病因素致病力的强弱,以及是否得到早期正确诊断和合理治疗等因素的影响,同一种疾病在不同个体上所表现出的特点相差悬殊。例如一个感染乙型肝炎病毒的群体,其中有的个体可以迅速排除或消灭侵入机体的病毒,完全没有出现任何病理反应;有的个体受病毒感染后发展为显性病例,表现出临床症状和体征,而临床表型又可以有急性、慢性、肝硬化至肝癌等多种轻重不一的类型;也有的个体可以因急性肝大片坏死(急性黄色肝萎缩)而死亡。由此可见,只有从群体的角度出发,才能揭示疾病预后的影响因素,从而指导防治实践,尽量使疾病预后向良性方向转化。

(三)研究改善疾病预后的有效措施

疾病的预后因素中,能防止或减少疾病发生、降低疾病严重程度、缩短病程等可以改善预后的因素为良性预后因素;反之,能加速病情严重、病程延长的称为恶性预后因素。疾病的预后研究必然要探讨哪些是疾病发生、发展过程中的良性预后因素，哪些是恶性预后因素，只有明确判断出影响疾病预后的因素，才有可能采取相应的积极有效的干预措施，有的放矢，从而达到改善疾病预后的目的。

例如肺炎球菌引起的脑膜炎，若得以早期正确诊断，及时采用细菌培养、药物敏感试验等方法，指导临床合理选择抗生素治疗，则可以提高疗效，改变疾病的发展过程，使之向痊愈方向转化；反之，若得不到及时的诊断和抗生素的合理治疗，脑膜炎可进一步发展为脑脓肿、粘连性脑积水、瘫痪甚至死亡的结局。再如颅内肿瘤患者，在临床上出现剧烈头痛、视力下降等症状，在基层医院求诊时，受医疗设备、技术条件等的限制，不能得以早期确诊，以致延误了手术时机，导致病残至过早死亡；反之，若颅内肿瘤患者借助于影像学检查(CT 及核磁共振扫描)得以早期确诊，及时实施手术切除肿瘤，并辅以放疗和化疗，则可以痊愈或提高 5 年生存率。当然，对于患中枢神经系统肿瘤的病人来说，最重要的预后因素是肿瘤的组织学类型及其生长所在部位，只有组织学表现为良性且生长的部位能够被手术完全切除的肿瘤，才可以被治愈；而组织学表现为恶性和/或生长在脑干及其附近的肿瘤，即使得到早期诊断、及时治疗，往往患者的预后亦不佳。在目前现有的医学科技水平下，乙型肝炎和丙型肝炎尚无有效的干项措施可以使患者的乙肝和丙肝标志物转阴，探找防止其向慢性肝炎、肝硬化、肝癌等不良预后转化的因素就显得尤为重要。对于大多数疾病而言，研究疾病预后，明确影响疾病预后的因素，针对这些因素而及时采取合理有效的干预措施，可以大大改善预后，促进人们的身心健康。

三、疾病的自然史

在不给任何治疗或其他干预措施的情况下，疾病有其自然过程，这个从疾病发生、发展直至结局的全过程称为疾病的自然史(natural history)，包括生物学反应期(biologic reactive duration)、临床前期(pre-clinical duration)、临床期(clinical duration)和结局(outcome)。不同疾病的自然史差异很大，了解疾病的自然史对早期诊断和预防、判断治疗效果等都有重要意义。

(一)生物学反应期

生物学反应期是指在病原体或致病因素作用下，引起机体产生微观的生物学反应(如细胞与分子水平或组织学上的反应)，难以用临床检测手段加以发现的时期。

以传染病为例，当病原体侵入宿主后，不同病原体与宿主相互作用的结局各不相同。可能因宿主具有相当完善的防御系统，有足够的免疫力来保护机体，可以迅速排出或消灭病原体，使病原体不能在宿主体内发育繁殖，没有引起宿主产生任何反应；也可能病原体侵入宿主体内发育繁殖，但受宿主免疫状况的影响，病原体最终仍被宿主产生的足够的特异性抗体所消灭，这时宿主不表现出临床症状和体征，只是在体检时可发现体内存在抗体；还可能病原体与宿主长期相互作用而彼此互不影响，形成共生或寄生状态。上述的疾病发生发展来源于人类生物发展过程，即不产生病理现象，形成机体的一种生理学反应现象，或者表现为极轻微的非特异的病理反应。再如对于有高血压家族史的青年，如果平时不注意培养良好的生活方式，特别是饮食习惯，加上不注意加强锻炼，一旦致病因素构成充分病因就会发病。

因此，研究疾病自然史中的生物学反应期，可以了解人群中某种病原体的携带率，或了解某病最容易在什么样的人群发生，即高危人群，针对高危人群采取一级预防措施，达到防病于未然的目的。

（二）临床前期

临床前期是指病因或致病危险因素作用于机体后，造成机体靶器官病变损害加重，可以通过检测手段发现异常，但机体仍处于无明显临床表现的"健康人"的时期。

临床医生应用特异性较高的诊断方法，在表面上健康的人群中把处于临床前期的患者找出来，即早期诊断。对疾病早期患者采取及时合理的治疗，可以降低患者并发症、后遗症的发生，使其早日恢复健康。例如急性病毒性肝炎患者，在黄疸出现前3周通过实验室检测就可以发现谷丙转氨酶升高，如果高于正常值2倍以上，且排除药物、毒素、胆囊疾病等因素影响，结合肝炎接触史就可以作出急性病毒性肝炎的临床前期诊断。再如对于一位40岁以上的男性，若其血清胆固醇含量增高，血压处于临界值，结合高血压家族史，也可以作出高血压的临床前期诊断，给予早期治疗，改善患者的疾病预后。

在实际工作中，生物学反应期和临床前期通常并不能被完全区分。对于传染病，一般将从开始感染到出现临床症状体征的一段过程称为潜伏期。各种急性传染病的潜伏期都比较稳定，但慢性传染病的潜伏期（通常称为潜隐期）不易确定，如冠心病、肿瘤或糖尿病等的潜隐期很难判断。特别是隐性与亚临床病例，由于不出现临床表现，甚至病理变化也较微弱，潜隐期也就无从确定。

（三）临床期

临床期是指机体病变脏器的损害更重，并产生功能障碍，导致临床上出现较明显的症状、体征和实验室检测指标异常的时期。临床医生所接触到的多为此期患者，易于作出诊断。

对于疾病的临床期，可以根据治疗和流行病学研究等的需要以不同方式进行划分。例如，急性病一般可以分为前驱期、极期和恢复期；对于慢性病，如癌症可以根据病情的轻、中、重度,病程的早、中、晚期或病理分型进行划分,这对于实施治疗措施、预后分析等均具有重要的意义。

(四)结局

结局是指疾病发展到终末的结果,诸如痊愈、病残、死亡等,也包括病原的病后携带状态、慢性病例等;有时临床上根据治疗效果也可分为好转、痊愈或显效、有效、无效等。

四、临床病程

临床病程(clinical course)即疾病的临床期,疾病首次被发现到最后结局所经历的全过程称为病程。病程的概念与疾病自然史不同,病程中可经历不同医疗干预措施。临床医生采用不同的医疗措施,可以改变疾病的发展过程,达到加速痊愈和缩短病程的目的,并由此改变疾病预后。

但是,病人就诊时不一定都处于疾病的始发阶段,不同的病人受各种主客观因素的影响,可能在疾病的早期、中期甚至晚期就诊,都需要给予合理的医疗干预和正确的预后判断。因此,临床医生十分重视疾病临床病程的估计。疾病自然史与临床病程如图8-1所示。

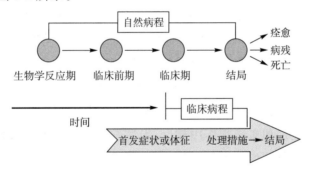

图 9-1 疾病自然史与临床病程

第二节 疾病预后研究的影响因素

一、预后因素的概念

任何一种疾病从发生、发展到结局的整个过程必然受到各种因素的影响。进行疾病预后的研究,就是要阐明哪些是影响疾病预后发展变化的因素,即预后因素(prognostic factor),以便利用那些能够改善预后的因素,干预那些能够使病情加重、预后不佳的因素。

任何疾病发生后，不同的患者在不同的预后因素影响下，往往经过不同的临床病程而逐渐发展为痊愈、病残、死亡等不同结局。预后因素的研究有助于临床医生进行合理的、切实有效的医疗干预，充分利用良性预后因素，消除恶性预后因素，达到改善患者预后的目的。

进行疾病预后研究与评价，必然要掌握大量的预后相关信息。只有运用临床流行病学的理论和方法，在树立群体观念的基础上，选择恰当的研究方法，采用能够真实描述、估计、比较预后的指标，方能准确、客观地进行预后的科学评价，以便达到改善疾病预后的目的，提高临床上诊断和治疗的水平，促进临床医学的发展。

二、预后因素与危险因素

预后因素与危险因素（risk factor）是不同的概念。前者是指当疾病发生后，在已患病人群中研究的与疾病结局和病程有关的因素；而后者是指作用于健康人，能促使疾病发生，增加患病危险的有关因素。预后因素的研究有助于对疾病未来过程的预测，而危险因素的研究则反映疾病发生的危险性。一般情况下，预后因素描述的是相对频率的事件，医生根据自身的临床实践经验，可以在一定程度上对预后进行估计。但危险因素预计的是低概率事件，即使是一位经验丰富的医生，也应在大样本、长期观察的基础上进行研究。此外，两者产生的结果不同，对预后而言，事件是疾病的不同结局；而对危险而言，事件是疾病的发生。

虽然在有些疾病中某些预后因素也可能是危险因素，但大多数情况下，两者是不同的。图 9-2 显示的是急性心肌梗死的危险因素与预后因素，其中年龄和吸烟既是预后因素，也是危险因素，且作用相似。随着年龄增加，患病危险性增加，预后也较差。而性别和血压则作用相反，男性发生急性心肌梗死的危险性增加，而女性发生急性心肌梗死的预后不良；高血压是发生急性心肌梗死的危险因素，但发生急性心肌梗死后，若为低血压，则预后不良。还有一些因素，如急性心肌梗死预后与梗死部位有关，是否合并充血性心力衰竭和心律失常有关，而这些因素与是否发生急性心肌梗死无关。

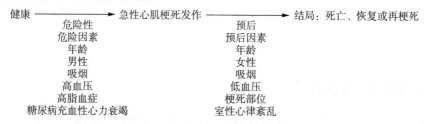

图 9-2　急性心肌梗死的危险因素和预后因素之间的差别

三、影响预后的因素

影响疾病预后的因素因病而异、错综复杂,但亦有规律可循,主要分为以下几类。

(一)早期诊断,及时治疗

早期正确诊断和及时合理治疗可以明显改善疾病预后;反之,若发现过晚,治疗不当,则预后较差。

疾病能否被早期正确诊断是疾病预后的重要影响因素。慢性病的发生、发展历时较长,例如,乳腺癌从原位癌发展到浸润癌可以经历10多年的时间,而原位癌和浸润癌的治愈率相差较大。又如冠状动脉硬化性心脏病,据临床观察,动脉粥样硬化开始于出生早期,经过漫长的休眠期,可以在中老年期出现明显症状和体征。因此,利用一定的方法早期诊断临床前期患者,并给予及时治疗,可以延缓发病,改善预后。

早期诊断、及时治疗一般是针对发病时症状不明显的疾病,所以要求临床医生去主动发现病人。在表面上健康的人群中发现早期病人的方法主要有以下几种。

1. 普查 普查是指在一定时间内对一定范围内人群中的每一个研究对象都进行调查或检查,可以提高患者治愈率和生存率,如高血压病、肿瘤和血吸虫病的普查。胃癌作为我国当前重点研究的癌症之一,通常到了晚期才出现症状,但在胃癌的不同发展阶段被诊断出,其治疗后的5年存活率相差明显。微小胃癌术后5年生存率近100%,侵入黏膜下胃癌术后5年生存率在85%以上,侵入肌层者术后5年生存率达65%,侵犯脏层腹膜或邻近组织结构胃癌术后5年生存率仅为13%,越早发现、越早治疗,胃癌的预后越好。普查的目的是早期发现和及时治疗病例,改善病人的预后。

2. 定期健康体检 定期健康体检包括开展儿童发育、营养状况调查等。定期在人群中开展筛查工作,并对筛检阳性者进一步确诊,也可以达到早诊断、早治疗的目的。

3. 健康检查和医院常规检查 例如入学、入伍、就业时常进行健康体检,以发现健康方面存在的问题,一般适用于40岁以前。医院常规检查的项目较多,主要针对40岁以上的无症状者,目的是通过一定的检测手段去筛选出常见病和多发病。

(二)患者病情

由于每种疾病在人群中都有一个从最轻到最重的疾病谱分布,而患者病情轻重的差异可以使预后大相径庭。例如,冠心病每年总病死率为5%~8%,其中单支病变病死率为3%～4%,二支病变病死率为6%～8%,三支病变病死率为10%～13%,而左冠状动脉主干狭窄的预后最差,病死率高达30%。疾病的预后与病理类型也有关,霍奇金病淋巴细胞为主型时预后最好,5年生存率为94.3%,而淋巴细胞削减型预后最差,5年生存率仅为27.4%。对于传染病的预后研究,同样需分析患者的病情。如感染脊髓灰质炎病毒后,绝大多数患儿临床上无明显症状和体征,呈隐形感染;有的患儿出现一些非特异的感染,临床上表现为头痛、发热、咽炎和/或腹痛、腹泻等;仅少数患儿在热退后的数日体温重新上升,表现为脑膜脑炎;只有极少数患儿可出现单侧肢体瘫痪、全身瘫痪,甚至死亡。因此,患者病情不同,预后也有差异,一般病情轻者预后良好,病情重者预后较差。

(三)医疗条件

早期正确诊断必须联合及时合理治疗,这样才能达到改善预后的目的。医疗条件主要包括医护人员的知识、技能与医德以及医疗设施、医院管理水平等,因此,医疗条件的优劣直接影响疾病预后。如败血症可因抗生素选择不合理而疗效差,如果结合细菌培养、药物敏感试验合理选用抗生素,疗效可以提高,预后也就较好。再如,肺癌目前已成为威胁人类健康最重要的癌症之一。以往肺癌的诊断是通过胸部X线检查,随着医疗技术的发展,CT和核磁共振(MRI)等设备的广泛应用,可以使更小的、特殊部位的病灶能够被发现,能把肿大的纵隔淋巴结、肺门淋巴结同血管、脂肪组织相区别,更有利于肺癌的早期诊断和正确分期,这对于疾病预后的改观大有裨益。同样,抗心律失常药物的治疗不能彻底控制其发作,随着起搏器的不断更新、外科手术技术的应用,心律失常患者预后的改善程度也不断提高。

(四)患者的自身素质

患者的年龄、性别、免疫功能、营养状况,甚至心理素质、文化水平等都会对预后产生一定的影响。例如,受呼吸道肺炎双球菌感染后,青壮年在临床上常表现为大叶性肺炎,易治愈,并发症少,预后较好;而婴幼儿和老人常表现为支气管肺炎,若治疗不当,很可能产生严重的并发症,如脓胸、肺脓肿等,病死率较高。通过加强体育锻炼、合理膳食搭配、养成良好的生活方式,可以增强机体的免疫力,提高对疾病的耐受力。例如,营养不良、贫血的儿童患腹泻或肺炎时,常表现为病情较重、病程延长,预后较差,而平日健康的儿童在患同样疾病时,可能无须治疗也可自愈。

研究表明,患者的心理素养和文化水平对疾病预后的影响较大。通常情况下,患者的文化水平较高,医学知识可能较多,心理状况较好,则临床依从性较高,可以获得较好的防治效果,预后亦良好。例如高血压、糖尿病、系统性红斑狼疮等疾病,对于患者来说,长期保持良好的临床依从性对疾病预后关系重大。若患者具有相当的文化水平和医学知识,心理状况较佳,则可以和医生保持良好的医患关系,严格遵守医嘱,积极配合医生进行疾病治疗,这样就会取得较满意的治疗效果。反之,若患者不能以良好的心态与医生长期合作,不接受有益的防治措施,则易导致病情加重、并发症多,预后不良。

为了准确、定量地了解患者的生理、心理和社会功能,人们引进了生活质量概念。生活质量是在生物-心理-社会医学模式下产生的一种新的健康测量技术,主要指人类个体生理、心理、精神和社会等方面的主观感觉和总的满意程度。生活质量不仅可以作为反映疾病对患者损害程度的指标或终点,而且也是疾病转归的预后影响因素。例如,通过对接受心脏移植的患者进行生存随访调查发现,移植前生活质量的降低使患者死亡的相对危险度增加。再如,对乳腺癌、卵巢癌等长期随访和研究发现,生活质量对患者预后有显著性影响。因此,在对患者实施积极有效治疗的同时,更应重视患者生活质量的改善。

(五)疾病本身的特点

疾病本身对预后的影响主要在于致病因子的质量与数量两方面。在当今医学科学技术水平下,很多疾病尚缺乏有效的治疗手段,如恶性肿瘤、艾滋病、先天性聋哑症等,这些疾病即使得到确诊,多数预后也较差。对于传染性疾病而言,若病原体毒力强、数量多,常使机体在临床上表现为暴发性或急性病变,发展快,病情重。而对于物理或化学因素导致的疾病,若接触有害物质的强度越高、剂量越大、次数越多,则患者的病情越危急。

(六)社会家庭因素

医疗制度、社会保险制度、家庭成员之间关系、家庭经济情况、家庭文化教养等对疾病的影响也非常大。家庭是患者康复的主要场所,家庭成员对疾病的认识水平是影响药物治疗依从性的一个重要因素。而社会支持系统起着弥补和改善家庭保障功能中的薄弱环节的作用,也是医院功能的延伸,可为病人提供持续性服务。

第三节 疾病预后研究的方法

疾病有多种转归,而预后又受多种因素的影响,诸如患病后是否得到早期正确诊断和及时合理的治疗、致病因子致病力的强弱、患者生活质量等因素对个体而言均不同,故预后千差万别。因此,预后研究必须选择相当数量的患者作为研究对象,从群体角度出发,运用临床流行病学的原理和方法来分析疾病预后。此外,由于预后的判断是以疾病的自然史为基础,而疾病自然史必须通过对人群的研究才能获得较全面的信息。

一、疾病预后研究的常见设计类型

疾病预后研究的设计思路和危险因素的研究思路相类似,只是研究对象不同,前者是在已患病的病人中进行研究,后者是在健康人群中进行研究。因此,疾病危险因素研究的各种设计方案也同样适用于预后因素的研究,根据研究目的和可行性,可以选择合适的设计方案。

(一)描述性研究

描述性研究用于疾病预后的评定,通过对研究对象的长期随访,获得纵向调查的资料,同时比较施予某种干预措施后的疾病发展过程的改变,以揭示疾病预后的重要影响因素。一般是选择某地区或某特定人群中已患病或已接触危险因素有可能患病者作为研究对象,详细收集并记录疾病的自然发生、发展直至结局的整个过程的有关资料,统计分析人群中疾病的发生和死亡的频率及其变动趋势,以描述不同自然转归、各种结局的分布情况,并反映病情轻重及病程长短等在各种结局发生中的频率,为进一步的预后提供基础信息。

临床医生接触到的主要是有明显症状和体征、病情较严重的患者,许多轻型、亚型病例的信息只有在人群中研究疾病的真实分布时才可以得到。例如,对于我国重点防治的地方病(碘缺乏病)的疾病自然史研究,可以选定某个地区(水碘含量低)的某个人群作为研究对象,记录该人群中碘缺乏病的发生、发展直至结局的整个过程的有关资料,分析其中地方性甲状腺肿、地方克丁病、智力低下的疾病的发病率、病情轻重及病程长短等与各种结局间的关系,以及造成的经济损失等,借以掌握碘缺乏病的严重危害程度,为防治决策和具体实施提供依据。

(二)病例对照研究

研究某种疾病的发展速度,或判断什么样的患者更容易痊愈、复发、恶化、发生并发症等,可以采用病例对照研究,这是分析流行病学的一种基本研究方法。将研究对象按照疾病的不同结局分成病例组与对照组,同时对两组研究因素(可能的预后影响因素)进行回顾性调查,回顾性分析预后与研究因素之间的关联,并判断关联强度的大小。病例对照研究是一种由"果"(预后)及"因"(研究因素)的研究方法,省时、省钱、省人力,可以分析单因素与"果"的关系,也可以分析多因素与"果"的关系,但论证强度较低,常用于初步研究。

例如,研究心衰是不是心肌梗死的预后影响因素,可以把心肌梗死的死亡者作为病例组,心肌梗死的存活者作为对照组,回顾性调查他们既往的心衰情况,比较两组的心衰发生率,推断心衰与心肌梗死之间的关系。

(三)队列研究

队列研究主要用于判断疾病预后的影响因素。以机体的基本特点,如年龄、性别、职业、身体素质、营养状况、经济状况、文化水平、心理素养以及是否得到早期诊断和合理治疗等不受研究者控制或已经发生的客观实际情况等因素作为依据,将研究人群分为两个队列,同时对这两个队列进行追踪、随访一段时间,观察并记录两组研究对象的不同结局的发生情况,分析比较不同结局的发生频率,以判断研究因素对预后的影响及影响的强度。这是一种由"因"溯"果"的研究方法,可以分析单因素或多因素与疾病预后的关联。由于研究方向是前瞻性的,且记录客观,故论证力强,但随访时间较长,易产生失访偏倚。

例如,研究医疗条件与冠心病心肌梗死患者预后的关系,以医疗条件的优劣将研究对象进行分组,一组为普通病房冠心病患者,另一组为冠心病监护病房的患者(可以日夜监护,主动预防患者发生室性心律失常),尽量使两组患者的其他特点(如年龄、性别、病情、病程等)一致。观察比较两组患者心律失常的发生率、病死率等,从而判断医疗条件与冠心病预后间的关联及关联强度的大小。

若具有保存完整的定期健康检查的资料,可以进行历史性队列研究,可在较短时间内获得论证力较强的有关疾病预后的影响因素资料。

(四)实验性研究

实验性研究主要用于评价可以受人为控制的预后因素对疾病预后的改善程度。一般情况下,二级预防与三级预防的效果评价都可以采用这种设计类型,实际上就是治疗性研究的设计与评价,重点在于观察研究因素对疾病自然过程的影响及远期效果观察。

一般由研究者主动控制所要研究的预后影响因素,即干预措施(如诊疗方式),将研究人群随机分为实验组和对照组,给予实验组干预措施,随访观察两组人群疾病结局的差异,以判断干预措施对疾病预后的影响。根据研究对象的不同,实验性研究又可分为临床试验与社区试验,前者以临床病例作为研究对象,对影响预后的因素(如预防或治疗的药物和方法)进行效果评价,其中以随机对照试验(RCT)设计方案的论证强度最高;后者则以社区人群作为研究对象,对预后因素进行考核,虽然社区试验的论证强度稍低于 RCT 法,但便于实施,故其可行性优于 RCT 法。社区人群的范围根据具体情况而定,大可至国与国之间的比较,小可至学校与学校之间的比较。

二、疾病预后研究设计的注意事项

(一)队列研究的起始点

预后研究根据研究目的确定研究起点,采用队列研究设计方案,其起始点称为零点时间(zero time)。在研究设计时,应首先对"零点"作出明确规定,即确定将病程的哪一点作为观察起点。疾病病程是影响预后的一个重要因素,病程的早、中、晚期的预后差异悬殊。在队列研究中,若不同病人有各自不同的"零点",则对痊愈、复发、死亡等时间的描述就很困难,难以得出真实的预后评价。因此,两个队列中的每一个研究对象都应采用同一"零点",经随访后,进行两组研究对象预后结局的比较。此外,在疾病预后研究中,应尽可能选择处于疾病早期的病例,至少应该处于同一病程阶段,若收集的队列集合时间接近疾病初发时日,则称起始队列(inception cohort),对起始点也必须有明确的标准。当然,根据研究目的,若仅仅为了了解疾病的晚期预后,则应该收集同一晚期阶段的病人。

(二)研究对象的来源与分组

1. 研究对象的代表性　预后研究中,要求研究对象的来源应具有代表性,能代表目标人群。同一种疾病来自不同级别的医院,其预后研究结果可能不同。例如,三级医院常集中收治那些病情较重、病程接近晚期的病人,以此病人作为研究对象进行某病预后研究,由于研究对象缺乏代表性,显然会得到预后差的错误结论。而采用某地区各种级别医院中某病病例作为预后研究的对象,由于包括各种型别的病例,能反映目标人群的特点,因而代表性较好。

2. 研究对象的可比性　研究对象的分组应严格遵循随机化原则,尽量使非研究因素在两组间分布均衡,以突出研究因素与效应之间的关系。

(三)随访和失访

1. 研究对象的随访　预后研究中,随访工作十分重要,应严密组织,尽量使所有研究对象都能被随访到,研究对象的失访过多,研究结果的真实性则值得怀疑。队列研究中,保证随访成功是预后研究成功的关键之一。失访率越低越好,一般控制在10%以内。为降低研究对象的失访,应加强对患者家属的宣传和教育,提高研究对象的依从性;建立健全随访管理制度,设专人负责随访工作;改进随访方式和内容,使用患者和家属已经接受的语言和方式;加强与研究对象的感情交流。

2. 随访期　随访期视疾病病程而定,以便能观察到疾病的所有结局;随访间隔时间要短,以便能观察到各种变化的动态过程。随访过程中确定的各种结局一定要有明确的定义和判断标准,并采用盲法判断。

第四节　疾病预后的判断

一、疾病预后的常见判断标准

所谓"预后指标",是指用于描述、估计、比较预后的指标。疾病预后研究中,临床医生或研究者在判断预后结局时常发生意见分歧,即两位医生(或不同医生)

对同一病人的检查结果不一致,又称临床不一致性。例如,甲、乙两位眼科医生分析同样的 100 张眼底图像,二人均诊断为轻度或无视网膜病的有 46 例,均诊断为中度或重度视网膜病的有 32 例。观察一致率(observed agreement, P_o)＝(46＋32)/100＝78%,具体结果见表 9-1。

表 9-1 两位眼科医生对 100 张眼底图像的诊断结果

乙医生诊断结果	甲医生诊断结果		合计
	轻度或无视网膜病	中度或重度视网膜病	
轻度或无视网膜病	46	10	56
中度或重度视网膜病	12	32	44
合计	58	42	100

因此,为提高预后研究的质量和可靠性,应针对不同的疾病选择合适而正确的预后判断指标,尽量采用客观指标,如病死率、缓解率、生存率等,以提高临床一致性。运用复发率、有效率等作为预后指标时,尽量采用国际通用或国内统一的标准,需要自订标准时,应对复发、有效等进行明确定义,以便于不同研究者的成果相互比较。

疾病预后评定指标中,对于病程短、可以治愈的疾病,常以治愈率作为预后指标;对于病程长且不易治愈的疾病,常用缓解率、复发率等;而对于严重的疾病,常以病死率、生存率、致残率等来反映预后。常用的率有以下几种。

(一)治愈率

治愈率(cure rate)是指给予某种治疗后,某病患者中治愈人数所占百分比。治愈率多用于病程短且不易引起死亡的疾病,也是预后程度与医疗水平的标志。

$$治愈率 = \frac{治愈人数}{观察总人数} \times 100\% \qquad 式(9-1)$$

(二)缓解率

缓解率(remission rate)是指某病患者中经过治疗后症状缓解人数(或进入疾病证据消失期病人数)所占百分比,常用于对症处理的效果考核。

$$缓解率 = \frac{症状缓解人数}{观察总病人数} \times 100\% \qquad 式(9-2)$$

(三)反应率

反应率(response rate)是指某病患者中经过"干预"而使症状得到改善的人数(或疾病出现好转证据的病人数)所占百分比。

$$反应率 = \frac{经"干预"后症状得到改善的人数}{受"干预"的总病人数} \times 100\% \qquad 式(9-3)$$

(四)复发率

复发率(recurrence rate)是指某病患者中在疾病痊愈(或经过一段疾病证据

消失期)后一段时间内又出现疾病症状和体征(或疾病证据)者所占百分比,主要用于病程长、病情复杂、易复发的慢性疾病。

$$复发率 = \frac{复发病人数}{观察总病人数} \times 100\% \qquad 式(9-4)$$

(五)病死率

病死率(fatality rate)是指某病患者中死亡人数所占百分比,主要用于病程短且易引起死亡的疾病。它既可以说明疾病预后的严重程度,又是诊断与医疗水平的重要标志。

$$病死率 = \frac{死亡人数}{观察总人数} \times 100\% \qquad 式(9-5)$$

(六)生存率

生存率(survival rate)又称存活率,是指接受某种治疗的病人或某病患者中,经若干年随访(通常为1年、3年和5年)后尚存活的病人所占百分比,主要用于恶性肿瘤或其他死亡率较高的疾病。

$$生存率 = \frac{随访满 N 年尚存活的病例数}{开始随访的病例数} \times 100\% \qquad 式(9-6)$$

二、生存率分析

肿瘤、心脑血管疾病及其他慢性病的预后不是在短期内能够决定的,通常要运用统计学方法计算在一定年限内的生存或死亡情况,这就是生存分析。生存分析(survival analysis)是将事件的结果(终点事件)和出现这一结果所经历的时间结合起来分析的一种统计分析方法。描述不同时间生存的总体生存率可以用的统计方法包括寿命表法和 Kaplan-Meier 法等。

(一)寿命表法

寿命表法是描述生存率最常用也较准确的方法,是应用人口统计学中队列寿命表的原理计算生存率,用概率论的乘法定理算出一定年限的生存率,多用于大样本。

生存率估计的概率乘法原理:假定病人在各个时段生存的事件独立,生存概率为 P,则应用概率乘法得生存率估计的应用公式为:

$$S(t_k) = P(T \geqslant t_k) = P_1 \times P_2 \times P_3 \times \cdots \times P_k \qquad 式(9-7)$$

以下结合实例来说明具体步骤。

例如,某医院考察慢性白血病的化疗生存率,共随访病例 456 例,具体见表 9-2。

表9-2　456例慢性白血病患者的化疗生存率寿命表计算

治疗年数 t_x (1)	期内失访人数 W_x (2)	死亡人数 D_x (3)	期初观察人数 L_x (4)	校正人数 N_x (5)	死亡概率 q_x (6)	生存概率 p_x (7)
0~	2	31	456	455	0.0681	0.9319
1~	6	28	423	420	0.0667	0.9333
2~	5	29	389	386.5	0.0750	0.9250
3~	3	36	355	353.5	0.1018	0.8982
4~	4	27	316	314	0.0860	0.9140
5~	7	31	285	281.5	0.1101	0.8899
6~	10	16	247	242	0.0661	0.9339
7~	4	12	221	219	0.0548	0.9452
8~	1	26	205	204.5	0.1271	0.8729
9~	3	17	178	176.5	0.0963	0.9037

1.期初观察人数 L_x　L_x 是指在时点 x 上生存的病人数,见表9-2中第(4)栏。其计算公式为

$$L_{x+1} = L_x - W_x - D_x \qquad 式(9\text{-}8)$$

2.校正人数 N_x　假定失访人数平均每人观察了区间宽度的一半,因此从期初观察人数中减去 $W_x/2$ 作为校正的观察人数,以免在生存率的计算过程中受到失访数据的影响太大,见表9-2中第(5)栏。其计算公式为

$$N_x = L_x - W_x/2 \qquad 式(9\text{-}9)$$

3.死亡概率 q_x　q_x 表示观察期间的死亡概率,见表9-2中第(6)栏。其计算公式为

$$q_x = D_x/N_x \qquad 式(9\text{-}10)$$

4.生存概率 p_x　p_x 表示观察期间概率,见表9-2中第(7)栏。其计算公式为

$$p_x = 1 - q_x \qquad 式(9\text{-}11)$$

5.生存率 np_x　np_x 表示治疗后活过 t_x 的累计生存概率,即 t_x 的生存率。其计算公式为

$$np_x = p_0 p_1 p_2 p_3 \cdots p_x \qquad 式(9\text{-}12)$$

(二)Kaplan-Meier法

Kaplan-Meier法是用生存函数 $S(t)$ 的极限(product-limit,PL)估计法,生存函数 $S(t)$ 的估计量是样本中生存时间长于 t 的例数比例,通称生存率 $P(t)$。

基本思路:用一个简单例子说明。某肿瘤医院为了解经手术治疗后大肠癌的生存时间,对2008年开始经手术治疗的大肠癌患者进行调查。2008年有20例患者进行了手术治疗,当年有9例死亡,11例生存。2009年,又有12例进行手术治疗。在2009年内死亡的,有2008年手术的5例,2009年手术的7例;生存的有2008年的6例,2009年的5例。若这项研究于2009年末终止,试估计总体中生存两年或以上的病人比例,即 $S(2)$。

本例中第 1 组病人随访了 2 年，第 2 组仅随访 1 年。一种办法是，用缩减的样本估计（reduced-sample estimate），即不考虑只随访 1 年的 12 例，则 $S(2)=6/20=0.3$，这样就舍弃了仅观察 1 年的第 2 组病例。

Kaplan-Meier 认为，第 2 组病例能对 $S(2)$ 估计量有所贡献。生存 2 年的病人可认为是生存第 1 年后又生存 1 年。如此，生存 2 年或更多年的概率等于生存第 1 年后再生存 1 年的概率，即

$$S(2) = P(生存第 1 年, 再生存 1 年) \quad 式(9\text{-}13)$$
$$= P(生存满 1 年的人/观察总病例数) \times P(活过第 2 年的人/活过第 1 年的人) \quad 式(9\text{-}14)$$

本例中，2008 年的 20 例中有 11 例生存满 1 年，2009 年的 12 例中有 5 例生存满 1 年。因此，式(9-14)的第 1 个比例是 $(11+5)/(20+12)$；已生存 1 年的 11 例中有 6 例生存 2 年，式(9-14)的第 2 个比例是 $6/11$，因此，$S(2)$ 的极限估计量是

$$S(2) = (11+5)/(20+12) \times 6/11 = 0.273$$

估计值 $S(2)$ 是以乘积建立的，积的每项可看成是条件概率，即 P(活过 2 年的人/活过 1 年的人)。将这个简单规则推广得到：由研究开始生存 $k(\geqslant 2)$ 或更多年的概率是 k 个观察生存比的乘积，称 k 年的累积生存率，简称 k 年生存率，写成公式为

$$S(k) = P(k) = P_1 \times P_2 \times P_3 \times \cdots \times P_k = S(k-1) \times P_k \quad 式(9\text{-}15)$$

式中，P_1 为研究开始后至少生存 1 年的病人比例；P_2 为生存 1 年后生存第 2 年的病人比例；P_3 为生存 2 年后生存第 3 年的病人比例；……；P_k 为生存 $(k-1)$ 年后生存第 k 年的病人比例。

因此，由研究开始生存某一特定年数频率的极限估计量，是直到前一年的相同估计量和特定年观察生存比的乘积，即 $S(k)=S(k-1)\times P_k$。若 2009 年末又有 10 例加入研究，在 2010 年内死亡的，有 2008 年的 3 例，2009 年的 3 例，2010 年的 3 例；生存的有 2008 的 3 例，2009 的 2 例，2010 年的 7 例。依次类推，研究于 2016 年末终止，试估计总体中各年的生存率，详细资料见表 9-3。

表 9-3 87 例大肠癌患者治疗后各年的生存率

研究年限	病例数	术后随访满 N 年的例数								
		1	2	3	4	5	6	7	8	9
2008	20	11	6	3	2	1	0	0	0	0
2009	12	5	2	1	1	1	1	1	0	
2010	10	7	4	1	1	0	0	0		
2011	10	5	2	1	0	0	0			
2012	11	6	2	1	1	0				
2013	9	5	3	3	2					
2014	7	3	2	1						
2015	3	2	1							
2016	5	3								
合计	87	47	22	11	7	2	1	1	0	0

因此，生存率的计算结果如下，并可绘制如图9-3所示的各年生存率曲线图。

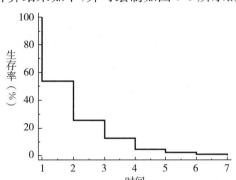

图 9-3　87例大肠癌患者治疗后各年的生存率(%)曲线

1年生存率：$P_1 = 47/87 = 54.0\%$；

2年生存率：$P_2 = P_1 \times [22/(47-3)] = 27.0\%$；

3年生存率：$P_3 = P_2 \times [11/(22-1)] = 14.1\%$；

4年生存率：$P_4 = P_3 \times [7/(11-1)] = 9.9\%$；

5年生存率：$P_5 = P_4 \times [2/(7-2)] = 4.0\%$；

6年生存率：$P_6 = P_5 \times [1/1] = 4.0\%$；

7年生存率：$P_7 = P_6 \times (1/1) = 4.0\%$；

8年生存率：$P_8 = P_7 \times (0/1) = 0$；

9年生存率：$P_9 = 0$。

计算生存率的观察起点有以下几种：①确诊日期；②接受治疗的开始日期；③治疗结束时期等。这些观察起点主要用于肿瘤等需较长时间才能判断结果的慢性病。生存率一般分为1年生存率、3年生存率、5年生存率和10年生存率，病死率高的疾病用短期指标，反之则用长期指标，其中最常用的是5年生存率。

上述6种率反映了一个病例队列在一定时间内各种疾病结局所发生的概率，即将疾病的各种转归用具体数据来表达，可以简明方便地反映疾病的预后。

生存率的标准误、可信限及显著性检验与一般率的计算方法相同，请参考相关统计学书籍。

第五节　疾病预后研究中的常见偏倚及其控制

一、疾病预后研究中的常见偏倚

偏倚是指样本人群所测得的某变量值系统地偏离目标人群中该变量的真实

值。疾病预后研究中可能存在以下几个方面的偏倚。

(一)选择偏倚

由研究中被选入的研究对象与未入选者之间存在特征上的差异所造成的系统误差,称为选择偏倚。例如,胃溃疡病人中有的不愿就医,通过自己买药吃,5~10年后也可自愈;而有的因发生大出血或胃穿孔不得不就医,因此以医院的患者作为研究对象常给出较差的预后。在英国,医院中的前列腺肥大病人都为经济情况较好者,而实际上前列腺肥大在人群中的分布与病人经济情况无关,所以,以医院患者作样本而将其预后外推至其他患者就会有很大的偏倚。

1. 集合偏倚　由于医院的性质与任务不同,各医院收治患者的病情、病程、临床类型就可能不同,就诊患者的地区、经济收入、职业文化等亦可能不同,由这样的病人集合成队列进行随访,观察到的预后差异往往可能是上述因素差异所导致的,而非所研究的预后因素造成的,其本质是研究对象的代表性存在问题。

2. 倾向性偏倚　专科医院的医生更易关注专科病患者,精心诊断与治疗,观察仔细,记录完整;而对于非专科的普通病患者关心较少,付出精力不多。当选择专科医院的普通病患者时,易发生偏倚。

3. 转诊偏倚　乡、镇、县、市级医院的医师根据本医疗机构情况,将患者逐级转诊,这些转诊病人的病情轻重和预后指标与基层医院的病人相差悬殊,故选择转诊患者作为研究对象缺乏代表性。

4. 诊断条件偏倚　疾病经早期正确诊断和及时合理治疗,预后良好。而诊疗情况与医疗条件密切相关,故进行疾病预后研究时,应考虑医疗条件对研究对象疾病预后的影响。

5. "零时"不当引起的偏倚　"零时"是指被观察疾病的起始时刻,全部研究对象虽然不可能同时得病,但对每个对象观察的起始时刻应是该病自然史的同一阶段,否则会造成率的不同。例如乳腺癌,按胸部X线检查结合乳腺扪诊检出的乳腺癌的病死率较一般为低,这是因为前者的"零时"较早,得以早诊断、早治疗,预后良好。同样,预后研究不能将初发者、复发者划入同一组去观察结局。

6. 领先时间偏倚　领先时间是指从筛检诊断发现到临床诊断发现所赢得的时间,这个时间差往往被解释为因筛检而延长的生存时间,这种表面上延长的生存时间实际上是筛检导致诊断时间提前所致的偏倚,即领先时间偏倚。

(二)信息偏倚

对研究对象进行观察和测量,获取信息时产生的系统误差,称为信息偏倚。

1. 疑诊偏倚　当临床医生了解到研究对象具有某种疾病的预后因素时,可能更仔细地观察,以获得影响这种疾病的有关预后的信息,这样就可能夸大预后因素导致疾病的结论。例如,链球菌感染与风湿热关系密切,当医生获得患者具有链球菌感染史时,可能会仔细查找可以诊断为风湿热的证据,以至于夸大链球菌感染的不良预后。

2.期望偏倚　临床医生对于某些疾病的预后影响因素可形成固定的模式,可能干扰对疾病预后的正确判断。例如,原发性肺结核若发生在年幼体弱、免疫力低下的患者身上,一旦有大量细菌侵入,常引起急性粟粒性肺结核或全身性粟粒性肺结核,预后较差。临床医生在对这些研究对象进行预后观察时,常把原本应判为可疑急性粟粒性肺结核者判为确诊患者,无形中夸大了原发性肺结核的不良预后。

3.失访偏倚　随访的目的是确定每个研究对象在观察期内的结局。因此,不仅要研究经常回医院治疗的患者的预后情况,还要主动联系不来医院的患者,询问疾病的情况和变化,只有这样才能了解到确切的预后,得到可靠的结论。例如,对肿瘤疗效的预后观察一般随访3年或以上,并尽量对每个研究对象进行随访。

(三)混杂偏倚

分析疾病与研究因素间的关系时,常受到某种或某些变量的混淆,这种或这些变量部分或全部掩盖了疾病与研究因素间的真正联系,由此产生的系统误差即为混杂偏倚。

每种疾病都有痊愈、复发、残疾、死亡等多种预后结局,而一种后果也可由多种疾病或预后影响因素所致。即使"零时"相似,结局也不一定相同,原因是预后受其他很多因素的影响。例如,患者的生理和心理状况、医疗条件等因素在各比较组分布不均衡时,会造成混杂偏倚。因此,预后判断不仅要有一些客观指标,也要包括更多的信息。通过多因素分析,排除干扰疾病预后的其他因素,这样才能确定疾病与研究因素间的关系。

二、偏倚的控制方法

(一)随机化方法

从理论上讲,两个队列进行比较时,除研究的预后因素外,其他因素在两组间分布均衡,保证两组基线状况的一致性,这样两组比较的差异才能是该预后因素引起的真实差异。随机化(randomization)就是使每个研究对象均有相同的概率(机会)进入观察队列和对照队列,这是唯一的能使已知的和未知的因素在两组间达到平衡、保证可比性的方法。应用随机化方法进行分组,可以避免选择和确定研究对象时可能出现的各种偏差因素的干扰。但预后研究中常常不能使用,仅在分析治疗方案对预后的影响时采用。

(二)限制

在预后研究中,为了控制那些已知的混杂因素,在选择研究对象时,可以通过增加入选标准方法,将研究对象限制在一个具有某种特征的范围内,以保证研究对象的一致性。例如,研究年龄是否为急性心肌梗死的预后因素,将研究对象限定在男性、汉族、无并发症的前闭心肌梗死的病人中进行观察,这样就控制了性别、种族、并发症、心肌梗死部位等因素对研究结果的干扰,清楚地反映年龄对心肌梗死预后的影响。但是,限制(restriction)方法在控制偏倚的同时,也降低了研究对象的代表性,使获得的预后结论在推广应用时有一定的局限性。

(三) 配比

配比(matching)是指为研究对象选择对照时,针对一个或多个潜在的混杂因素,使其与研究对象相似,从而消除这一(些)潜在的混杂因素对结果的影响。最常见的配比因素是年龄、性别和种族等,其他因素如病情、病程、先前的治疗等也可作为配比因素。需注意的是,千万不能将研究因素作为配比条件,配比因素也不能太多,一般不超过 4 个,否则效益提高较小,且研究难度增加的幅度较大。

(四) 分层

在临床科研资料的分析阶段,分层(stratification)是最常用的检出和控制混杂偏倚的方法之一。分层是指将研究资料按拟控制的混杂变量分成若干个层次(亚组)进行分析,观察研究因素在每层内是否均有差异,以明确研究因素是否为独立的预后因素。

(五) 标准化

比较两个率时,若两组研究对象的内部构成不同,足以影响研究结论,应采用率的标准化法加以校正,使可能影响结果的因素受到相同的加权,使两个率具有可比性,这种方法称为标准化(standardization)。

(六) 多因素分析方法

疾病预后研究中,若拟控制的混杂因素较多,同时各种预后因素相互作用,则影响疾病结局。为此,可引入多因素分析方法,以筛选出与疾病结局有关的主要预后因素,以及这些因素在决定预后中的相对比重。多因素分析方法中的比例风险模型——Cox 回归分析方法在预后研究中最为常用。

(七) 参数模型估算法

该方法的基本原理是利用参数模型估算领先时间,将估算的领先时间从观察生存时间中减掉或增补到观察生存时间中,从而实现控制领先时间偏倚的目的。

第六节 疾病预后研究的评价原则

疾病预后评价的涉及面较广,如选择研究对象的诊断是否明确,是否有金标准;研究对象是否有良好的代表性;是否按同样方法随访了全部病例;所研究的预后因素是否明确;选定的评价指标是否适宜等,这些方面均可影响研究结论的真实性和可靠性。因此,为了避免产生偏倚,获得科学的结论,疾病预后研究的评价需遵循一定的原则。

一、研究对象的代表性

(一)研究对象的诊断是否有金标准

研究对象的明确诊断是预后研究的基础,要有明确统一的诊断标准,采用当前获得的最佳诊断方法确定为有病,明确纳入和排除的标准。例如,夏季高发的感染性腹泻可由多种不同的病原体引起,在其发病早期,均有腹痛、腹泻,并伴有恶心、呕吐等相似的临床表现,但不同病原体引起感染性腹泻的预后相差甚远,必须借助病原学检查才能确诊。

(二)研究对象所处病程

1. 选择早期病例　疾病自然史是反映疾病发生、发展及转归的全过程,对疾病自然史的研究是预后研究的基础,只有选择早期病例,才能了解疾病发展的自然史,以获得疾病预后的正确结论。

2. 选择处于同一病程阶段的病例　患者所处病程(早期或晚期)不同,其预后也相差悬殊。例如,早期结核性脑膜炎患者的临床表现较轻微,可有头痛、低热、呕吐等表现,经抗结核药物的合理治疗后可痊愈,预后良好;反之,晚期患者临床上可表现为昏迷、惊厥等,多数遗留后遗症或死亡,预后较差。因此,为正确评价疾病预后,必须充分考虑不同病程、病情等对预后的影响,尽量选择早期患者,如若不能,也应该选择处于临床同一病程阶段的患者。

(三)研究对象的代表性

由于不同医院收治病例的病情轻重不一样,故不同医院的临床医生所选择的研究对象(即研究对象的来源)亦不同,由此造成对同一种疾病的预后判断会有差异。在基层医院,由于医疗条件的限制,往往将重症患者转至上级医院进行诊治。因此,上级医院的临床医生所面对的患者的病情较重,两者疾病预后分析的结果很可能是,上级医院的病死率和并发症发生率显著高于基层医院,显然这个结果并不能说明上级医院的医疗水平低于基层医院。因此,进行疾病预后分析时,尽量选择多级医疗机构,必要时可以进行社区人群的调查,使研究对象具有较好的代表性,使研究结果可以外推至更大的人群。

二、所研究的预后因素是否明确

预后研究中选定的研究因素要有明确的定义,尽可能采用国际或国内统一的标准。对预后因素的测量应注意确定暴露的时间和程度,尽量采用定量指标,以客观的手段和证据为准绳,同时还要明确因果的时间顺序。

三、评价指标是否合适

事先确定观察的期限和预后观察终点,采用明确、客观的预后评价指标,可以避免临床医生或研究者在判断预后结局时发生临床不一致性。预后可以从多方面来观察,如对寿命的影响(病死率、生存率)、临床症状的改善、病理变化、生化改变、生活自理能力的改善和工作学习能力的恢复等。针对不同的病种,可以选择相应的有效且可靠的预后评价指标,同时制定明确的标准化方法,对预后作全面判断,尽量避免使用主观或半主观的指标。

结合实际情况,尽量采用盲法对结局作出判断。如利用体检、X线、心电图、实验室检测等作为预后的重要诊断指标,评判预后情况时最好由不知情的其他医生判断,这样可以避免来自医生方面的主观偏倚。

四、样本含量是否足够

样本大小是否适宜是预后研究中必须考虑的问题。样本太小,代表性差,则不易得出有显著性差别的结果;样本太大,不仅会增加严格控制研究对象入选条件的困难,也会造成不必要的浪费,降低研究的效率。因此,要对样本含量作出科学估计,根据不同的研究方法、设计类型和抽样方法,选择不同的样本含量估计方法,以满足数据处理的要求。

五、是否随访了全部病例,如何控制失访问题

所有的研究对象都应采用相同的方法进行同等的随访,并随访到研究的观察终止期,统计分析各种结局的发生概率,这样才可以了解到较确切的疾病预后。

若只有恢复不好的或病情加重的病人才会再去医院治疗,则临床医生无法全面研究预后。在实际工作中,临床医生很难做到对每一位研究对象都进行全程随访。若失访的人太多(如10%以上),则影响研究结果。可将失访者与未失访者的重要人口学特征与临床特征进行比较,若差别不大,则可认为失访是随机的,对于研究结果的影响可能不大。

还可以根据以下方法估计失访病例对预后研究的影响程度:①确定判断疾病结局的指标,如治愈率、伤残率或病死率。②计算疾病某种结局的最高发生率(假定失访者全部发生疾病某一结局,将失访者分别加入分子和分母中)和最低发生率(假定失访者全部未发生某一结局,将失访者只加入分母中)。③比较疾病结局的最高发生率和最低发生率,若两者相近,则失访对预后结论的影响不大,原结论

可信；若二者相差悬殊，则失访对结论有影响，原结论不可靠，应做进一步的研究。

例如，有人随访晚期结核性脑膜炎患者 95 例，结果因该病死亡 35 例，失访 5 例，病死率 38.9%，失访率 5.3%。为了核实结论的可靠性，假定失访 5 例全部死于结核性脑膜炎，则最高病死率 = (35+5)/(90+5) = 42.1%；假定 5 例全部存活，则最低病死率 = 35/(95+5) = 36.8%，二者均接近 38.9%。故认为失访对预后结论影响不大，结论可信。

控制失访问题主要靠尽可能提高研究对象的依从性。当存在失访时，应从各种途径了解失访者的最终结局。

（芈　静）

第十章 临床科研资料的整理与分析

医学统计方法的研究内容包括医学科研设计及资料的收集(collecting)、整理(sorting)、分析(analysis)和表达(presentation)等。根据研究目的和设计要求,医学临床的研究者制订出各种统计报表、调查表或者报告卡等进行资料的收集。针对临床科研所收集的资料,进行整理和分析是临床医护人员、科技工作者和医学生(本科生、硕士生和博士生)不可缺少的知识和技能。

第一节 临床科研资料的整理

资料整理的最终目的是净化原始数据,使其系统化和条理化,方便于进一步的统计分析。无论是临床实验研究数据,还是现场调查性研究获取的资料,其整理可分为以下四个环节。

一、录入前的校对

为保证资料的正确性和完整性,资料录入前要对原始资料进行核对和纠错,主要检查内容如下。

1. 有无缺失(漏填)数据 如果有缺失(漏填)的数据,应第一时间联系研究人员和被研究对象,争取把缺失(漏填)的信息补齐。若无法与被研究对象取得联系或者研究人员无法准确回忆,可根据缺失(漏填)数据是否为关键信息或该研究对象缺失(漏填)信息量的比例进行区别处理。若缺失(漏填)信息为关键信息或该研究对象缺失(漏填)信息量较多,可将该调查对象的资料视为不合格资料,将其删除,如肝癌手术患者生存率研究中病人的诊断及手术时间;若缺失(漏填)数据为非关键信息且该研究对象缺失(漏填)信息量较少,可将缺失(漏填)信息视为缺失值(missing values)进行处理。

缺失值是指有些变量的记录不完整或有缺失。对缺失值进行处理的前提条件是缺失值的比例不能太大,否则因为数据的不完整、质量不可靠而失去缺失值处理的实际意义。在对缺失值进行处理时，首先要考虑数据缺失的机制，根据缺失机制可将缺失值分为完全随机缺失、随机缺失和非随机缺失。

(1) 完全随机缺失 (missing completely at random，MCAR)：指已评价的结果或即将要评价的结果中，研究对象的缺失率是独立的，即缺失现象完全随机发生，与自身或其他变量的取值无关。如调查过程中，被调查对象突然接到电话、有紧急情况必须马上离开，从而使调查无法完成而造成的缺失。

(2) 随机缺失 (missing at random，MAR)：是最常见的缺失机制，指缺失数据的发生与数据库中其他无缺失变量的取值有关。即某一观察值缺失的概率仅依赖于已有的观察结果，不依赖于未观察到的结果。如观察某新药物对糖尿病患者的疗效，但某些血糖过高的患者根据纳入标准予以排除。

(3) 非随机缺失 (missing not at random，MNAR)：指数据的缺失不仅与其他变量的取值有关，也和自身有关。比如在调查研究中，收入高的人由于各种原因而不愿意提供准确的家庭年收入。这种缺失大都不是由偶然因素引起的，目前尚无有效的方法进行处理。

常见的缺失值处理方法有以下两种。

(1) 删除缺失值：如果研究对象数量较大，而有缺失值的研究对象所占比例相对较小，可以采用直接删除存在缺失值的研究对象所有信息的办法。但该方法是以减少样本量来换取信息的完备，会造成资源的大量浪费，舍弃了大量隐藏在这些对象中的信息。

(2) 缺失值替代：使用缺失值填补法进行补充，如指标内插法，即使用所有非缺失数据的算数均值、缺失值临近点的算术均数、中位数进行插入，同时采用线性插入法及回归模型估计法（见相关参考文献）进行补充。

除了调查数据缺失之外，现场调查性研究还存在调查对象漏失的问题。从调查完整性的角度出发，目标人群接受调查的应答率越高越好，但是在实际工作中并不能够做到100%的目标人群接受调查。为了避免因应答率太低而引起的资料偏性，可以在调查初期提出一个要求，如95%。比如针对娱乐场所的女性工作人员进行HIV检测和高危行为调查的研究中，娱乐场所的目标人群中除了不在现场者均应该全部调查到。而实际调查结果可能会对调查结果产生影响，比如一些已经确诊为HIV感染者因为不想被同事知道自己的感染状态而逃避再次进行HIV检测，从而造成目标人群HIV阳性率偏低。目标人群的无应答率越高，资料偏性的可能性就越大，偏倚的程度也越严重。

2. 有无超范围研究对象　要核实每一位研究对象是否符合既定的纳入和排除标准，比如在对比合并丙型肝炎的艾滋病病人与单纯艾滋病感染者的抗HIV病毒治疗效果时，应排除合并乙肝或其他肝脏疾病的艾滋病病人。针对50岁及以上 HIV 感染者进行抗病毒治疗疗效观察时,应排除在调查当日年龄小于 50 周岁的个体,同时删除未使用抗病毒治疗的 HIV 感染者。

3. 有无不合逻辑的数据 研究者根据数据的逻辑关系、常识和专业背景知识,对所研究的资料进行是否符合逻辑的检查和核对。比如某研究对象年龄 20 岁,烟龄 22 年;女大学生月经初潮年龄是 3 岁等。对产生怀疑的数据要进行深入核查并予以纠正,对于无法纠正的数据,可直接删除该数据或者该研究对象的所有信息。

二、建立数据库及数据录入

调查数据通常需要使用计算机进行统计分析,所以需要将研究数据录入计算机的数据文件中,首先要通过数据库管理系统(database management system)建立一个数据文件(data file),然后把数据录入该数据文件中。而建立数据文件的前提是构建数据结构(data structure),即确定各项目的变量名、变量类型以及变量长度等。常见的数据结构为二维数据结构,而二维数据结构经常是用每一行代表一个调查对象(case)、记录(record)或观察单位(observational unit);而每一列代表一个变量(variable)或观察值,用以说明所有调查对象的变量、项目或观测指标。

在设计录入数据结构时,要考虑不同软件对字节和字符的要求,还要考虑后期统计分析软件与数据库的兼容性。例如,有些软件要求变量的名称及字符不超过 8 个字节,有些统计分析软件不能够正常识别中文字符,因此,在设置变量名称时应尽可能地使用英文字符,以便于在各软件之间转换运用。理论上来说,一项完整的研究资料应录入成一个总的数据文件,但在数据分析时可以根据研究目的拆分成不同的数据子集,同时,目标变量的格式应满足统计分析的需要。

建立数据库的软件不同,录入的文件类型也不同,大体可作如下分类:①数据库文件:dBASE、FoxBASE、Lotus、SQL、EpiData、Excel 等。②文本文件:Word 文件、WPS 文件等。③统计分析软件数据库:SAS 数据文件、STATA 数据库文件、SPSS 数据文件等。其中,临床科研中常用的建立数据库的系统为 Excel、SPSS 和 EpiData 软件。当研究对象数量及变量数目较少时,可使用 Excel 和 SPSS 进行资料录入,而当样本量和变量数目较多时,建议使用 EpiData 软件建立数据库。

EpiData 数据库在资料录入时,可通过建立核查(check)文件的方式实时核查录入数据的合理性和正确性(比如针对是否抽烟的问题,设置录入变量的范围只能为 0 和 1,资料录入时若不小心按到数字 3,则软件会提示报警)。还可以通过 Check 文件控制数据录入的流程,即根据录入的数据自动从一个变量跳转到另一个变量(如针对不吸烟者,有关吸烟年限、吸烟量和吸烟频率的问题均不用回答,直接跳转到饮酒的问题)。此外,EpiData 软件还提供了实时校验的功能,在第二次录入数据时若出现了不一致的数据,软件会实时提醒。

在资料录入时,应注意:①数据录入前应对所有的录入人员进行统一的培训,为每人提供一份录入说明。②针对同一份资料,可采用双人分别独立地录入的方式,针对录入结果不一致的地方,应核对原始数据。③录入完成后,可随机抽取 5%～10% 的研究对象资料进行核查。④资料录入过程中,为防止软件或计算机故障造成的数据丢失,每天录入的数据应做到单独备份和保存。

三、录入后的处理

数据录入后,应对资料进行仔细核查,确保数据的完整和准确,对数据录入过程中人为因素造成的差错要及时纠正。可采用数据库管理软件(Foxpro 和 EpiData)和统计软件(SAS、SPSS、Epi Info 等)来完成数据核查。

首先使用计算机程序对双人录入的同一份数据进行比对,并打印出不一致的地方,可以通过核对原始记录来查找文件的输入错误并加以改正。当两份数据完全一致后,再进行录入数据的范围检查和逻辑核查,目的是检查在录入前校对环节没有查出的超范围、不合逻辑和各变量间互相矛盾的数据,该步骤可以通过数据管理人员编写检查程序或使用数据库核查模块来完成。比如在 SPSS 中,习惯上将性别男性定义为 1,女性定义为 2,可针对性别这一变量采用升序排列(ascending)和降序排列(descending)的方式,查找超范围数据或者缺失数据。若在性别变量列中出现了空格、取值为 0 或者取值为 4 的数据,则说明数据录入有误。

在核查数据时,可能会发现个别严重偏离群体的数据,称为离群数据(outlier)或极端数据(extreme value),离群数据的存在会使统计分析结果出现较大的误差。离群值可通过观察值的频数分布表或直方图进行初步诊断,也可通过统计软件制作定量资料的箱式图来判断。如果有观察值距离箱式图中箱体的顶线(第 75 位百分位数)或底线(第 25 位百分位数)过远,可判断为离群值,如有些软件中定义超出箱体高度(四分位数间距)1.5～3 倍距离的观测值为离群值,常用圆圈"○"表示。而当数据满足正态分布时,可以使用 $\bar{X}\pm 2S$ 和 $\bar{X}\pm 3S$ 来判断,如观察值在此范围以外,可视为离群值。在直线回归分析章节还使用残差分析的办法确定离群值。

对离群数据要进行慎重处理,如果确认数据有逻辑错误,且原始记录也是如此,且无法纠正,可删除此数据或该研究对象的所有信息。如果数据间无明显的逻辑错误,可在离群数据删除前后各做一次统计分析,若前后结果不矛盾,则该研究对象的观察值可以保留;若前后结果矛盾,则应考虑所采用的统计分析方法是否符合该资料的特点,必要时应用统计分析方法来减少离群数据对结果的影响,如采用非参数统计方法等。

对于计算机检查出来的错误,需要再次查找原始资料进行核准,由数据管理人员再次更正数据文件,直至再也找不到错误为止。但即便是这样,也并不代表数据库文件没有任何错误,如果有关方面对数据的准确性有疑问,还会对数据进行进一步的核查,称为稽查。临床试验中,数据的稽查往往是随机抽取10%的病例,以病例报告表(case report form,CRF)中的所有变量的数值同数据文件中各个变量的数值进行逐一核对,一般要求主要观察指标不能有错误,其他指标的错误率低于0.3%。若稽查时发现错误率超出了允许范围,则需要重新进行所有数据的检查。

四、拟定整理表

数据库核查无误后,在数据分析之前,常需要按照类别针对数据库资料进行归纳汇总,即采用分组的形式把性质相同的观察单位合并在一起,将性质不同的观察单位分开,从而把组间的差异性和组内的同质性展示出来,用于表达资料的分配情况和内部结构,初步显示各项目间的联系。

分组有质量分组和数量分组两种。质量分组也称类型分组,就是按照资料的性质或类别来分组,适用于定性资料,比如按照性别、民族、受教育程度和职业分组。而数量分组是按照观察单位数量大小来分组,常用于定量资料,比如按照年龄大小、血糖高低、舒张压高低来分组。所分组数的多少取决于研究目的、研究对象的数量和资料性质。分组过多,达不到简化资料的目的;而分组太少,可能掩盖事物的规律性。在所研究结局不太清楚时,可尽量分组细致一些,但有时考虑到各个分组间样本例数的平衡,即分组过程中有某个组的研究对象数量太少,可将该组与相邻组进行适当的合并。比如在50岁及以上男性人群艾滋病相关知识的知晓率的调查研究中,受教育程度为大专及以上的对象只有7人,可将该组合并入高中组,而将合并后的组名改为高中及以上组。

分组的界限应清楚,不应有范围上的交叉或重叠。为增加本次研究与国内外同类研究的可比性,针对某些变量分组时应考虑国际或国内公认的专业分类方法,比如将收缩压$\geq$140mmHg和/或舒张压$\geq$90mmHg诊断为高血压;针对成年研究对象进行年龄分组时,习惯上以10岁为一组。而对于某些没有专业分类/分组标准的资料,可考虑按照三分位数或者四分位数间距进行分组。

第二节 统计分析方法的选择策略

分析资料(data analysis)是指对整理后的资料进行统计分析,获取资料中有关信息的过程,包括统计描述(statistical description)和统计推断(statistical inference)两个方面。统计描述是采用统计指标、统计表和统计图的方式对资料的数据特征及其分布规律进行全面概括的描述;统计推断是根据从样本中获取的信息推断总体特征,包括参数估计(estimation of parameter)和假设检验(hypothesis test),前者是指用样本统计量估计总体参数,后者是指用样本信息检验有关总体之间的差异。本节将重点针对统计分析方法的选择策略进行探讨。

临床科研数据的统计分析中,正确的统计分析方法是得到可靠统计结论的基本保障。统计分析方法的选择是由研究方案中的统计学设计所决定的,而统计学设计要求研究人员根据研究目的确定研究因素、选择观察指标、确定样本含量,制定研究的实施方案及数据收集、整理和分析的模式,达到以最少的人力、物力、财力和时间获得可靠的结论的目的。统计分析方法的选择要考虑研究目的、数据类型、变量类型和数目、数据分布特征和样本量等要素,在具体进行统计分析之前,首先要考虑统计分析方法的前提条件。比如在进行两个独立样本比较的 t 检验或多个独立样本比较的方差分析中,均要求资料满足独立性、正态性和方差齐性,因此,需要分别对每一个处理组进行正态分布的检验,并考查组间方差是否相同,若资料不满足特定统计方法的应用条件,应调整统计分析方法。如当资料不满足正态分布时,须考虑对数据进行变量变换,或直接采用非参数检验法。

统计分析方法的选择可以从以下六个方面加以考虑:①反应变量是单变量、双变量还是多变量。②结局变量的类型是定量资料、二分类变量、无序多分类变量还是有序分类变量。③科研项目的设计类型是完全随机设计、配对设计、随机区组设计、重复测量设计还是其他的设计类型。④影响因素:是单因素还是多因素。⑤设计分组:是单一样本、两组样本还是多组样本,是否有空白对照组。⑥资料是否满足拟采用的统计分析方法的前提条件。

一、单变量定量资料的分析

1. 单个样本均数与已知的总体均数的比较 该类资料的统计分析要求为:①单个样本均数与总体均数的比较。②结局变量为定量资料。③若样本的结局变量满足正态分布,使用单样本 t 检验;若不满足正态分布,可对样本资料进行变量变换,或者直接选用秩和检验的办法。

2. 两独立样本均数的比较　该类资料的统计分析要求为：①完全随机设计两样本均数比较。②结局变量为定量资料。③两组数据是否满足正态分布和方差齐性的要求，若均满足正态分布和方差齐性，使用两独立样本 t 检验；若不满足，可对样本资料进行变量变换，或者直接进行两独立样本秩和检验。

3. 配对样本均数的比较　该类资料的统计分析要求为：①配对设计的两样本均数比较。②结局变量为定量资料。③若资料符合正态分布的要求，选用配对设计的 t 检验；若不满足正态分布的要求，考虑进行变量变换，或者直接进行配对设计秩和检验。

4. 完全随机设计多个样本均数的比较　该类资料的统计分析要求为：①完全随机设计的多组（$K>2$）样本均数的比较。②若资料满足正态分布和方差齐性的要求，则选用单因素方差分析（one-way ANOVA），如果多组间差异有统计学意义，还应采用 SNK 法、LSD-t 法或 Dunnett-t 法（适用于多个实验组与某一个对照组的比较）进行进一步的组间两两比较；若资料不满足上述要求，则考虑进行变量变换，或者使用完全随机设计进行多组样本秩和检验（Kruskal-Wallis test），若多组间差异有统计学意义，可采用 α 调整法（$\alpha' = \dfrac{\alpha}{比较次数}$）进行多组间两两比较。

5. 随机区组设计两因素方差分析　该类资料的统计分析要求为：①包括随机区组设计的两个分组因素（处理因素和区组因素）。②若资料满足正态分布和方差齐性的要求，则选用随机区组设计的两因素方差分析；若不能满足，则进行随机区组设计资料的秩和检验（Friedman test）。

二、单变量定性资料的分析

1. 单个样本率与已知总体率的比较　该类资料的统计分析要求为：①单个样本率与总体率的比较。②结局变量为定性资料。③可采用单样本 Z 检验或基于二项分布的确切概率法。

2. 完全随机设计两样本率的比较　该类资料的统计分析要求为：①完全随机设计两样本率比较。②结局变量为定性资料。③样本量≥40，最小理论频数≥5时，选择四格表卡方检验；样本量≥40，1≤最小理论频数＜5时，选择连续性校正四格表卡方检验；样本量＜40 和/或最小理论频数＜1时，可采用 Fisher 确切概率法进行统计分析。

3. 配对设计两样本率比较　该类资料的统计分析要求为：①配对设计两样本率的比较。②结局变量为定性资料。③采用配对设计卡方检验（McNemar test）进行统计分析。

4. R×C 列联表资料的组间比较　习惯上将超出四格表的定性资料整理成

R×C的列联表形式,根据分组变量和结局变量的性质,划分为以下三种类型。

(1) 双向无序列联表资料:①最小理论频数＞1,且1＜理论频数≤5的格子数不超过总格子数的1/5,应采用R×C表的卡方检验进行组间比较;若不满足上述条件,可考虑增大样本量,删除理论数较小的行或列,将理论数较小的行或列与临近组进行合并,采用Fisher确切概率法进行组间比较。②若分析目的是检验分组变量与结局变量间的相关性,则应采用列联系数进行关联性分析。

(2) 单项有序列联表资料:①若分组变量是有序分类变量,应采用R×C表的卡方检验进行分析,如比较不同受教育程度的受访者高血压的检出率。②若结局变量为有序分类变量,应采用秩和检验,如比较不同性别的肾小球肾炎患者尿中白蛋白(-、±、+、++、+++)的差异。

(3) 双向有序列联表资料:①若设计类型为配对设计/随机区组设计,应采用McNemar检验或Kappa检验判断两变量的一致性。②若设计类型为非配对设计/随机区组设计,应采用秩相关分析或线性趋势检验来判断其是否存在趋势关系。

三、单变量有序分类资料的分析

1. **两组有序分类资料的比较** 由于结局变量为等级资料,配对设计的两组间比较可选用 Wilcoxon 符号秩和检验;若为完全随机设计的两组等级资料比较,可采用 Mann-Whitney μ 检验。

2. **多组有序分类资料的比较** 若多个处理组的研究对象是按照完全随机设计进行分组,则多组间比较应采用 Kruskal-Wallis 秩和检验,如果多个组间差异有统计学意义而需要进行组间两两比较,则需要对检验水准进行调整;若多个处理组的研究对象是按照随机区组设计的,则应采用 Friedman 秩和检验。

四、双变量资料的分析

1. **简单相关分析** 该类资料的统计分析要求为:①两变量间存在直线性趋势。②若两变量满足双变量正态分布,则应选用 Pearson 直线相关分析;若两变量不满足双变量正态分布或者至少其中之一为等级资料,应选用 Spearman 秩相关分析。

2. **直线回归分析** 该类资料的统计分析要求为:①两变量间存在直线性趋势。②结局变量满足正态分布。③可选用直线回归分析。

3. **曲线回归分析** 若两变量间关系呈现曲线性趋势,可考虑进行曲线直线化变换,也可直接根据曲线类型进行曲线回归分析,如常见的工作曲线、指数曲线、多项式曲线等。

五、多变量资料的分析

在单变量分析的基础上,延伸出了多变量分析。多变量分析是指统计资料中有多个变量(或称因素、指标)同时存在时的统计分析,是统计学的重要分支,是单变量统计的发展。多变量统计的理论基础和工具是数学中的概率论和矩阵。但对于实际应用者而言,只要有合适的计算机和软件包以及掌握一些初步的多变量统计知识,就可以使用它来解决实际问题。多变量统计的内容很多,从实际应用的角度看,主要包括回归分析、判别分析、因子分析、主成分分析、聚类分析、生存分析等六个大的分支。本节以多重线性回归分析和多因素 Logistic 回归分析为例,其余内容请参考相应章节。

1. 多重线性回归分析　多重线性回归分析时应注意以下内容:①结局变量只有一个,为定量资料。②有多个自变量同时存在。③自变量的变量类型不同,纳入回归分析时其资料的要求也不同,无序多分类变量纳入方程前需要设置哑变量,定量资料和有序分类资料可以直接纳入方程。④只有在整个回归方程和自变量的回归系数均有统计学意义时,才能确定自变量对于结局变量的作用。⑤应排除自变量间多重共线性。

2. 多因素 Logistic 回归分析　多因素 Logistic 回归分析时应注意以下内容:①结局变量只有一个,可以为二分类变量、无序多分类变量及有序分类变量。②有多个自变量同时存在。③自变量的变量类型不同,纳入回归分析时其资料的要求也不同,无序多分类变量纳入方程前需要设置哑变量,定量资料和有序分类资料可以直接纳入方程。④只有在整个回归方程和自变量的回归系数均有统计学意义时,才能确定自变量对于结局变量的作用。

(范引光)

第十一章 临床科研中常见的偏倚及其控制

第一节 概　述

任何研究人们都希望得到真实可靠的结果，确保研究结果的真实性是科学研究的核心。因此，在开展临床医学研究时，必须考虑影响研究结果的因素可能有哪些，采用什么方法可以减少或控制这些因素得到真实可靠的结果。

一、真实性

临床医学研究的目的是从对样本人群的观察和研究中获得研究变量与结果变量的真实联系，并将此真实联系推广到样本人群所属的目标人群范围内。

真实性（validity）又称效度，是指一种测量方法或研究能正确反映真实情况的程度。真实性包括内部真实性（internal validity）与外部真实性（external validity）。内部真实性是指研究结果能准确反映目标人群真实状况的程度。外部真实性是指该项具有内部真实性的研究结果应用于目标人群以外的其他人群的程度。一项无内部真实性的结果不可能具有外部真实性，而具有内部真实性的结果也不一定就具有外部真实性。例如，以中年男性汉族人作为研究对象，研究低脂饮食控制心血管疾病的效果。结果显示，进行低脂饮食加药物治疗能够降低心血管疾病的死亡率。在实际应用中，应考虑该结果是否适用于女性及不同年龄和种族的人群。

临床医师通常很关心一项研究结果的外部真实性，因为他们要决定是否将此结果应用于临床实践。如果该项研究的结果是在严格控制或特定的环境下得出的，那么这个结果可能不适用于通常的情况。例如，多数临床研究是在三级医院中开展，三级医院是重病集中地，容易把疾病描述得严重些，三级医院获得的结论有时在一般人群中并不适用。图11-1显示研究的内部真实性与外部真实性之间的关系。

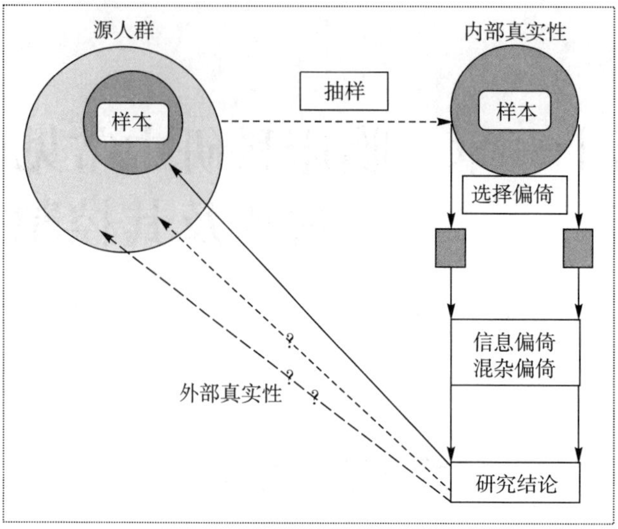

图 11-1 研究的内部真实性与外部真实性之间的关系

在临床科研中,首先应保证研究结果的内部真实性。但是由于多种原因,如不同的研究者、不同的研究方案、不同的观察或测量方法及仪器等,实际的测量结果与真实值之间存在差异,此即误差。明确误差产生的原因和性质对于获得真实客观的研究结果至关重要。

【案例】 有人研究某耐力训练方案提高战士体质的效果,以 20 名连队战士为实验组,按照训练方案进行耐力训练,以同龄的 20 名机关战士为对照组,对照组进行日常活动,4 周后检测血乳酸的水平变化。结果见表 11-1。

表 11-1 两组战士训练前后血乳酸的检测结果

组别	血乳酸/(mg/L)	
	训练前	训练后
实验组	38.2±3.5	33.1±3.1*♯
对照组	40.0±4.0	38.9±3.5

注:* 与训练前比 $P<0.01$;♯ 与对照组比 $P<0.01$。

结论:该耐力训练方案能够降低运动时血乳酸的蓄积,提高战士的耐力。

由于连队战士和机关战士的工作性质不同,其体能基础本身就存在较大差异,使得两组研究对象在选择时就不具备可比性,从而导致研究结果与真实情况发生误差。

二、误差

误差(error)泛指实际测定值与真实值之间的差别。误差是客观存在的,任何研究得到的测量结果都不可能做到绝对准确,只能在一定条件下无限接近真实值。按照误差的来源和性质可分为随机误差和系统误差。

(一)随机误差

随机误差(random error)又称机遇误差(chance error)或偶然误差(accidental error),是指由于研究对象个体差异、机会因素或偶然的原因使得测量结果偏离真实值的误差,表现为研究结果不恒定、随机变化。随机误差可分为随机测量误差和抽样误差。

1.随机测量误差(random error of measurement)　在控制或消除系统误差后,在同一条件下对同一对象反复进行测量,结果仍会出现随机变化,此为随机测量误差。

2.抽样误差(sampling error)　由于抽样的偶然性造成的样本统计量与总体参数之间的差异,称为抽样误差。

随机误差的特点是无固定的方向和大小,一般呈正态分布。随机误差是客观存在、不可避免的,只能设法通过统计学方法给予估计和控制。在医学研究中,随机误差主要表现为抽样误差,统计分析主要是针对抽样误差而言的。

(二)系统误差

系统误差(systematic error)是指由于某种确定的原因,如实验方法不当、仪器试剂未校正、操作不规范等造成的误差,表现为研究结果有规律地偏大或偏小。系统误差的特点是有固定的大小和方向(具有"单向性"),在重复测量时会重复并有规律地出现。多次重复测量及增加样本含量可以减少随机误差,但不能减少系统误差(图11-2)。

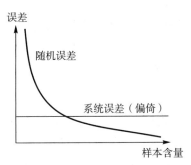

图 11-2　随机误差和系统误差与样本含量的关系

系统误差与随机误差在产生原因、性质和评价指标等方面均不相同,具体见表11-2。在医学研究中,应从两者的不同来源和性质特点出发,采用不同的控制方法,尽量减少随机误差,有效控制或消除系统误差,提高研究的质量,最终获得真实可靠的结果。

表 11-2　随机误差与系统误差的比较

项目	随机误差	系统误差
产生原因	个体变异、机遇或偶然因素	研究方法不同
		研究条件不同
		测量或观察方法不同
		人为因素……
大小和方向	无固定的大小和方向	有固定的大小和方向
分布	正态分布	偏态或呈线性分布
是否可消除	否	是
增加样本含量的作用	降低	无作用
评价指标	精密度	效度

三、偏倚

(一)偏倚的概念

在医学研究的各个环节,包括设计、测量、分析及结果推断各个阶段中所出现的系统误差以及结果解释、推论的片面性称为偏倚(bias),可使研究结果与真实值之间出现倾向性差异。偏倚是一种系统误差,是影响研究结果真实性的重要原因之一。与基础研究相比,临床科研更容易产生偏倚,因为临床研究的对象是人,不可能像动物研究那样严格控制实验条件,人群的个体差异和研究条件往往难以控制。另外,人具有复杂的心理活动和多种行为习惯,并受到社会、家庭等环境因素的影响,从而影响其在研究中的依从性。因此,偏倚在临床研究中是普遍存在的,不可能完全杜绝。研究者应尽量减少各种偏倚的产生,在设计和实施阶段设法控制,防止形成。有的偏倚一旦形成,需要在资料分析阶段运用统计学手段加以纠正,有的偏倚则无法纠正。因此,在临床研究中对偏倚的识别和控制极为重要,也是科研工作者必备的基本功。

(二)偏倚的方向

定量并精确估计偏倚的程度较困难,而确定偏倚的方向相对较为容易。偏倚的方向主要指研究结果是高于还是低于真实值。明确偏倚的方向,可以判断研究所获得的疾病与研究因素间的关联高于或低于真实的关联。

现假定某一欲观察或测量的效应值的真实值为 θ,而反映在样本中的观察值为 $\hat{\theta}$。设定凡是夸大真实效应者为正偏倚,不论真实效应是危险效应还是保护效应,而缩小真实效应者为负偏倚。研究的真实效应用 $RR(\theta)$ 表示,$RR(\theta)=1.0$ 即为零效应;$RR(\theta)>1$ 为危险效应;$RR(\theta)<1$ 为保护效应。$\hat{\theta}$ 为偏倚了的 RR。

当具有危险效应,$RR(\theta)>1$ 时:$\hat{\theta}>\theta>1$,夸大危险效应,或远离零效应值(或无效应),称为正偏倚;$\theta>\hat{\theta}>1$,缩小危险因素,趋向零效应值,称为负偏倚。当效应值为保护效应,$RR(\theta)<1$ 时:$\theta<\hat{\theta}<1$,偏倚缩小了保护效应,趋近零效应值,称为负效应;$\hat{\theta}<\theta<1$,偏倚夸大了保护效应,远离零效应值,称为正偏倚。

也有一种称为颠倒偏倚,是指无论 $\theta>1$ 或 $\theta<1$,若 θ 和 $\hat{\theta}$ 分别在 1.0 的两侧,则为颠倒偏倚。即说明产生的偏倚跨过零效应值,由保护效应偏离为危险效应,或由危险效应偏离为保护效应。偏倚方向示意图见图 11-3。

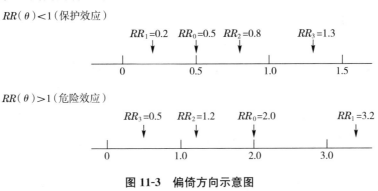

图 11-3 偏倚方向示意图

(RR_0 为真实值,RR_1 为正偏倚,RR_2 为负偏倚,RR_3 为颠倒偏倚)

(三)偏倚的分类

目前使用最广泛的偏倚分类方法是 1976 年由 Miettinen 提出的,分为三大类:

1. **选择偏倚(selection bias)** 主要发生在研究设计阶段,是指在选择研究对象时产生的系统误差。

2. **信息偏倚(information bias)** 主要发生在观察、收集资料和测量实施阶段,是指在收集有关暴露或疾病资料时出现的系统误差。

3. **混杂偏倚(confounding bias)** 在设计和分析阶段,若对混杂因素及其作用的认识或控制不足,即会产生混杂偏倚。

第二节 选择偏倚

一、选择偏倚的概念

在设计阶段选择研究对象时,选入的对象与未选入的对象间在与研究有关的某些特征上有系统的差别,同时,在各比较组间除研究因素外,其他因素的分布不均,导致研究结果系统地偏离真实情况,即为选择偏倚。

选择偏倚主要是由选择条件受限制、设计失误、选择对象的方法不当等造成的,在各类医学研究中均可发生,在横断面研究和病例对照研究中更为常见。是否存在选择偏倚,理论上可以通过比较源人群与研究样本人群的暴露因素分布来分析。如在病例对照研究中,病例与对照根据是否有暴露因素来选择研究对象,当研究对象入选几率不等时,就会产生偏倚,有暴露的病例往往更容易入选。

二、几种常见的选择偏倚

(一)入院率偏倚

入院率偏倚(admission rate bias)又称伯克森偏倚(Berkson's bias),是指选择医院就诊或住院病人为研究对象时,由于入院率或就诊机会不同而导致的偏倚。入院率偏倚产生的条件是:①研究某暴露因素 X 是否与 A 病有关时,A 病病例取自医院,对照来自同时住院的其他疾病的病例,如 B 病。②A 病和 B 病由于疗效不同、病情严重程度不同等而出现入院率不同。③暴露因素 X 本身也有一定独立的与疾病无关的入院率。

【案例】 研究恶性黑素瘤与高血脂的关系。恶性黑素瘤病人在人群中有 5000 例,骨折病人也有 5000 例,具有高血脂因素者在恶性黑素瘤病人和骨折病人中各占 15%,并假定三者之间无任何关联,三者的入院率相对独立。

表 11-3 恶性黑素瘤与高血脂的关系

	来自人群		合计	来自医院		合计
	有高血脂	无高血脂		有高血脂	无高血脂	
恶性黑素瘤(病例)	750	4250	5000	413	1063	1476
骨折(对照)	750	4250	5000	570	2550	3120
OR	1.0			1.738		

表 11-3 表明人群中恶性黑素瘤与高血脂之间并无关联,$OR=(750\times4250)/(750\times4250)=1.0$。

现假定恶性黑素瘤和骨折的入院率不同,分别为 25% 和 60%,同时伴有高血脂的人入院率为 40%。根据不同的入院率计算住院人数:

骨折伴有高血脂人数:$(750\times60\%)+[(750-750\times60\%)\times40\%]=570$

恶性黑素瘤伴有高血脂人数:$(750\times25\%)+[(750-750\times25\%)\times40\%]=413$

骨折无高血脂人数:$(5000-750)\times60\%=2550$

恶性黑素瘤无高血脂人数:$(5000-750)\times25\%=1063$

住院病例恶性黑素瘤与高血脂关联的 $OR=(413\times2550)/(1063\times570)=1.738$

可见社区人群样本中恶性黑素瘤同高血脂本无任何关联,但是以医院病例的样本所得结果为高血脂是恶性黑素瘤的危险因素。因为远离零效应值 1.0,现在夸大其危险效应,是正偏倚。

不同疾病在不同医院就诊或入院率的不同是由多种原因造成的,如群众对某种疾病危害的认识水平、所患疾病的严重程度、患者的经济状况、就诊方便与否、不同医院的诊疗水平及技术专长等，均可影响入院率。以医院病人作为病例和对照，对照是医院的部分病人，并不是目标人群中的一个随机样本；病例组的病例也不是全体病人人群中的一个随机样本，病人对医院及医院对病人都有选择性。因此，研究结果的可靠性和代表性可能都受到影响，产生偏倚，歪曲暴露因素与所研究疾病之间真实的关联。

控制入院率偏倚最好的方法是从一般人群中获取样本，或至少对照来自一般人群，但实施起来有相当的难度。若仍以医院的病例为研究对象，最好从多家医院进行选取，这从一定程度上可以减少入院率偏倚的影响。

(二)现患病例-新发病例偏倚

现患病例-新发病例偏倚(prevalence-incidence bias)又称奈曼偏倚(Neyman's bias)。在病例对照研究中，研究者所得的病例组通常仅包括现患存活病例，不包括死亡病例和那些病程短、轻型和不典型的病例。存活病例与死亡病例在所研究的因素方面往往有系统差异，同样，新发病例和现患病例之间也有系统差异。此外，某些病人在患病后有可能改变原来对某些因素的暴露情况，由此产生的偏倚即为现患病例-新发病例偏倚。

与队列研究或实验研究采用新发病例作为研究对象不同，病例对照研究或横断面研究的研究对象往往是现患存活病例，这两种病例所提供的有关研究的暴露情况可能会有较大的差别。以现患存活病例作为研究对象所得到的研究因素与疾病之间的联系，可能会由于影响生存状态或疾病表现形式的因素不同而产生偏倚。如慢性病的现患病例由于时间过久，不能如实详细回忆早期的暴露情况，或患病后与疾病有关的生活习惯已有很大改变，已分辨不清哪个暴露发生在症状之前，哪个在后。而新发病例则不存在上述问题。另外，对现患病例调查所获得的信息中很多可能与存活有关，未必真正与疾病的发生有关。因此，利用病例对照研究分析病因，解释研究结果时要慎重。

【案例】 Friedman 等在弗雷明汉(Framingham)地区研究血清胆固醇与冠心病的关系，分别用前瞻性队列研究和病例对照研究两种方法。研究结果见表 11-4。

表 11-4 美国弗雷明汉地区男性居民高胆固醇血症与冠心病关系的研究

血清胆固醇水平	队列研究			病例对照研究		
	有冠心病	无冠心病	合计	有冠心病	无冠心病	合计
高于 75 百分位数	85	462	547	38	34	72
低于 75 百分位数	116	1511	1627	113	117	230
合计	201	1973	2174	151	151	302
	$RR=2.40, \chi^2=34.5, P<0.001$			$OR=1.16, \chi^2=0.29, P=0.589$		

两种研究方法得到的结果截然相反,通过队列研究发现,血清高胆固醇水平是冠心病的危险因素之一($RR=2.40$),而在病例对照研究中病例和对照组却无明显差异($OR=1.16$)。进一步分析发现,冠心病患者在被诊断为该病后,改变其原来的生活习惯或嗜好,如开始戒烟戒酒、多食低胆固醇食物、加强体育锻炼等,从而使血中胆固醇水平降低。

(三)检出征候偏倚

检出征候偏倚(detection signal bias)是指某因素与某疾病在病因学上虽无因果关联,但由于该因素的存在而引起该疾病症状或体征的出现,从而使患者及早就医,接受多种检查,使得该人群有较高的检出率,导致得出该因素与该疾病有关联的结论。这种因某因素促使某疾病检出率提高而造成的虚假关联,称为检出征候偏倚。

【案例】 1975年,Ziel和Finkle用病例对照研究发现口服复方雌激素与子宫内膜癌之间存在高度关联,结论是口服雌激素是妇女子宫内膜癌的危险因素。而1978年,Horwitz和Feistein指出,关于口服雌激素与子宫内膜癌之间的高度关联是虚假的,是由检出征候偏倚所致的。理由是雌激素可以刺激子宫内膜生长,导致子宫容易出血,使她们求医和接受检查的机会增多,发现早期子宫内膜癌的机会也增多。而未服用雌激素者,由于很少有子宫出血症状,则减少了就诊机会,使该病不易被及早发现。Ziel等的研究中有相当部分病例为早期病人,这无形中使病例组的暴露比例增加,从而夸大了二者之间的联系强度。有研究发现,在服用雌激素的子宫内膜癌病人中,79%为早期病人;而在非服用雌激素的子宫内膜癌病人中,早期病人占55%。

关于雌激素与子宫内膜癌的关系在同一家医院进行两次研究(表11-5)。以子宫出血就诊的人群为病例组,对照组来自一般人群,结果显示二者之间存在高度关联($OR=9.4$)。而以子宫相关手术的人群为病例组,对照组来源不变,则二者之间的关联强度大大降低($OR=2.6$)。Feistein从同一家医院随机抽取妇科其他良性肿瘤患者作为对照,研究结果显示,口服雌激素与子宫内膜癌之间无关联。由此可见,病例和对照的来源不同,可致研究结果的差异较大。

表11-5 绝经期服用雌激素与子宫内膜癌的关系研究

绝经期服用雌激素	以子宫出血诊断子宫内膜癌			以刮宫或子宫切除诊断子宫内膜癌		
	病例组	对照组	合计	病例组	对照组	合计
有	72	17	89	59	30	89
无	45	100	145	89	118	207
合计	117	117	234	148	148	296
OR		9.4			2.6	

(四)易感性偏倚

疾病的发生不仅与外环境暴露因素有关,与个体自身对暴露的易感性也有关。由于各比较组研究对象的易感性不同而产生的偏倚称为易感性偏倚(susceptibility bias)。这类偏倚在职业性疾病研究中最为常见。典型的例子是职业流行病学研究中的健康工人效应(healthy worker effect)。当研究某一毒物对作业工人的健康危害时,结果可能是暴露于该毒物的工人死亡率或疾病发病率反而比一般人群低(表 11-6)。其原因是接触此类有毒物质的工人由于工作性质需要,其健康水平就比一般人群高,或对毒物的耐受性比一般人群要强,故对此类毒物的易感性低。

为了控制健康工人效应,尽可能选用内对照或多种参照人群进行比较。用一般人群做参照时,要求给出校正系数(表 11-7)。

表 11-6 美国某大型交通企业工人死亡率与全美男性人口死亡率的比较

年龄组(岁)	1959—1965 年 交通企业男工死亡率(‰)	1959—1965 年 全美男性死亡率(‰)	死亡率比值 (校正系数)
40~	2.0~3.0	3.75~5.51	0.536
45~	3.4~5.4	6.05~9.11	0.574
50~	6.2~10.1	10.14~14.40	0.658
55~	11.2~15.8	15.49~21.54	0.735
60~	17.0~21.8	23.50~32.26	0.700
合计	8.0~11.2	11.79~16.55	0.641

表 11-7 美国橡胶工人标化死亡率(SMR)健康工人效应校正

年龄(岁)	1964—1972 年 死亡数	未校正期 望死亡数	SMR	校正期望死亡数* (期望值×校正值)	校正 SMR
40~	17	12.9	1.318	8.3	2.048
45~	42	49.0	0.857	31.4	1.338
50~	73	87.1	0.838	55.8	1.308
55~	144	141.6	1.017	90.8	1.586
60~	213	234.3	0.918	150.2	1.418
合计	489	524.9	0.932	336.5	1.453

注:*校正期望死亡数=各年龄组期望死亡数×0.641。

(五)无应答偏倚

部分调查对象没有按照研究设计对被调查的内容给予回答,造成数据缺失,若无应答者的身体素质、患病情况及与研究有关的暴露状况与应答者有明显差异,由此产生的偏倚称为无应答偏倚(non-response bias)。这里的无应答者泛指调查中因各种原因拒绝回答问题的人或失访的人。

造成无应答的原因是多方面的,如对调查内容是否感兴趣、调查内容是否涉及隐私或敏感问题、年龄、受教育程度、对健康的关心程度等。对敏感或涉及隐私问题的调查最容易引起无应答偏倚。如 Seltzer 等(1974)在以函访形式调查人群吸烟状况时发现,85%的非吸烟者在1个月内回函应答;但是在吸烟者中,应答率仅占67%。又如,有研究者调查某地农村婴儿死因,有26.8%的家长拒绝提供婴儿死亡原因,现场调查旁证显示,该地当年新生儿男女性别比例高达116.8%。这种现象的发生与当地重男轻女而溺死女婴的行为有关,由此得到的婴儿死因构成比就发生了无应答偏倚。一般来说,如果无应答率在15%以上,可认为研究结果不可靠,应查明原因。

队列研究中的失访是无应答的另一种表现形式,也可称为失访偏倚(loss of follow-up bias),是队列研究和临床试验中选择偏倚的主要来源之一。无应答和失访都会影响研究对象的代表性,若用缺失值来统计处理,将同时涉及选择偏倚和信息偏倚。

(六)志愿者偏倚

以志愿者为研究对象,志愿者与非志愿者在文化程度、经济状况、生活行为习惯等许多方面存在明显差异,由此造成的偏倚称为志愿者偏倚(volunteer bias)。例如,美国疾病控制中心调查参加过内华达州原子核武器实验部队人员继发白血病的发病情况,追踪随访了76%的人,其中82%是调查员追踪到的,还有18%是由于宣传的影响而主动与调查员接触的。18%主动报告的研究对象中有4例白血病,而82%调查员随访的对象中也只有4例患者。

(七)排除偏倚

在研究对象确定的过程中,没有按照事先设计要求的对等原则或标准从研究组和对照组中排除某些研究对象,导致研究因素与疾病之间的联系被错误估计而产生的偏倚,称为排除偏倚(exclusion bias)。在进行病例对照研究时,要特别注意避免这种偏倚的产生,对病例组或对照组的观察对象的任何排除,都可能造成某些因素在两组中分布不均衡,从而导致研究结果不真实。例如,在一项关于阿司匹林与心肌梗死关系的研究中,病例组和对照组均不包括慢性关节炎患者和慢性胃溃疡患者,因为前者倾向于服用此药,而后者不倾向于服用此药。若患这两种疾病的患者在两组中分布不均匀,可出现对阿司匹林与心肌梗死关系的错误估计。又如,研究利血平与乳腺癌关系时,若病例组含有高血压患者,而对照组排除高血压患者,即使利血平与乳腺癌无任何关联,结果也可能显示两者之间有统计学关联,因为高血压患者增加了利血平的暴露率。

(八)时间效应偏倚

许多慢性疾病(如冠心病、肿瘤等)自接触有效暴露(内外环境的危险因素)之日起到发病,出现临床症状,其间经历一个漫长的潜隐过程。因此,在研究中可能会把暴露后即将发病或已经发生早期病变但未能检出的个体当作健康个体,归入对照组,使结果发生过低估计的偏倚,称为时间效应偏倚(time effect bias)。例如,由于吸烟暴露至发生肺癌的时间很长,若开展吸烟与肺癌关系的病例对照研究,会把部分长期暴露即将发病或已发生早期病变未能确诊的个体纳入对照组,使结果发生偏倚。类似的情况在遗传病中也有,如未到外显年龄的观察对象常被分到健康对照组,故在遗传病研究中要特别注意外显年龄,将不到外显年龄的对象排除在研究之外。

三、选择偏倚的控制

由于选择偏倚主要发生在研究的设计阶段,故研究者应充分了解和掌握可能存在的各种选择偏倚。选择偏倚一旦发生,一般很难在资料分析阶段加以消除,只有通过科学的研究设计和正确的实施来避免和消除其发生。具体措施有:

1. **严格掌握研究对象的纳入和排除标准** 无论是病例对照研究、队列研究,还是临床试验研究,必须严格规定研究对象的纳入和排除标准,使入选对象能较好地代表总体。例如,在病例对照研究中,为避免 Neyman 偏倚和排除偏倚,应明确何为新发病例、何为确诊病例等。

2. **尽量取得研究对象的合作,降低无应答率和失访率** 特别是队列研究和临床预后研究中,由于研究时间较长,失访情况无法避免,所以在研究中要采取多种措施鼓励应答,争取合作。在现况研究中,由于研究范围广、调查对象众多,无应答也很难免。遇到无应答和失访时,要仔细分析出现的原因,并将调查结果与应答者的结果进行比较,若有明显差异,则需要有针对性地采取补救措施。

3. **尽量采用多组对照** 设立对照是科研的基本原则之一,设立多组对照是指在研究中以不同的方式选择两个或两个以上的对照组。如在病例对照研究中,理想的研究对象是人群中所有病例和非该病病例及正常人,或其他有代表性的样本,但是实际很难做到。虽然在医院选择研究对象易产生入院率偏倚,但由于具有方便易行、应答率高等优点,实际工作中优先采用。此时,最好选用两个或两个以上的对照组,如一组来自医院的不同病种病人,另一组取自社区一般人群。

4. **随机化** 随机化也是控制选择偏倚的有效方法之一,包括随机抽样和随机分配两种。随机抽样是指选取研究对象时,每个研究对象都有同等的机会,使样本具有代表性,避免因主观、随意地选择研究对象而造成偏倚。随机分配是指每个研究对象有同等机会被分配到各研究组,不受研究者或研究对象的主观愿望影响,提高组间均衡可比性。

第三节 信息偏倚

一、信息偏倚的概念

信息偏倚又称观察偏倚(observational bias),是指在研究的实施阶段从研究对象获取研究所需的信息时,由于比较组间使用的观察方法不同或有缺陷而出现的系统误差。其原因可来自研究对象、研究者本身、测量的仪器和方法等。信息偏倚的表现是使研究对象的某种特征被错误分类(misclassification),如某病的患者被错误地认为是非患者,暴露于某因素者被错误地认为是非暴露者等。

二、几种常见的信息偏倚

(一)回忆偏倚

回忆偏倚(recalling bias)是指研究对象在回忆以往发生的事件或经历时,由于记忆失真或不完整,在准确性和完整性上的差异导致的系统误差。回忆偏倚在病例对照研究中最常见,其产生的原因有:①调查的事件或因素发生的频率很低,未给研究对象留下深刻印象而被遗忘。如 Stolley 等研究发现,仅有 9% 的自费购药病人错误记忆了使用过的最新药品名称,而享受福利或公费医疗者有 23% 发生记忆错误。②调查事件是很久以前发生的事情,研究对象记忆不清。③研究对象对调查的内容或事件关心程度不同,故回忆的认真程度也不同。健康对照组与病例组相比,对过去的暴露经历更容易遗忘或不关心,而病例组却会对过去的暴露经历认真回忆。

【案例】 采用病例对照研究分析父母类风湿性关节炎(简称"类风关")对子女患病的影响。设有两类对照,未患病的一般人群对照和未患病的同胞(兄弟姊妹)对照。研究结果发现,父母一方或双方患有类风关的子女发生该病的危险性是一般人群对照的 3.19 倍和 3.82 倍,该结果可以用遗传或环境因素来解释。但以同胞为对照,由于患者和同胞拥有相同的父母,真实的 OR 值应为 1.0。但是结果显示患病风险依然增加(OR 分别为 2.56 和 3.47),究其原因,应该是患者比其正常同胞更关注和了解父母的患病情况,更容易回忆父母的患病史(表 11-8)。

表 11-8 子女患类风湿性关节炎与父母患病的关联调查

关节炎	类风关患者	一般对照	OR	同胞对照	OR
双亲均无	27	55	1.00	50	1.00
双亲之一	58	37	3.19	42	2.56
双亲均有	15	8	3.82	8	3.47

(二)诊断怀疑偏倚

由于研究者事先了解研究对象对研究因素的暴露情况,怀疑其已患某病或主观上希望出现某种阳性结果,因而在疾病诊断时带有一定的主观倾向性,使研究结果出现偏差,由此造成的偏倚称为诊断怀疑偏倚(diagnostic suspicion bias)。这类偏倚多见于临床试验和队列研究,研究者带有"先入为主"的主观倾向性,容易以一种主观偏见或愿望来左右诊断。

例如,对较长时间服用氯霉素的患者,医生反复查血象,甚至进行骨髓象检查,可较早较多地发现粒细胞减少症、再生障碍性贫血等疾病。而服用其他药物的病例则是粗略检查,不能做到认真细致,上述疾病不能被及时发现。结果是夸大了服用氯霉素与粒细胞减少症、再生障碍性贫血等疾病的关联。又如,研究口服降糖灵治疗2型糖尿病是否导致心血管并发症死亡率的上升。研究者对口服降糖灵组的所有死者进行尸体解剖,仔细寻找心血管并发症的死因,而对其他组(对照组、固定剂量胰岛素组和非固定剂量胰岛素组)的死亡者很少做病理解剖。这就造成了口服降糖灵与心血管病并发症死因之间的虚假关联。此类偏倚也可以发生在研究对象身上,若研究对象知道自己暴露于研究因素的情况,或了解研究的目的,主观因素可对结果造成影响。

(三)暴露怀疑偏倚

研究者事先了解研究对象的患病情况或某种结局,在收集资料时可能会对病例组以与对照组不可比的方法来探寻认为与疾病或结局有关的因素,如认真调查和询问病例的暴露史,而漫不经心地调查对照组,从而导致错误结论,即为暴露怀疑偏倚(exposure suspicion bias)。这类偏倚多见于病例对照研究,如采用病史记录作为分析资料,询问病史的医师知道某些因素与某病的发生有关,因此在询问时特别仔细,常有阳性记录。而被选为对照的病史,由于医师知道该因素与对照无关,询问马虎,阴性结果多,从而产生偏倚。如 Nishiyama 等(1962)调查儿童甲状腺癌患者以往的放射性物质暴露史,在36例和22例两组患儿中,以常规和查阅医疗记录方法调查有暴露史者分别为28%和0%;而经过深入调查和询问,有暴露史的分别达47%和50%。

(四)报告偏倚

报告偏倚(report bias)又称说谎偏倚(lie bias)。与回忆偏倚不同,报告偏倚是研究对象有意作假造成的,指被调查者有意夸大或缩小某些信息而导致的系统误差,常见于敏感问题的调查。如调查性乱,有些人会隐瞒冶游史;调查在校中学生吸烟情况,有的学生由于害怕家长责备而不愿如实回答;在征兵或招工体检时,有些人会隐瞒病史,等等。

(五)测量偏倚

测量偏倚(detection bias)是指对研究所需的指标或数据进行观察和测量时所产生的系统误差。临床试验过程受到多种客观因素的影响,如采用的仪器未校正、试剂质量不符合要求、测量条件不一致等,均可使测量结果不准确,偏离真实值,产生测量偏倚。

(六)错误分类偏倚

错误分类偏倚(misclassification bias)又称归类错误偏倚。在研究中,无论是疾病的诊断方法还是暴露的测量方法,都有一定的灵敏度和特异度,不可能达到100%准确,于是就会产生假阳性和假阴性,即误诊和漏诊。如将病人错判入对照组,将无病者错判入病例组;或者将暴露者误归对照组,而将无暴露者误归暴露组。由错误分类所导致的偏倚,称为错分偏倚。

错分有均衡性和非均衡性之分,前者是指病例组和对照组受到同等程度的错分,后者是指病例组和对照组错分的程度不一致。均衡性错分常使偏倚趋向无效值,$RR=1.0$,低估暴露因素与疾病间的关联。由表11-9可见,原来的真实 RR 值为1.25,暴露组有50%错分到非暴露组,则暴露组仅剩50人,而非暴露组增加到130人,$\hat{RR}$ 值下降为1.15。若非暴露组也有50%错分到暴露组中去,则非暴露组由原来的130人减至90人,而暴露组增至90人(50+40),$\hat{RR}$ 值为1.0。

表 11-9 暴露组、非暴露组中病例与对照分布情况

	真实分布			50%暴露者错分到非暴露组			50%非暴露者错分到暴露组		
	病例	非病例	合计	病例	非病例	合计	病例	非病例	合计
暴露	100	400	500	50	200	250	90	410	500
未暴露	80	420	500	130	620	750	90	410	500

$$RR=\frac{100/500}{80/500}=1.25 \quad \hat{RR}=\frac{50/250}{130/750}=1.15 \quad \hat{RR}=\frac{90/500}{90/500}=1.0$$

非均衡性错分则使结果发生偏倚,其效应估计值高于或低于实际值。由表11-10可见,假定病例组的灵敏度=0.9,特异度=0.7;对照组的灵敏度=0.6,特异度=0.9。原本真实的 OR 值为3.5,错分分类后,$\hat{OR}$ 为5.8,呈正偏倚。

表 11-10 非均衡性错误分类所致的偏倚

错误分类	实际的暴露情况					
	病例组			对照组		
	暴露	未暴露	合计	暴露	未暴露	合计
暴露	54	12	66(a)	18	7	25(b)
未暴露	6	28	34(c)	12	63	75(d)
合计	60(A)	40(C)	100	30(B)	70(D)	100

真实的 $OR=\frac{60\times70}{40\times30}=3.5$，非均衡错分偏倚的 $\hat{OR}=\frac{66\times75}{25\times34}=5.8$

严格来讲，错分与产生错分偏倚是两个不同的概念。在一定条件下，错分可以不产生错分偏倚。如在队列研究中，若病例的确定在暴露组和非暴露组都以相同比例减少或增加，其 RR 值仍然不变，虽然有错分发生，但无错分偏倚。

(七)诱导偏倚

在调查过程中，调查者的询问技术不正确，或为获得阳性结果，诱使被调查者作某一倾向性回答，从而使调查结果偏离真实情况，由此产生的偏倚称为诱导偏倚(inducement bias)。这类偏倚多见于病例对照研究和临床试验，表现为对病例组或试验组做诱导而对对照组不做诱导，这样只能产生虚假的结论。选择合适的人员参加调查，做认真细致的调查技术培训，并由负责人复查调查结果，将可以避免或减少诱导偏倚的发生。

三、信息偏倚的控制

信息偏倚主要在研究实施阶段发生。研究者收集资料时，因测量方法或调查方法不当，使资料信息不准确而产生。为了提高研究资料的准确性和可靠性，具体措施有：

1. 统一资料收集方式和标准　设计统一的调查表，对调查项目或测量项目有明确、客观的标准；研究实施前，需严格培训调查员，统一调查技巧；研究实施过程中进行实时质量控制，有专人复查和核查，最大限度保证资料的真实性。

2. 采用盲法收集资料　即在收集资料时，研究者和(或)研究对象都不知道研究对象的分组情况及研究内容，以避免诊断怀疑偏倚、暴露怀疑偏倚或报告偏倚，保证观察的客观性。盲法包括单盲、双盲和三盲，研究者根据研究目的选择不同的盲法。

3. 尽量使用客观指标　如应用实验室检查结果、仪器检测结果或诊疗记录作为调查信息来源。需要通过询问方式收集资料时，调查指标也应尽可能量化。如问"你是否经常吸烟"，应明确"吸烟"的评价标准，因为不同研究对象对吸烟的理解可能不同，可以直接改问"你平均每天吸多少支烟"，这样可提高结果的准确性。

4. 提高调查技巧　如调查研究对象的远期暴露史，由于记忆力的限制，回忆偏倚难以控制，此时可通过一定的调查技巧加以避免。如可选择一个与暴露史有联系的记忆明确的指标帮助研究对象联想。对于敏感问题，报告偏倚很难避免，可采用随机应答技术或通过调查知情人等方法获取真实信息。

第四节 混杂偏倚

一、混杂偏倚的概念

在评价被研究因素与疾病的关联时，由于一个或多个潜在的混杂因素（confounding factor）的影响，掩盖或夸大了研究因素与疾病之间的真实联系，由此产生的偏倚称为混杂偏倚。

科学研究中，两种作用的影响不能区分的情况就可以称为混杂。混杂因素是指既与研究因素（暴露因素）有关，同时本身也是研究疾病的危险因素，可以歪曲（掩盖或夸大）研究因素与疾病之间真实联系的因素。混杂因素常见于多病因疾病的病因学研究中。

混杂因素的基本特点：①必须是所研究疾病的独立危险因素。②必须与研究因素（暴露因素）有关。③一定不是研究因素与研究疾病因果链上的中间变量。④在比较的人群组中分布不均。

下面用路径图来表示混杂因素和非混杂因素的几种表现形式，如图 11-2 所示。

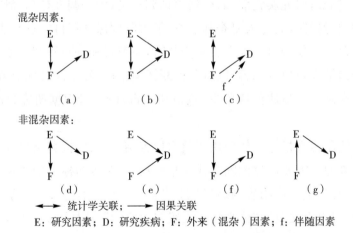

图 11-2 常见的混杂因素与非混杂因素表现形式

(a) 混杂因子 F 对疾病 D 是危险因子，而 F 与暴露因子 E 又存在统计学联系，且 F 不是 E 与 D 的中间环节，符合混杂偏倚产生的条件。E 对 D 本无病因作用，由于 F 的混杂，致使 E 看来与 D 有因果联系。如高血清胆固醇（F）是冠心病（E）的危险因素，而高血清胆固醇可沉积于眼睑形成黄色瘤（D），从而导致冠心病（E）与黄色瘤（D）的继发关联。

(b)研究因素 E 与疾病 D 存在直接因果关联,由于 F 的混杂,夸大了 E 对 D 的作用。如静脉吸毒(E)与性乱(F)都是 HIV 感染(D)的危险因素,吸毒者易发生多性伴行为,即吸毒与 HIV 感染既存在直接关联(E→D),又通过性乱存在间接关联(E→F→D)。性乱(F)将歪曲吸毒与 HIV 感染的直接因果关联。

(c)F 表面上只是与 D 有一般统计学联系,但是 F 伴随出现的总有一个 f,它是 D 的一个隐藏的危险因子(一般难以识别),F 与 f 有时紧密相连,因此,可认为 F 连同 f 是混杂因素。

(d)F 对 D 无作用,故不存在混杂现象。如 E 是吸烟,D 是肺癌,F 是抽样所致的黄手指。由于黄手指不能引起肺癌,因此它不会是混杂因素。

(e)由于 E、F 之间无联系,故不存在混杂现象。如 E 是 ECHO 病毒感染,D 是心肌炎,F 是微量元素缺乏或 CO 中毒,这些因子均能导致心肌炎,但相互之间无联系。故 F 不会对 E 和 D 的关系起混杂作用。

(f)因为 F 是 E→D 作用过程中的一个中间环节,故不可能是混杂因子。如 E 是饮酒,F 是肝硬化,D 是肝癌,肝硬化是饮酒致肝癌的一个中间病理过程。

(g)与(f)一样,只不过 E 同 F 颠倒过来,重要的是 F 对 D 无作用,故 F 不是混杂因子。

二、混杂偏倚的判别

在评价病因研究的 RR 或 OR 的真实性时,首先要判断有无混杂偏倚。判别混杂偏倚可根据其产生的机制,结合专业知识,并按定量判别混杂因素和混杂偏倚的方法进行分析。

(一)根据专业知识提出研究中可能存在的混杂因素

常见的混杂因素分为两类:一类是人口统计学指标,如年龄、性别、种族、职业、经济收入、文化程度等,是经常遇到的可疑混杂因素。以年龄为例,不同年龄人群对疾病的易患程度不同,在病因学研究中,往往首先考虑年龄与发病的关系。如研究妇女使用月经棉与中毒性休克综合征的关系,年轻的妇女月经量比较丰富,更喜欢使用高吸收度的月经棉(行为选择),而高吸收的月经棉比一般月经棉更容易发生中毒性休克综合征。因此,年龄与暴露于月经棉和发生中毒性休克综合征都存在统计学关联,具备了成为混杂因素的条件。另一类是除研究因素以外的其他危险因素,如研究氡气与肺癌的关系时,吸烟就是一个可能的混杂因素。

(二)采用 Mantel-Haenszel (M-H)方法计算 OR 值或 RR 值进行判别

测量某一可疑混杂因素的混杂作用,可以通过比较含有该因素和排除该因素后研究因素与疾病关系的效应值是否变化来实现。设研究因素与研究疾病的效应估计值为 cRR 或 cOR，称为粗 RR 或粗 OR。按该因素调整后的效应估计值为 aRR(f) 或 aOR(f)，称为调整 RR 或调整 OR。aRR(f) 或 aOR(f) 可用 Mantel-Haenszel 分层分析方法计算。现以 RR 为例，测量方法如下：

(1) 若 cRR = aRR(f)，则 f 无混杂作用，cRR 不存在 f 的混杂偏倚。

(2) 若 cRR ≠ aRR(f)，则 f 有混杂作用，cRR 存在 f 的混杂偏倚。

(3) 若 cRR > aRR(f)，为正混杂，亦称阳性混杂，由于 f 的混杂作用，使 cRR 高估了研究因素与研究疾病之间的关系。

(4) 若 cRR < aRR(f)，为负混杂，亦称阴性混杂，由于 f 的混杂作用，使 cRR 低估了研究因素与研究疾病之间的关系。

(三) 利用分层分析进行定量判别

分层分析时将研究对象按是否暴露于突出的可疑混杂因素(f)进行分层。调整后的效应值用 $aRR_1(f)$ 和 $aRR_2(f)$ 来表示。如果其他因素在两组中分布完全均衡，同时可疑混杂因素与研究因素之间在产生研究疾病时不存在交互作用，那么 $aRR_1(f)$ 和 $aRR_2(f)$ 应完全相等。测量方法如下：

(1) 若 cRR = $aRR_1(f)$ 或 $aRR_2(f)$，则无混杂作用，cRR 不存在混杂偏倚。

(2) 若 cRR ≠ $aRR_1(f)$ 或 $aRR_2(f)$，则有混杂作用，cRR 存在混杂偏倚。

上述测量还可以转变为混杂指数 RF_i 来判别，$RF_i = cRR / aRR_i(f)$，i 表示分层后的某一层。

(1) 若 $RF_i = 1$，则无混杂作用，cRR 不存在混杂偏倚。

(2) 若 $RF_i \neq 1$，则有混杂作用，cRR 存在混杂偏倚。

【案例】 有人采用病例对照研究分析饮酒与肺癌之间的关系，结果见表 11-11。

表 11-11 饮酒与肺癌之间关系的病例对照研究

	暴露(饮酒)	未暴露(不饮酒)	合计
肺癌病例	24(a)	10(b)	34(n_1)
对照组	26(c)	40(d)	66(n_0)
合计	50(m_1)	50(m_0)	100(t)

计算其粗 OR 值，$cOR = \dfrac{24 \times 40}{26 \times 10} = 3.69$，95%CI(1.52, 8.97)。

$$\chi^2 = \frac{(ad-bc)^2 t}{m_1 m_0 n_1 n_0} = \frac{(24 \times 40 - 10 \times 26)^2 \times 100}{50 \times 50 \times 34 \times 66} = 8.734, P = 0.003$$

结果表明饮酒与肺癌有关。但我们知道(根据医学知识和生活常识)，饮酒不大可能单独作用导致肺癌，吸烟很有可能是研究中的混杂因子。为判断吸烟是否是混杂因子，首先进行分层分析，按是否吸烟分两层，结果见表 11-12。

表 11-12　饮酒与肺癌之间关系的分层分析

	吸烟			不吸烟		
	饮酒	不饮酒	合计	饮酒	不饮酒	合计
肺癌病例	21(a_1)	6(b_1)	27(n_{11})	3(a_2)	4(b_2)	7(n_{12})
对照	9(c_1)	4(d_1)	13(n_{01})	17(c_2)	36(d_2)	53(n_{02})
合计	30(m_{11})	10(m_{01})	40(t_1)	20(m_{12})	40(m_{02})	60(t_2)

分层后,$OR_1 = \dfrac{21 \times 4}{6 \times 9} = 1.56, OR_2 = \dfrac{3 \times 36}{4 \times 17} = 1.59, OR_1 \approx OR_2$

通过分层分析显示,吸烟在饮酒与肺癌的关系中起了混杂作用(分层前后 OR 值不等),产生了正的混杂偏倚(分层后 $OR < cOR$)。

通过 M-H 方法计算调整的 OR 值(OR_{MH}):

$$OR_{MH} = \frac{\sum (a_i d_i / t_i)}{\sum (b_i c_i / t_i)} = \frac{21 \times 4/40 + 3 \times 36/60}{6 \times 9/40 + 4 \times 17/60} = 1.57$$

$$\chi^2_{MH} = \frac{\left[\dfrac{\sum (a_i d_i - b_i c_i)}{t_i}\right]^2}{\sum \left[\dfrac{m_{1i} m_{0i} n_{1i} n_{0i}}{(t_i - 1) t_i^2}\right]}$$

$$= \frac{[(21 \times 4 - 6 \times 19)/40 + (3 \times 36 - 4 \times 17)/60]^2}{27 \times 13 \times 30 \times 10/[(40-1) \times 40^2] + 7 \times 53 \times 20 \times 40/[(60-1) \times 60^2]}$$

$$= 0.651$$

$cOR \neq OR_{MH}$,结论是控制吸烟的混杂作用后,饮酒与肺癌无关联($\chi^2_{MH} = 0.651, P > 0.05$)。

三、交互作用与混杂的区别

交互作用(interaction)是流行病学研究中常用的一个术语,用来描述两个或多个因素相互依赖发生作用而产生的一种效应。当研究资料中各因素之间存在交互作用时,某个因素水平改变会引起与它有交互作用的因素效应随之改变。若因素之间相互独立,一个因素的水平改变不会影响其他因素的效应。疾病的发生和生物学效应往往是多个因素共同作用的结果,因素与因素之间存在相互影响而产生交互作用,故交互作用分析是病因学研究过程中的重要内容。

由于混杂和交互作用均表现为多个因素同时存在使得某一因素与疾病的关联强度发生改变,因此,在研究中需要对这两种作用进行区分和解释(表 11-13)。混杂作用是混杂因素在组间分布不均衡所致的,会歪曲暴露因素与研究疾病之间的真实联系而产生混杂偏倚,需在研究中加以控制或消除。而交互作用是一种客观存在的作用,是在病因研究过程中需要积极探索并予以精确描述的一种效应,以便对研究因素与研究疾病或健康状态之间的关系作出正确的估计。交互作用产生的效应是恒定的,即使控制了混杂,交互作用仍然会存在。但是混杂却不是一个因素固定不变的特性,在一项研究中它起混杂作用,而在另一项研究中,它却不是。例如研究吸烟和石棉作业对肺癌的影响,若吸烟在肺癌组和对照组分布不均衡,则吸烟既有混杂作用又有交互作用;若吸烟在两组分布均衡,则吸烟就没有混杂作用,但是吸烟与石棉的交互作用在石棉作业工人肺癌形成中依然存在。

表 11-13 交互作用与混杂的区别

区别	交互作用	混杂
性质	客观存在的真实效应	偏倚,歪曲暴露与疾病的联系
产生原因	与发病机制和临床表现的性质有关	该因素在组间分布不均
识别方法	层间 OR_i 的一致性检验	根据经验和已有的知识,采用统计学检验分别描述各层的 OR_i
处理方法	计算暴露的标化 OR 或估计 SMR	设计阶段:限制、匹配 分析阶段标准化、分层分析、多因素分析

四、混杂偏倚的控制

混杂偏倚主要发生在研究设计和资料分析阶段,其控制不仅需要严密的研究设计,还需要运用适当的统计学方法进行处理。具体的措施如下。

(一)研究设计阶段

1. 限制(restriction) 针对某些可能的混杂因素,在设计时对研究对象的入选条件加以限制。例如,研究口服避孕药与心肌梗死的关系,考虑到年龄可能是混杂因素,可以只选某一年龄组的妇女为研究对象,如以 34~44 岁的妇女为研究对象。又如,研究吸烟与肺癌的关系,考虑年龄与性别可能是混杂因素,可规定研究对象仅限于某社区 40~50 岁男性居民等。

通过限制可以得到同质的研究对象,但是限制的条件太多,会损失部分信息,有可能得不到足够的样本含量,且会影响研究结果的代表性,使结论外推受到影响。

2. 匹配(matching) 匹配是控制混杂偏倚的常用方法,常见于病例对照研究或实验研究中。匹配就是在选择病例与对照时按照病例组人群混杂因素的分布情况选择对照组人群,使得混杂因素在两组间分布均衡,从而消除混杂因素对研究结果的影响。匹配可分为个体匹配和频数匹配(亦称成组匹配)。对某个因素进行匹配后,可以消除该因素的混杂作用,提高统计效率。但是这个因素与疾病的关系就不能分析了,同时该因素与其他研究因素的关系也不能被分析,造成信息损失。匹配的因素越多,丢失的信息也越多,要注意匹配过度(overmatching)问题。因此,匹配的因素不宜太多,以主要的、明显的混杂因素为宜。

3. 随机化(randomization) 通过随机化分组,使混杂因素在各组分布均匀。随机化的方法常用于临床试验研究,可分为简单随机分组和分层随机分组。分层随机分组是先将研究对象按混杂因素分层,再将各层的研究对象随机分配到各组。这种方法适合于对主要混杂因素有充分了解的情况,如在关于药物疗效的临床试验中,病情是混杂因素,可将研究对象先按病情轻重分层,然后将各层研究对象随机分配到试验组和对照组。若对混杂因素不了解,宜采用简单随机分组,即直接将研究对象按照随机化原则进行分组。

(二)资料分析阶段

混杂因素在资料分析阶段可通过一定的统计学方法予以控制。

1. 分层分析(stratification analysis) 如前所述,分层是最常用的检出和控制混杂偏倚的方法之一,也是分析阶段偏倚的常用手段,特别适用于设计阶段考虑不周,但尚有一定资料可寻的可疑混杂因素作分层分析。将资料按照混杂因素分层,可用 Mantel-Haenszel 分层分析方法进行处理,得到按混杂因素调整后的效应估计值。

2. 标准化(standardization) 标准化可以看作分层分析的补充手段,用于排除内部构成不同对指标可比性的干扰。当不同暴露水平组间混杂因素分布不均时,可以选择一种标准构成来调整原来分布的不均匀性。标准化分为直接标准化和间接标准化两种方式。

3. 多因素分析 分层分析方法只能平衡少数混杂因素的作用,且连续性变量只能用等级分层法,常引起不合理的分组。若混杂因素较多或样本含量较小,分层后可能因各层的样本很小甚至为 0 而无法进行统计分析。此时应考虑多因素分析。常用的多因素分析方法有:

(1)多元协方差分析:多用于例数不多的观察或实验研究资料的处理,通过回归的方法剔除混杂变量的效应。

(2)多元回归分析:Logistic 回归模型适合于病例对照研究,既可分析混杂因素,也可分析交互作用;Pisson、Cox 模型适合于队列研究,可计算 RR 等效应指标,Cox 模型还能对与时间变量有关的结局进行分析,如生存分析。

(袁 慧)

第十二章 循证医学

相信每个从事医学研究的人自走入医学殿堂那一刻起就能体会到医学的博大精深，在这浩如烟海的知识海洋中，一个人即使倾其一生，也不可能了解所有内容。处于信息时代的医学研究者更是每日面临数以万计的医学文献，如何取舍、如何发展的本身就是一个问题，更毋庸说研究的本身。

循证医学(evidence-based medicine，EBM)的提出和发展为解决困惑医学界的难题提供了思路和方法。循证医学的出现是医学发展史的一个里程碑，由此，医学发展史被划分为两个阶段：经验医学和循证医学。经验医学的知识往往一部分来自于其自身的经验，另一部分则源于前人经验的总结，但这一经验累积的过程却有其局限性，因为个人的经验很可能由于主观而出现误导的现象，还有就是许多虽然不常发生但却十分重要的情况，由于从未遇到而出现知识空白。而循证医学的关键在于，从事医学的工作者们将他们的个人知识和经验与最新的可靠研究证据相结合，并以此指导他们的临床实践。除了应用于临床医学以外，循证医学还可以用来进行公共卫生与群体保健的决策。循证医学是医疗实践中的一条理性之路，它将可获得的最佳研究证据、相应的个人经验及专业知识进行完美的组合，提供了最佳的机会选择，并使用卓有成效的治疗方案与预防策略和措施，为全球卫生事业的改善带来了新的希望。

第一节 循证医学概述

一、循证医学的概念

David Sackett 教授是循证医学创始人之一，他在其主编的《循证医学：如何实践和教学(第2版)》一书中，进一步将循证医学定义为"是最佳的证据、医生的个人专业技能和多年临床经验与病人价值和愿望的有机结合，从而制定出针对病人的治疗措施"。循证医学模式如图 12-1 所示。

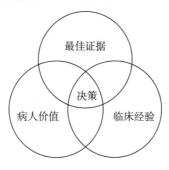

图 12-1 循证医学模式

从 20 世纪后期抗生素等现代医药技术的应用到现在,随着人们物质生活水平的提高,人类的疾病谱已经发生了重大改变,原来死因顺位位居前列的传染性疾病和营养不良性疾病已被心脑血管疾病、糖尿病、恶性肿瘤等所取代。而这类疾病往往是病因未明或多病因疾病,尚无针对病因的特效治疗方法。因此对于此类疾病,就应当筛选出有确切临床疗效的治疗方法,并加以推广。

二、循证医学的基本要素

实践循证医学应具备一定的硬件和软件基础。硬件基础包括图书馆、期刊库、计算机检索系统、互联网等;软件基础包括对医学专业人员开展循证医学技能的培训,对大众群体开展相关健康教育,进行医疗机构改革,使其有利于循证医学实践等。概括地说,循证医学的基本要素有以下几点。

(一)高素质的医学研究人员

医学研究人员作为循证医学实践的主体,其个人专业素质直接关系到病人的生命及健康,因此,必须不断更新和充实自己的理论和方法储备。除此以外,崇高的医德和全心全意为病人服务的奉献精神,也是临床医生实践循证医学的必需条件。

(二)最佳的研究证据

循证医学需要在研究证据、医生技能和病人价值三者结合的基础上,使用当时的最佳证据。最佳的临床研究证据是指对于临床研究的文献,准确应用临床流行病学的原则和方法及相关质量评价的标准,通过严格分析与评价获得最新最真实可靠且有临床应用价值的研究成果或证据,将这些证据应用至临床医疗实践,取得更好的临床效果。

然而伴随着医学科学技术的迅猛发展,临床实践也在发生日新月异的变化,每天都有大量医学论著发表、新证据不断产生。临床医生如何从新证据的海洋中有效地搜索、归纳自己急需的最佳证据呢？国际上被专家认为目前最好的四大证据来源如下：

1. 循证医学杂志　提供临床医学研究的最佳证据，主要为二次发表的文献摘要，并附以专家评述。

2. Cochrane 图书馆（Cochrane Library）　当前主要提供临床随机对照试验研究证据。

3. Clinical Evidence　这是由美国内科学会和英国医学杂志联合编发的最佳研究证据。

4.《内科学年鉴》（Annals of Internal Medicine）发表的 ACPJC 副刊　主要提供临床科研最佳研究成果的二次摘要，并附以专家评述。

(三)临床流行病学知识

临床流行病学的基本理论知识和临床研究的方法学是实践循证医学的主要手段。临床流行病学研究的核心内容自然也是循证医学所必需的基本理论、基本知识和方法。脱开临床流行病学单纯地实践循证医学，就会像无桨之舟、无翼之鸟，是不可能取得成功的。因而，熟练掌握并应用临床流行病学研究的方法学是卓有成效地实践循证医学的关键之一。除了学习临床流行病学的一些基本理论知识以外，还应当注意不断更新方法学的积累，因为方法学的发展同样也是循证医学关注的方向之一。

(四)病人的理解和积极参与

随着人群的总体素质不断提高，物质生活水平的不断改善，人们对于自身健康状况愈加重视，求医治病已从原先医生的"独角戏"转换成为医患的双向选择。病人也懂得如何主动地获取健康保健知识，在获得健康的同时，也为医者提供了许多宝贵信息和协助。反之，医生的任何诊治方案的实行必须通过病人的接纳和合作，才有可能取得预期效果。因此，医患间平等友好的合作关系同样是成功实践循证医学的关键之一。循证医学要求医者有高尚的医德，关爱患者，维护其合法权益，从而获得患者的高度依从性，为循证医学提供良好的实践环境。

三、循证医学中证据分级水平及其依据

循证医学强调证据必须来源于临床试验及对临床试验的系统综述。美国健康保健政策研究处的循证医学专家提出了循证医学的证据推荐分级（表 12-1）：A：总体一致性及质量良好，至少有一项 RCT（包括Ⅰa、Ⅰb）；B：非 RCT 的设计、实施良好的临床研究（包括Ⅱa、Ⅱb、Ⅲ）；C：专家委员会的报道或意见和/或某些权威组织或个人的临床经验，缺乏质量良好的有直接应用价值的临床研究（包括Ⅳ）。

表 12-1　证据推荐分级

推荐分级	证据水平	证据描述
A	Ⅰa	RCT 的系统综述
	Ⅰb	来自于至少一项 RCT
B	Ⅱa	来自于至少一个具有良好实验设计的临床对照试验,但未随机化
	Ⅱb	来自于其他类型的准实验研究
	Ⅲ	来自于至少具有良好实验设计的非实验描述性研究,如个案调查、横断面研究等
C	Ⅳ	来自于专家委员会的报道或意见和/或某些权威组织或个人的临床经验

四、循证医学的实践

(一)分类

循证医学实践根据实践方式的不同,可分为两种类型。

1.最佳证据的提供者(doer)　是一批具有较高学术造诣的临床流行病学家、各专科的临床学家、生物统计学家、卫生经济学家和社会医学家以及医学科学信息工作者。正是在他们的共同协作下,依据临床医学实践中存在的实际问题,在每年全世界超过 200 余万篇的生物医学文献中收集、分析、评价,最终筛选出最佳的研究证据。

2.最佳证据的应用者(user)　一般是从事临床医学的医务工作者,包括卫生管理和卫生政策的决策者。他们为了使对患者治疗决策以及卫生管理和政策决策最优化,联系各自的实际问题,搜寻并应用相关的最佳科学证据。

当然在实际工作中,证据的提供者和应用者没有十分严格的界限,证据的提供者可以成为应用者,同样,证据的应用者在具备了一定的循证医学知识后也可以成为证据的提供者。

(二)循证医学实践的五个步骤

循证医学是一个实践的过程,在过程中确定需要解决的问题,检索相关文献,并对这些文献进行严格的评价,筛选出最佳证据并加以应用,最后对应用的效果进行总结和评价,并提出进一步的问题,从而开始新一轮的循证实践。

1.确定临床实践中的问题　做任何事情,首先都应当确定一个目标,在循证医学的实践中,同样需要首先确定待解决的问题。这类问题往往是目前临床实践中理论知识和经验不易解决的问题,但又与患者治疗密切相关。此类问题的解决不仅有利于诊治决策,还有利于实践者及其专业水平的提高。当然,是否能够提出有意义的问题与临床医生能否准确采集病史、查体及收集有关实验室结果,获得可信的资料密切相关。

2.检索文献寻找相关证据　根据第一步提出的临床问题确定关键词,应用电子检索系统和期刊检索系统检索相应文献,并筛选出与待解决的问题关系紧密的文献。

3. 严格评价文献(证据) 应用临床流行病学及循证医学质量评价的标准,对收集的有关文献从证据的真实性、可靠性、临床价值及其适用性各个方面作出具体评价,分析结果后得出确切的结论,以指导临床决策。如果收集的合格文献有多篇且无明显异质性,则可以考虑进行系统综述,由此得出的结论更为可靠。

4. 应用最佳证据,指导临床决策 将获得的真实可靠并有临床意义的最佳证据用于指导临床决策,服务于临床。对于目前难以下结论的治疗措施,则可以进一步地研究再行决定。

5. 自我评估 对依据最佳证据制定的临床决策或卫生保健决策是否达到了预期效应进行评估,并提出改进意见,拟出新的问题,进入新一轮的循证过程。对于个人来说,循证医学实践者亦会从中获益,提高认识水平,促进学术能力和医疗服务质量的提高。

第二节 系统综述

综述是作者以某一专题为中心,收集一定时间范围内的大量的相关原始医学文献,经过阅读、综合、分析,揭示所写专题历史概况和最新进展以及发展动向的概述性评论性论文。传统型的综述由于选择原始文献的主观性较强、缺乏科学评价的标准而难以全面、精确地反映事实的真相。因此,早在 1904 年和 1907 年就有学者想把多个研究资料合并进行统计学再分析。1904 年,Pearson 基于"由于受发生概率错误大小的影响,很多分组资料均太小,不足以获得肯定的结论",将接种肠热病疫苗与生存率之间的相关系数进行合并计算。几年后,Goldberger 发现有关伤寒菌尿症所发表的资料存在很大的变异,他按照一定的标准选择相关的文献,并对其进行统计学分析,实际上这项研究已达到目前 Meta 分析(Meta analysis)的基本水平。

心理学家 Glass 于 1976 年首次提出"Meta 分析"的概念,而后 Thomas C. Chalmers 和他的同事提出了"累积 Meta 分析"的概念,也就是说,只需将每一项新的随机试验结果累加到已知的相同或者相近的随机临床试验 Meta 分析结果中,这正是 Cochrane 协作网所包含的基本理念之一。20 世纪 80 年代,著名流行病学家 Cochrane 最早将系统综述应用于临床随机化对照试验,1992 年,Cochrane 协作网成立,更加促进了系统综述的发展,多年来在数量和质量上有了十分显著的增加和提高。

系统综述(systematic review)是通过全面收集所有相关的研究,对其逐个进行严格评价和分析,得出综合结论的方法,也称为综合分析(overview)。综述就其本质来说,属于观察性研究,只不过其研究对象不是人群,而是独立开展的研究。

一、系统综述的分类及定义

不同学者对系统综述的分类所持观点不一,目前一般认为综述可分为四类:一是传统的叙述性综述,为定性综述;二是对已发表研究结果的统计分析,通常称为Meta分析;三是对先前所做研究的数据进行汇总后再分析,流行病学工作者常称其为Pooled分析;四是对某几项研究进行的前瞻性Pooled分析,实际上Pooled分析在此只是整个研究过程的一部分,对于分析的个体研究的其他步骤,比如数据收集、变量定义、问卷内容以及假设项等,还要求进行标化。Deborah按照是否运用统计方法将系统综述分为定性系统综述和定量系统综述两类,尽管迄今对于系统综述分类仍有争议,但大体可分为定性系统综述、Meta分析、Pooled分析以及前瞻性系统综述四类。

1. 定性系统综述　定性系统综述不同于传统的叙述性综述,假使在进行定性系统综述之前没有对系统综述整个过程建立统一标准,那么这种综述充其量只是对于若干研究的一种主观判断;但如果严格按照某种事先建立的文献纳入和评价标准进行系统综述,则能够得出粗略的概况,同时可以为是否进一步进行定量系统综述提供线索,也不失为一种好的综述方法,且具有费用低、耗时短的优点。目前已有此类综述方法学的指南出版。

2. Meta分析　Meta分析提供了定性系统综述无法提供的定量概况,有着诸多优点,但也存在着严重的局限性。首先是流行病学研究中的某些分析常常是探索性的,因此,研究结果的发表是有选择的;其次就是Meta分析所研究的对象(每一项研究)的实验设计、资料收集方法以及对于暴露和混杂变量的定义都有很大不同。假使研究之间存在强异质性,那么这种结论的可靠性是令人质疑的。实际上,许多发表的Meta分析都未对研究中存在的异质性进行充分的评估。此外,Shapiro曾指出,Meta分析的应用不应包括发表的非试验性研究资料。这主要是由于在非试验性研究中,某些弱相关已超出了流行病学方法的能力范围,而这一缺陷恰好可以由Pooled分析来弥补。

3. Pooled分析　Pooled分析对先前所做研究的数据进行汇总后再分析,很大程度上克服了Meta分析的缺陷,因为它取得了所有研究对象的数据,包括未发表的以及仅为少数研究者所知的更进一步的研究资料。因此,与定性系统综述和Meta分析相比较,发表偏倚被大大降低了,而且由于样本量的增加,一些暴露因素的效应也可以用这种方法进行评估,这是独立调查所不能及的。

4. 前瞻性系统综述　前瞻性系统综述与 Pooled 分析最大的区别在于它采用联合收集资料和分析的方法,有许多学者提供他们实验设计方面的经验,以确保所有实验现场的设计、资料收集、数据分析以及结果报告具有可比性。尽管这样,对于较多中心临床实验而言,这种方法的异质性要更大一些,这主要来源于研究人群的差异或设计上的差异。再者,开展这种综述投入的费用非常高,研究持续时间也较长。

二、影响系统综述质量的主要因素

1. 医学研究文献发表存在不足　进行系统综述最主要的问题是,在纳入综述研究对象(某项研究报告)时是否应有一个最低质量标准(值得注意的是,一般意义上的研究质量是指报道时的质量,而非研究进行整个过程的质量)。结构化摘要在医学类杂志中尚未普及,即使是那些要求结构化综述的杂志,对研究设计以及其他与形成系统综述相关的信息的报道仍显不足。

除此之外,许多与研究质量相关的因素以及这些因素与研究对象的设计、发表刊物的语种、著者的国别或研究现场,发表与否,出版物类型(比如 Medline 索引、会议汇编、学位论文等),关联度的大小之间的关系仍有待研究。

2. 选择性偏倚　选择性偏倚主要包括报告偏倚(reporting bias)和发表偏倚(publication bias)(又称阳性结果偏倚,positive outcome bias)。报告偏倚一般由研究者或编辑引入;发表偏倚常见于观察性研究或临床试验中,通常是由结果的强度和方向所决定。其他一些选择性偏倚还有英语种杂志(对母语非英语作者的)拒绝报告偏倚和拒绝接受阴性结果偏倚,(杂志接受作者的)性别偏倚,拒绝发表非杂志主办国家论文偏倚等。如果这些偏倚的存在限制了系统综述研究的范围,那么据此而做的综述势必存在偏倚。

对于系统综述而言,还有一种选择性偏倚,就是未能纳入所有相关文献而造成的偏倚。因此检索策略相当关键,目前最为常用的检索方式是电子文献数据库检索。在临床试验领域,从 1980 年起,就一直有人在研究 Medline 的灵敏度和特异性,现在已扩展到研究其他电子数据库和手工检索方式。这些研究发现,高灵敏度的方式(如手工检索)准确率却不高,综述者往往要审读成千上万篇不相干的论文或摘要。但电子数据库仅能检索到已收入库中的文章(会议汇编和未被引用的杂志一般被排除在外),而且只有当这些文章的关键词与检索者使用的关键词一致时才行。如今关于观察性研究的查询敏感度和特异度的研究也仅限于对某些高影响因子的临床杂志在 Medline 中的检索,此外,不止一项研究表明,利用多人手工检索方式可以提高检索效率。这里需要指出的是,由于条件有限,目前国内系统综述研究者大多还不具备搜全所有相关研究报道的能力,但这并不影响系统综述的进行。系统综述研究者可以通过各种途径来获得所需要的文献,在实在无法获得的情况下,应对缺失文献的信息损失量加以估计,并对系统综述产生的结果进行中肯的评价,这样产生的系统综述仍然是有意义的。

会议汇编、书籍和学位论文,还有未发表的研究和数据通常都不会被收入电子数据库。目前主要使用专家咨询法来减少这种选择性偏倚,但这种方法本身的效用也是有待评估的;由于至今没有一套综合的登记体系,综述者是不可能将所有文献查全的,因此,将出版的论文结果与通过其他方式获取的论文结果进行比较也是很有必要的。有学者分析后发现,杂志发表的实验干预与未发表的论文做比较,前者结果的估计值偏大。

选择性偏倚同样也会发生在文献被纳入或排除阶段。由于研究者可能早已熟悉这些文献,而且纳入标准也需要不断地修正,所以在综述文献之前建立一个纳入标准是不太现实的,因此,事先订立纳入标准或使用盲法(即综述人不知道论文的作者和结果)收集文献,将其所得结论与不使用这些方法的结论进行比较也很有意义。此外,还可通过用多种方法分组审读文献,比较每种类型综述所观察到的平均效应大小来实现。

3. 信息偏倚　系统综述面临最大的挑战之一,就在于综述者一般只能从已发表的文章中获取信息,而非直接从原始研究者处获取信息,若摘要或短篇报道仅能提供不完整的、初步的甚至错误信息的文献,信息偏倚就更加难以避免。许多综述者只能放弃这些仅有摘要或内容不全的文章,将摘要中的信息与全文的信息进行可信度的比较研究,另外,对基于短篇报道所致关键信息损失量的评估研究等都是极富意义的。

放弃这些可能存在信息偏倚的研究只是一种消极的做法,学术界需要的是一种更加积极的态度,那就是建立类似于"试验报告统一标准化研究团体(CONSORT)指南"的指导原则,并在发表观察性研究结果时使用结构化摘要,这样一来,不仅有助于系统综述者控制信息偏倚,还增加了发表文献的透明度及可比性。

4. 异质性与系统综述结果分析　结果分析作为系统性综述的一部分总是会出现各种各样的偏倚,纳入研究间或多或少都会存在异质性。迄今,许多观察性研究的 Meta 分析研究了异质性的来源及其对综述结论的影响,如结果和研究设计之间的关联、病例和对照的选择、暴露评价方法、结果变量评价、高风险组和低风险组的不同效应、可能存在的混杂,此外还有一致性检验的作用,Meta 分析与单独一次大型的观察性研究符合程度的研究等。

常用敏感度分析进行异质性检验,这种方法是将基于不同假设的结果加以比较,从而评价系统综述结果的稳定性,这些假设包括目标人群的人口统计学特征、研究地域和研究时间等不同的研究特征。敏感度分析对于探讨偏倚是非常有用的方法,也常用于流行病学系统综述中。

除研究对象本身以外,所用统计学方法也会影响总体估计,因此,还应对使用不同统计假设和模型所得到的结论进行比较。另外,当研究结果不可得或不符合综述要求时,还要评估忽略这些文献后对综述的影响等。

三、系统综述形成的步骤与方法

Cochrane 系统综述是目前医学界被公认的高质量的系统综述。Cochrane 系统综述的形成主要分七个步骤:①提出问题;②检索并选择研究对象;③评价纳入研究的质量;④数据提取;⑤数据汇总分析并得到结果;⑥解释结果;⑦对系统综述不断更新。

(一)怎样形成系统综述的问题

系统综述比较适用于某些干预措施的优劣尚未确定或者在临床实践过程中出现大相径庭的结果的情况。因此,系统综述的问题必须来源于临床医疗实践,这就要求研究者深入实际,发现值得研究的问题。

为了避免重复他人的研究而造成不必要的浪费,在确定进行某一临床问题的系统综述前,应进行全面、系统的检索,了解当时是否已有针对这一临床问题的系统综述发表或正在进行研究。如果有,再了解其质量如何,是否需要更新等。如果已有的系统综述已经过时或质量不高,则仍可以考虑拟订这个题目。

(二)如何确定综述范围

全面、系统地收集所有相关的文献资料是系统综述与传统综述的重要区别之一。为了防止系统综述常见的一些偏倚,应尽可能收集相关研究,并使用多种检索工具系统地按照原先系统综述计划书设计的检索策略进行检索。

目前系统综述资料来源主要有以下几类:Cochrane 协作小组专业注册数据库、参考文献目录、个人联络、电子文献库检索、追踪当前正在进行的研究及手工检索。

1. Cochrane 协作小组专业注册数据库　这个数据库是 Cochrane 系统综述纳入研究的主要来源,各协作小组在其专业范围内鉴定相关的研究,通过制作和维护研究注册的数据库,确保鉴定的研究满足系统综述的需要。

2. 参考文献目录　综述者应对检索到的所有文章(包括以前发表的系统综述)的参考文献进行筛检,尽可能获得其他途径未检索到的研究。这样做虽然费时,但却是一种有效的获得资源的途径。

3. 个人联络　与同行之间的个人学术交流是发现未发表或已经完成尚未发表

的研究的重要途径,这种非正式的交流形式往往是获取未发表资料的唯一途径。

4. 电子文献库检索　由于互联网知识和应用的普及,加之其使用方法简便快捷,研究者可以及时了解本专业世界范围内的最新研究动态,因此,电子文献库的使用已经十分普遍,成为文献检索最重要的手段之一。

5. 手工检索　手工检索方法很不方便,而且文献更新速度缓慢,已经不能够适应目前科研的要求。但是由于电子检索等方式的特异度比较低,有时会检索出许多不相关的文献,因此,手工检索可以作为一种辅助手段。

(三) 如何评价拟纳入研究的质量

文献的评价应包括三方面内容:

1. 内在真实性(internal validity)　内在真实性是指单个研究接近真值的程度,即受各种偏倚因素如选择偏倚、信息偏倚的影响情况。

2. 外在真实性(external validity/generalizability)　外在真实性是指研究结果是否可以用于研究对象以外的其他人群,即结果的实用价值与推广应用的条件,主要与研究对象的特征、研究措施的实施方法和结果的选择标准密切相关。

3. 其他影响结果解释的因素。

(四) 如何进行数据采集

1. 资料收集表格的设计　这一研究实际上就相当于传统意义上的调查问卷设计,只不过对象由"单个对象"变成了单个医学研究。因此,传统调查问卷的内容需要包含在资料收集表格中(参见调查问卷设计)。调查问卷的预调查方法同样适用在此,可以发现问题,并进一步完善表格。

资料收集表是原始研究报告与综述者之间联系的工具,具有三项功能:①与评价涉及的问题直接关联,决定了对纳入研究的评价;②记录评价过程的依据;③产生资料分析的数据来源。因此,资料收集表格的设计十分重要。

2. 数据录入　收集到的数据需要录入系统评价管理软件(review manager,RevMan)。当进行数据分析时,也可以转为所使用的软件数据格式进行分析。

(五) 如何对资料进行分析及如何描述结果

对收集来的资料,可采用定性或定量的方法进行分析。

1. 定性分析(non-quantitative synthesis)　定性分析是将每个临床研究的特征按研究对象、干预手段、研究结果、研究质量和设计方法等方面进行总结,并列成一览表加以描述。

2. 定量分析(quantitative synthesis)　定量分析包括同质性检验(对不同原始研究之间结果的变异程度进行检验)、Meta 分析(汇总多个研究的结果并分析其合并后的效应值)和敏感性分析(指改变某些可能影响结果的因素,观察合成结果是否发生变化,从而判断结果的稳定性和强度)三个方面。根据统计合并的资料类型及指标，Meta 分析常用的统计分析方法如图 12-2 所示。目前，应用最广泛和最成熟的是比数比 OR、相对危险度 RR 的合并方法，其中 Mantel-Haenszel 法、Peto 法、D-L 法和 Fleiss 法应用最多。

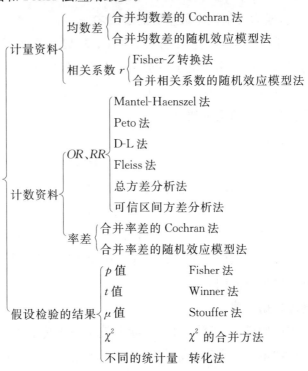

图 12-2　Meta 分析常用的统计分析方法

(六) 如何讨论分析得到的结果

相同的结果由不同的人分析会得出不一样的结论，系统综述的主要目的是提供科学合理的证据，而不是直接给出建议或意见。综述作者应客观地对分析结果进行解释，唯有这样，才能更有助于人们正确理解证据的科学含义及其与实践之间的关系。

1. 论证强度　应对纳入研究及系统综述的方法学质量进行讨论；此外，还应对被排除的研究或其他一些证据进行讨论，以便于他人进行比较和参考。

2. 可应用性　综述应当对本次系统综述的应用前景及适宜对象加以阐述，以便于使读者能够准确定位，找到有用的最佳证据。

3. 所有重要结局　不仅应讨论期望得到的结局，还应讨论不良反应的结局，只有如此才能使读者获得全面准确的信息。

4. 展望　讨论部分还应对证据对于临床实践的意义进行阐述，并指出研究的不足之处，以便供将来的研究借鉴。

由于 Cochrane 系统综述是希望提供给医学科学工作者最新最佳的医学证据，因此每一篇系统综述成文后，都面临着改进与更新的问题。Cochrane 系统综述一般每隔 2 年更新一次（根据不同学科特点，时间间隔不定），因此，作者在综述成文后应始终关注相关课题的进展，以期及时更新，为读者提供最好的证据。

四、系统综述评价的原则

近年来，系统综述的论文数量呈快速增长的趋势，这些综述对于广大医学工作者提高自身医疗服务水平及科研能力是很有帮助的，但这并不表示所有的系统综述结果都可以不加鉴别地直接加以应用，因为系统综述的结论也并非绝对真实、可信，而是需要评价后才能加以利用。因此，读者在阅读或应用系统综述的结论之前，必须对其方法和每一步骤进行严格评价。

表 12-2 QUOROM 评价清单

标题	副标题	评判根据
标题		可鉴别出是 RCT 系统综述
摘要		使用了结构化摘要
	目的	明确提出并描述了综述所要解决的临床问题
	数据来源	列出了检索数据库和其他资料来源
	综述方法	描述了选择标准（如研究对象、干预、结局和研究设计）；真实性评价的方法；详尽地描述数据提取、研究特征、定量资料综合，以便其他研究者进行重复
	结果	分别对纳入与排除的 RCT 进行特征描述；定性、定量的结果（可用点估计值及可信区间表示）；亚群分析
	结论	对主要结果加以描述
引言		明确描述临床问题、干预的生物学基本原理及综述原则
方法	检索	详细介绍资料来源信息（如数据库、登记系统、个人档案、专家信息、机构和手工检索）；检索的其他限制条件，如年代、发表与否、发表语种等
	选择	有纳入、排除标准（对研究对象、干预、主要结局和研究设计下了定义）
	真实性评价	有评价标准和评价过程（如没有的情况、质量评价及评价结果）
	数据提取	详细描述提取过程或方法（如独立完成和双重录入）
	研究特性	描述了研究设计的类型、对象特征、干预方案的细节、结局变量的定义、研究来源、临床异质性评价等
	定量数据合成	主要效应测量指标（如相对危险度）、结果合并方法（如统计学检验及可信区间）、缺少值的处理原则、统计学异质性评价、敏感性评价、亚群分析、发表偏倚的评估
结果	实验流程图	提供一个描述整个系统综述概况的流程图
	研究特性	描述每一个研究的特征（如年龄、样本量、干预、剂量、干预持续时间、随访期限等）
	定量资料综合	选择与真实性评价的报告协议，合并的结果、计算效应的资料和可信区间、ITT 分析
讨论		概括关键的结果，基于内、外部合理性进行临床推论，综合现有证据对所得结果进行解释；提出在综述过程中可能出现的偏倚；对未来研究提出建议

1999年,渥太华大学 Thomas C Chalmers 系统综述研究中心的 David Mohr 及其研究小组成员就 Meta 分析报道质量评价组织召开了一次协商会议,与会者包括临床流行病学专家、临床医生、统计学家、开展 Meta 分析的研究人员以及英国及北美国家对系统综述感兴趣的杂志编委。此次会议产生了一份 Meta 分析评价清单(表 12-2)和流程图(图 12-3),即 QUOROM(the quality of reporting of Meta analysis)声明,采用评分对 Meta 分析质量进行评判。同样,这个指南目前也被用来进行系统综述的评价。此外,类似这样的评价标准还有 CONSORT 等。

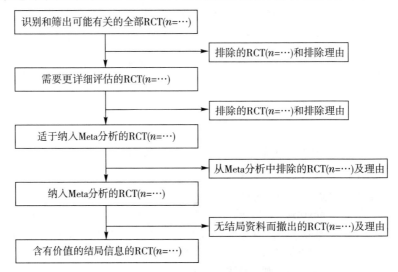

图 12-3　RCT 的 Meta 分析流程图

评价系统综述可从以下三个方面着手。

(一)系统综述的结果是否真实

1.是否为对 RCT 进行的系统综述　作为评价干预措施疗效金标准的 RCT 能较好地控制各种偏倚对试验的影响,因此,对 RCT 进行的系统综述被认为是论证强度最高的研究依据。而非 RCT 易受各种偏倚的影响,其论证强度必然降低。

2.在系统综述的方法介绍部分,是否描述了检索方法和策略及临床研究的纳入和排除标准　系统综述的方法部分应当详细地反映作者的检索方法,包括检索的关键词及检索策略、检索的电子文献库种类、检索方式(手工检索、电子文献检索、个人联系)等信息。从这些信息中可以明确综述作者收集的文献是否齐全,是否达到系统综述的要求,是否包括多种语言的文献,是否可能漏掉某些重要的文献。当这部分内容显示系统、全面时,则可以认为其结论的可信度较好。

除此之外,由于系统综述是对原始文献资料的二次分析,因此,原始文献的质量也相当重要,文中应对所综述文献的质量进行描述,并有明确的文献纳入与排除标准。

3. 不同研究的异质性如何 如果纳入系统综述的每个临床研究的大部分治疗效果类似或疗效的方向一致,则由此合成的结果的可信度较高。因此,作者应对各个研究结果之间进行异质性检验。如果同质性检验有统计学显著性差异,则应解释差异的原因,并考虑将结果进行合成是否恰当。

(二)系统综述所得结果是否有意义

在进行结果合并时,不能仅仅通过比较阳性研究结果和阴性研究结果的研究个数来确定系统综述的结论,因为每个研究的质量、样本含量等特征不同,其反映实际情况的能力也有所不同。应当根据所综述研究的质量、样本含量或者其他一些影响因子的大小给其相应的权重,并选用适当的指标[如比值比、相对危险度、均数的差值(mean difference)、治疗措施起效需要治疗同类疾病多少例患者(NNT)]和统计方法(如随机效应模型和固定效应模型)等合成结果,并计算相应的可信区间。

(三)系统综述的结果能否应用推广

系统综述报告的结果应能运用于临床实践,正如本章开篇所说,循证医学是最佳的证据、医生的个人专业技能和多年临床经验与病人价值和愿望的有机结合。无论证据有多么科学严谨,医生的医术有多么高超,如果抛开病人,那么医学就像无的之矢,是没有任何价值的。因此,每个临床医生在应用最佳证据之前,首先应考虑自己的病人是否在研究之列,可以从以下几个方面进行判断。

1. 病人人口学及疾病特点与系统综述中的对象是否有显著的差异 比较二者性别、年龄、文化背景、社会因素、疾病轻重程度、临床症状、是否有合并症(是何病症)、病程长短、病人依从性等方面的差异,并依据临床专业知识综合判断结果的可应用性。

2. 系统综述中所描述的治疗干预措施在本地是否可行并容易被患者接受 由于经济水平、技术力量、医疗设备、社会传统等各方面因素的影响,有时系统综述中的治疗干预效果比较明显,也难以在当地实施。

3. 病人从治疗中获得的利弊如何 任何医疗技术的应用都不能独立于效益而单独存在,因此,必须进行卫生经济核算。一项医疗措施只有当收益多于投入时,病人和家属才会接受某项治疗方案,政府卫生行政部门才有可能进行某项公众卫生的决策。

五、如何参与写作及发表 Cochrane 系统综述

Cochrane 协作网是一个开放的研究群体,其十大准则中就明确了协作网的发展是架构于个人积极奉献之上的,Cochrane 协作网及其系统综述能取得今天的成绩,很大程度上取决于数以万计科学家的无私奉献,同时,这个奉献的过程也

是学习系统综述方法学的过程。

Cochrane 协作网欢迎有志于参与写作和发表 Cochrane 系统综述的医学工作者的加入,并且为他们提供许多进行系统综述必需的免费软件下载及方法学的文献。Cochrane 系统综述一般以电子出版物形式发表,Cochrane 协作网还鼓励综述作者以书面方式发表。国内此类杂志有四川大学主办、中国循证医学中心和四川大学华西医院承办的《中国循证医学杂志》。国外许多国际著名医学杂志,如柳叶刀(Lancet)、英国医学杂志(BMJ)、美国医学会杂志(JAMA)等与 Cochrane 协作网签订协议,上述杂志可与 Cochrane 电子光盘杂志同时或者先后发表系统综述,从而扩大 Cochrane 系统综述的传播范围和国际影响。

参加系统综述写作的具体过程如下:

(1)拟订系统综述需回答的问题,确定系统综述的题目。

(2)与拟订的题目相关的 Cochrane 协作小组联系,申请批准注册系统综述的题目。

(3)题目获得批准以后,相关的 Cochrane 系统综述组将提供协作网的系统综述专用软件 RevMan(Review Manager),该软件(一张光盘)包括 Cochrane 协作网系统综述手册(软件和手册可以在 Cochrane 协作网的主页上下载)。在此手册的指导下开始撰写系统综述的计划书,也可参加 Cochrane 中心系统综述培训班进行系统综述学习,内容包括计划书的撰写及全文的完成。

(4)计划书完成后交由相关的 Cochrane 协作小组,接受 3~5 名编辑的评价和修改。按修改意见和评价意见修改后,经编辑部批准方可发表在 Cochrane 图书馆中。

(5)完成全文后送交相关的 Cochrane 协作小组编辑部修改审批。

(6)本人再行修改。审批同意后发表在 Cochrane 图书馆电子期刊上,也可同时发表在一般印刷期刊上(应事先征询 Cochrane 协作小组同意)。

(7)继续追踪与本课题相关研究的进展,做到及时更新。

第三节 Cochrane 协作网

一、Cochrane 协作网简介

(一)Cochrane 协作网的由来

1992 年在英国国家卫生服务部(NHS)资助下,由 Iain Chalmers 博士领导成立了以已故英国著名流行病学家和内科医师 Archie Cochrane(1909—1988)名字

命名的世界上第一个 Cochrane 中心——英国 Cochrane 中心。经过一年的实践发现，仅靠英国一个国家不可能完成这项巨大的工程，因此，1993 年第一届世界 Cochrane 年会在牛津召开，并正式成立了国际 Cochrane 协作网（The Cochrane Collaboration，CC），并规定每年召开一次世界 Cochrane 年会。到 2003 年，Cochrane 协作网已在全世界发展到六大洲、13 个国家、有 5000 多人参与、绝大多数是志愿者的 13 个中心（英国、荷兰、法国、意大利、挪威、加拿大、澳大利亚、巴西、南非、西班牙、德国、美国和中国）。从 1992 年至 1997 年，协作网的主要任务是收集、整理研究依据，建立资料库/Cochrane 图书馆，同时更加深入地开展系统综述方法学的研究，以提高研究依据的质量，并将研究依据应用于临床实践及医疗决策，促进循证医学在临床实践的应用。随着 Cochrane 协作网发展的日益壮大，Cochrane 系统综述结果正逐渐成为许多发达国家卫生决策的参考依据，并影响着这些国家的卫生决策、医疗实践、医疗保险和医学教育，促使临床医学从经验医学向循证医学转变。

（二）Cochrane 协作网的宗旨及其十大准则

Cochrane 协作网是一个国际性的非营利的民间学术团体，旨在通过制作、保存、传播和不断更新医疗卫生各领域防治措施的系统综述，提高医疗保健干预措施的效率，帮助人们制定遵循证据的医疗决策。Cochrane 协作网的主要任务是保证为医疗保健各领域提供高质量、最新的系统综述；促进 Cochrane 系统综述的产生；在协作网内发展高效率、高透明度的组织机构和管理机制；争取协作网之间的相互理解与合作。

Cochrane 协作网内部的每一个中心和每一个成员都共同遵守十大准则：①通力合作；②个人的积极奉献；③避免重复；④尽可能减小偏倚；⑤及时更新；⑥确保实用性；⑦确保易获得性；⑧不断提高 Cochrane 产品的质量；⑨连贯性；⑩不断扩大参与面。大家共同努力，保证为医疗保健各领域提供高质量、最新的 Cochrane 系统综述，促进 Cochrane 系统综述的生产、传播和使用。

（三）Cochrane 协作网图标

Cochrane 协作网的图标（图 12-4）实际上是一篇关于七个 RCTs 的系统综述结果的图解，每一条水平线代表一次单个试验结果的可信区间，其长度越短，结果越肯定；垂直线表示两个试验得出的结果类似，水平线会聚集在某点的周围。水平线与垂直线

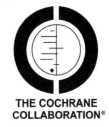

图 12-4 Cochrane 协作网图标

相交，则表明该 RCT 中的不同治疗措施间差异无显著性；菱形代表合并后的结果，其位于垂直线左方表示治疗措施有效，位于右边表示治疗措施弊大于利。

该圆形图展示了一项短期价廉的皮质甾体类药物治疗可能早产孕妇疗效的

RCTs 系统综述的结果。第一个试验于 1972 年报道,10 年后,这幅图显示了对当时相同研究的综述结果,即皮质甾体类药物的确能够明显降低新生儿死于早产并发症的危险。到了 1991 年,更多的相关试验报道发表,使这幅图的结果更加明显,即皮质甾体类药物使早产儿死亡危险系数下降了 30%~50%。

由于没有进行相关的系统综述分析和报道,直到 1989 年,大部分产科医师尚未认识到该项治疗措施的疗效,因此,可能有成千上万的早产儿因母亲未接受相应治疗而死亡(此外还要支付更多不必要的治疗费用)。这只是在临床医学发展过程中由于未能及时进行、更新系统综述而付出生命代价的一个例子,类似的教训不胜枚举。

(四)Cochrane 协作网的组织结构

1. Cochrane 协作网指导委员会(Cochrane Collaboration Steering Group) Cochrane 协作网指导委员会是最高领导决策机构,由 12 名来自各系统综述协作组、方法学工作组、用户网络和各 Cochrane 中心的代表组成,委员会主席由选举产生,每届成员和主席任期 2 年。指导委员会一年召开两次指导小组和中心主任联席会议。主要任务是总结协作网过去的工作、发现存在的问题、制定来年的工作计划和奋斗目标。1999 年,中国 Cochrane 中心主任李幼平教授被选为 Cochrane 协作网指导委员会成员,代表发展中国家参与协作网高层决策和高层国际交流,从而使中国与发达国家保持同步。

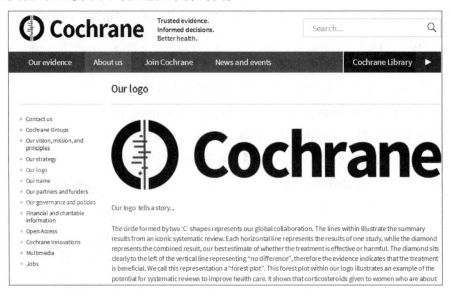

图 12-5　Cochrane 协作网主页

2. Cochrane 中心(Cochrane Center)　Cochrane 中心是 Cochrane 协作网(图 12-5)指导委员会的主要职能部门,负责对所在地人员进行培训、咨询以及对内对外的协调工作;检索当地医学杂志,向 Cochrane 协作网资料库提交原始研究资料;促进Cochrane协作网在本国或地区的发展;促进Cochrane系统综述在医疗实践、卫生决策方面的应用。

3. Cochrane系统综述协作组(Collaborative Review Groups,CRG) Cochrane系统综述协作组的主要任务是制作Cochrane系统综述(Cochrane systematic review,CSR),CSR以电子刊物形式发表在Cochrane图书馆。目前协作网已有57个系统综述协作组,CSR小组进行的系统综述几乎覆盖整个临床医学领域。

4. Cochrane方法学组(Cochrane Methods Groups) Cochrane方法学组深入研究循证医学作为新学科赖以生存和发展的方法学问题,为指导协作网的系统综述者提高系统综述的真实性和精确性而不断发展方法学。

5. Cochrane领域/网络(Cochrane Fields/Networks) Cochrane领域/网络是指按照CRG小组相互关系的亲疏形成一定的领域和网络实体。目前已有肿瘤网络、补充医学(complementary medicine)、老年医学保健、健康促进、初级保健、康复医疗及相关治疗和疫苗等7个领域。

6. 用户参与(consumer participation) Cochrane用户包括政府的卫生决策机构、政府医疗技术评价机构、医疗保险机构、医药生产企业、医生和病人等。用户网络(consumer network)旨在为世界范围的用户提供信息,支持用户参与cochrane协作网活动。目前,CSR用户已形成覆盖全球的用户网络,如此迅速的发展也得益于全球范围广大志愿者的共同努力和奉献。

二、Cochrane协作网的成果及其传播

(一)Cochrane系统综述

Cochrane系统综述是Cochrane协作网的协作者发表在Cochrane图书馆的系统综述。Cochrane系统综述注重更新。发表系统综述后,继续跟踪研究进展,新的临床试验发表后应及时补充更新。有研究表明,由于有多方面的质量控制措施,Cochrane系统综述的平均质量高于一般系统综述的质量。

(二)Cochrane图书馆

Cochrane图书馆(Cochrane Library,CL)是协作网以光盘或互联网形式发表的电子刊物,每年四期向全世界发行,是临床医学各专业防治最全面的系统综述和临床对照试验的资料库,是国际Cochrane协作网的主要产品。它为系统综述组装成电子发行物提供了一个组织和分析的框架,同时还配备了相关的软件,包括制作和更新评价的RevMan软件,帮助编辑组汇集研究方案及系统综述组制作全文评价的Module Manager(ModMan)软件。

三、中国循证医学 Cochrane 中心

中国循证医学中心也称中国 Cochrane 中心,自 1996 年 7 月正式在华西医科大学附属第一医院开始筹建,1997 年 7 月获卫生部认可,1999 年 3 月 31 日,经国际 Cochrane 协作网指导委员会正式批准注册成为国际 Cochrane 协作网的第十三个中心。

中国 Cochrane 中心成立之初,中国作为占世界人口五分之一的发展中国家,医疗费用连续多年以 21% 的涨幅逐年递增,人口老龄化不断加深,疾病谱发生重大改变,卫生保健巨大需求与卫生资源有限支付能力之间的矛盾日益突出;临床医疗尚停留在经验医学水平,已经积累的大量临床数据未能得到有效加工和充分利用,对有限卫生资源的浪费严重;要以有限的资源满足全国人口人人享有卫生保健的巨大需求,正面临着极大挑战。怎样充分利用我国有限的卫生资源,满足社会日益增加的医疗卫生需求,已成为卫生主管部门和医生面临的巨大挑战。参与国际 Cochrane 协作网,将促进循证医学在中国的实现和发展,帮助政府卫生决策者作出科学决策及改善临床实践质量,最终提高医疗服务的质量,保证有限卫生资源的合理使用,对中国和世界都有重要的价值和意义。

作为国际 Cochrane 协作网的成员之一和中国与国际 Cochrane 协作网的唯一接口,中国 Cochrane 中心的主要任务是:①负责收集、翻译本地区发表的和未发表的临床试验报告,建立中国循证医学临床试验资料库,为中国的临床实践和卫生决策提供中文的研究证据,并提交国际临床试验资料库,为世界各国提供中国的临床研究信息。②开展系统综述,并为撰写系统综述的中国协作者提供支持和帮助,为临床医生、临床科研和教学、政府的卫生决策提供可靠依据。③培训循证医学骨干,提供高质量、全方位的骨干人才,推动循证医学在中国的发展。④翻译循证医学知识,宣传循证医学学术思想,使之成为一个提供临床研究证据、卫生技术评估、临床研究及教育的中心。⑤组织开展高质量的 RCT 及其他临床研究,并进行相应的方法学研究,提供培训咨询、指导和服务,促进临床医学研究方法学的改善和质量的提高。

为了促进循证医学在中国的发展,由中华人民共和国教育部主管,四川大学主办,中国循证医学中心和四川大学华西医院承办的《中国循证医学杂志》(Chinese Journal of Evidence-Based Medicine),在国家科技部、卫生部、四川大学华西医院等的支持和帮助下,于 2002 年 10 月经国家新闻出版总署批准获得正式刊号(CN51-1650/R)。

2002 年 4 月,由中国循证医学中心/中国 Cochrane 中心和四川大学力腾软件有限责任公司共同开发制作的《中国循证医学图书馆》(光盘版)正式发行,该产品

为半年更新一次的电子发行物,为中国广大医学工作者提供科学可靠、方便可得的证据。光盘主要内容包括系统评价数据库、临床对照研究数据库、循证医学方法学数据库、卫生技术评估数据库、卫生经济学评价数据库、循证医学与临床实践数据库、循证医学各种相关知识与信息等。

循证医学体现了对证据的重视和遵循,但在过去的医生眼里,证据的含义更多地指向个人经验和见解,而现在出现了循证医学这样一个先进的理念,这是人类科学史的一次进步,也是更加尊重自然、尊重科学的一种体现。正是因为有了计算机和网络技术的进步,才使得全球性的协作研究成为可能。来自世界各地的临床医生、流行病学家、统计学家及卫生行政人员联合在一起,组织成为 Cochrane 协作网。正是在他们的努力之下,越来越多的医生才得以接近过去因为没有时间、精力以及知识储备所无法获得的有用证据。

通过循证医学这样一个过程,临床医学实践的科学性得以真正展现,越来越多的患者获得更好的治疗和康复方成为可能。相信在世界各国的医学研究人员的共同努力之下,会借由这个科学的理念产生出更多有益于人类和社会的研究成果。希望更多的医学工作者和医学生加入这个行列中来,学习中奉献,奉献中学习,为病人提供最好的证据。

(孙业桓)

第十三章 临床科研文献的评价

在临床实践中,临床医生为了提高自己的新知识和临床新技能水平,特别是遇到自己难以解决的诊断、病因、防治等问题时,除询问请教外,更多的则是通过阅读文献,从中寻找合适的答案;在临床教学中,为了给学生传授专业新知识和新进展,需要通过阅读文献了解本专业的新动态;在临床科研的选题立题、提出科学假设中,需要阅读大量的临床科研文献,了解国内外研究现状及发展动态。因而,临床医生所从事的医、教、研工作与临床研究息息相关,需要对临床科研文献进行阅读和评价。然而,现实生活中医学文献繁多,每名医务工作者每天的阅读时间相对有限,掌握正确的临床科研文献评价方法是临床医生和医学生职业素养的基本要求。

第一节 临床科研文献评价的重要性

一、临床科研文献的特殊性

(一)数量庞大

临床科研文献比较特殊,数量非常庞大,且仍处于快速增长之中,同时临床文献具有载体多、语种多、发表分散等特点。全球范围内生物医学期刊已有数万种之多,每年发表文献几百万篇以上。此外,还有其他形式的文献,从而形成了海量的医学研究文献以及医学信息资源。因此,医学生和临床医生应具备一定的检索、阅读及评价医学研究文献的能力,学会从海量的临床科研文献中汲取有价值的知识和信息。

(二)临床文献分类体系及来源复杂、质量参差不齐

文献是以文字、图像、视频、音频、公式、代码、数字等形式,将信息、知识进行记录或描述并加以储存、传播的一切载体的统称。临床科研文献就是记录临床医学相关知识或信息等载体的总称。

1. 根据其内容、结构和性质分类,临床科研文献可分为一次文献、二次文献、三次文献和零次文献。一次文献就是原始文献,是研究者根据自己的工作和研究成果而写成的文章,也可称原始论文。一次文献的内容有创新性,记录着前所未有的新发现、新发明、新理论、新见解,是科学技术前进的标志,是重要的情报源。如生物医学期刊中最常见的论著(article),数量庞大。二次文献是对一次文献进行收集、分析、整理并按照一定的规则加以编排,供读者检索一次文献之用。二次文献是情报工作的主体,是查找一次文献的线索,是检索文献时必不可少的工具,包括目录、索引、文摘等。其中最为常用的医学文献检索数据库有 MEDLINE、EMBASE、中国生物医学文献数据库(CBM)、CNKI、VIP 和万方等。这些生物医学数据库均有专门机构负责收录、整理、加工全球范围内发表的各类原始研究文献,收录条目数量庞大,但彼此之间相互有交叉,质量也参差不齐。三次文献是科技人员在利用二次文献的基础上,对一次文献阅读、分析、归纳、整理和推理,选择具有实质意义的文献,进行系统的整理、推理、概括和论述,对原始文献进行重新组织、加工提炼,可供人们了解某一学科或专题的进展,了解其过去、现在和预测未来的发展趋势。三次文献主要包括综述、评论、述评、进展、动态、年鉴、专著、指南等文献。其中,以系统性评价(systematic review)、临床实践指南(clinical practice guideline,CPG)等最为常见。零次文献是形成一次文献之前的信息,如未经记录和没有正式发表的手稿、书信、笔记、记录等。

2. 根据其载体的不同分类,临床科研文献可分为书写型、印刷型、电子型、缩微型、视听型等文献。其中书写型文献专指手工书写和抄写的文献,如临床病历、实验室原始记录等。印刷型文献专指纸质出版物,为图书馆收藏的主要类型,种类也很繁多,包括医药图书、生物医学期刊、学位论文、会议文献、官方出版物(卫生年鉴、肿瘤年报等)、专利文献、技术标准等。电子型文献是指以光盘、网络等形式储存和传播的文献,目前已成为主要的文献主题,逐渐替代传统的印刷型文献。

3. 按照证据质量分类。近年来,随着循证医学的引入和推广,如何获取证据,特别是高质量的证据,成为临床医生实践循证医学的关键,而有重要临床价值的高质量临床科研文献则是证据的主要来源。为此,Haynes R B 等相续提出了 4S、5S、6S 证据模型。6S 型模型类似于金字塔状,高级别证据是由低级别文献信息综合提炼加工而成的,数量少,分布在塔尖;低质量文献或证据数量庞大,分布在塔底(图 13-1)。从塔尖开始依次向下检索:第一个 S 是 systems,为系统类证据(如计算机决策支持系统),在塔尖;第二个 S 是 summaries,为指南类证据(如循证临床实践指南 CPG、循证教科书等);第三个 S 是 synopses of syntheses,为集成类证据(如 DARE、提要类循证医学杂志系列等);第四个 S 是 syntheses,为系统综述类证据(如 Cochrane 系统评价/综述);第五个 S 是 synopses of studies,为原始研究提要类证据(如 handbook of clinical practice);第六个 S 是 studies,为原始资料级证据(如 ACP JC+等)。这 6 个 S 均有专业组织或机构分别从专业和方法学质量角度进行严格评价后经筛选而来的证据,证据质量一般较高。例如,循证临床实践指南是指导疾病防治的高级别证据,综合荟萃了系统评价及 RCT 等证据信息,在数量上要少于 RCT 等原始研究文献。因此,按照证据质量和级别可将医学文献分为 6S 类证据文献和非 6S 类证据文献。需要注意的是,因 6S 类证据入选标准较高、筛选制作要求较为苛刻,同时耗时耗力,生产数量比较少,临床实践中有关病因、诊断、治疗、预后的问题多数情况下并无现成的 6S 类证据可供参考,仍以传统的、未经严格评价的、非 6S 类临床医学文献为主。

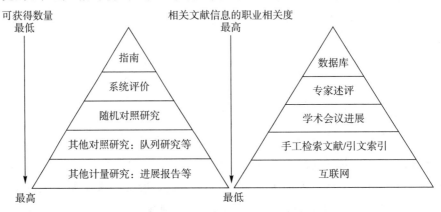

图 13-1　临床科研文献级别与资源分布的金字塔

在医学科学技术迅猛发展的今天,各种医学期刊多如满天繁星,同时,医学杂志办刊能力良莠不齐,作者的科研能力及写作水平也参差不一,导致临床科研文献的质量存在优劣之分。因此,临床医生和临床学生除了要学会查找和阅读医学文献外,也要学会科学地识别和评价临床科研文献。

二、临床科研文献评价的重要性

在日常的临床实践中,临床医生常会遇到疾病病因、诊断、治疗、预后等各种临床问题,解决这些问题离不开阅读和评价临床科研文献,从而获取最佳和最新的证据。另外,随着病人维权意识的提高,病人及家属也可能会利用现成的检索资源和检索工具查阅临床文献,从中找出一些"证据"主动与医生探讨,这也迫使临床医生要及时掌握临床科研文献信息,以利于医患间的交流与沟通,创造和谐的医患关系。

在现代医学中,临床和科研不是对立的,应是事物的两面,浑然一体,不可分割,相辅相成。医学科研为临床医疗提供知识、理论和手段,为结局临床问题提供技术支撑,临床治疗的关键创新离不开广大科研工作者的努力。科研发展的最终目的是服务于临床,临床医疗水平直接决定着医院的发展状况。对于病人而言,衡量一家医院、一个学科的水平，关键是看医院的技术水平。临床医生担负着临床医疗和临床科研的双重使命，临床研究要有所创新，需要进行大量的文献学习，掌握最新的专业进展和研究动态，这一切都离不开对临床科研文献的评价。

临床医生要保持和提高临床技能水平，需要进行终身学习，不断更新专业知识。同时，在临床教学中，临床医生为了传授专业新知识和新进展给学生，需要通过阅读文献了解本专业的新动态。因而，阅读和评价专业文献成为临床医生知识更新的首选。

第二节　临床科研文献评价的主要内容与基本步骤

一、临床科研文献评价的主要内容

临床研究旨在解决临床上常见的诊断、病因、防治、预后等四大问题，因此，应结合医学文献的具体研究类型，按照结构性、科学性、先进性、创新性、适用性的顺序对文献依次展开评价。

(一)文献的结构评价

临床科技论文讲究结构完整、布局合理、条理清晰、详略得当。一般来说，临床科研论文的结构顺序为：提出论点→阐明材料与方法→提出研究结果→明确论述观点→推导研究结论。文题是论文的总标题，正文可分出多级层标题，层标题依次称为一级标题、二级标题、三级标题……一般只分到四级。论文的结构安排是否合理，应从以下几个方面进行评价。

1.层次内容是否存在重复交叉　①前言部分是否庞杂、偏离文章主题，大量引用文献上的内容，或部分内容与摘要或讨论重复等；②结果中是否掺杂讨论，或讨论中重复前言或结果中的内容；③图、表是否与正文内容重复，或图表过多，缺乏代表性；④结论是否进行了归纳与分析，或只是简单重复标题内容，形同虚设。

2.层次标题内容不一　①一级标题包含了不同的内容；②同级标题表达形式或语气不一致；③同级标题存在，但标题内容缺如；④标题不同而内容同属一类。

3.层次不明，无层标题或层次过多　①全文只分几个段落，没有列出层标题；②层次过多，层标题达6级以上，造成层次间隶属关系不明；③简单地在段落前列出标题序号，未按内容分层，甚至只有序号而无标题。

(二)文献的科学性评价

临床科研文献的科学性评价应从以下几点考虑：①实验设计是否严谨周密，如对象的选择、样本的代表性、样本大小、分组是否随机化、有无对照组、各组间的均衡可比性、指标的合理与客观程度等;②观察和实验方法是否精确,实验条件是否严格;③记录是否客观,统计学处理是否得当;④结论是否客观、清晰等。

(三)文献的先进性和创新性评价

先进性和创新性密切相关,先进性反映了创新性的程度。二者的区别在于,创新性往往针对科学而言,而先进性多对技术所指。从空间上看,创新性是指整个世界范围内前人没有的,先进性往往是对一定地区而言。实际上,特别针对应用性和开发性的临床科研具备先进性非常必要,通过广泛查阅和评价相关文献,可以推动临床医生所从事的医、教、研工作。

有无创新性直接影响临床科研论文的质量和水平。创新性可分为两种类型:一是根本性创新,它带有突破性,包括在所研究领域中基本概念的建立或对原有学术观点的突破、新方法新研究手段的建立或其在新领域的拓展,基础研究的工作多强调根本性创新;二是增量性创新,它带有改进性,主要表现在对现有的概念和方法的补充和改良,应用基础研究和部分应用研究的成果多属于增量性创新。当前,国际化竞争日趋激烈,应关注一些根本性创新的科研文献,开阔视野,了解本专业的新进展和新动态。创新性的衡量取决于临床科研文献是否开拓了新领域,提出了新思想和新理论,采用了新设计、新工艺、新方法和新材料等,诊断、治疗、控制疾病以及促进健康的实际效果是否高于国内外同类研究中的一般水平等。

随着科学的进步,各个领域的空白逐渐被填补。临床医生需要更经常地着眼于思想上、角度上和方法上的创新,关注某一方面新颖独到的科研文献。

(四)文献的适用性评价

文献的适用性评价应从以下方面考虑:研究课题能否解决临床中的实际问题,推广应用于临床实践中;研究者及协作单位是否具备论文中的研究条件、研究对象以及采取的研究方法。结合自己诊治患者的实际病况和接受意愿、现有医疗条件和知识技能水平,以及社会经济地位及其承受能力等进行适用性评价。当前一些高质量的临床科研文献来源于发达国家,其人种、社会环境、经济水平、医疗条件乃至生物学因素等都与我国差异加大。因此,评价适用性更要结合不同国情、种族以及患者的特点,切不可生搬硬套。要对具体问题具体分析,方可作出是否适用的决策。

二、临床科研文献科学性评价的基本步骤

科学文献的价值首先取决于观察的结果是否准确可靠和立论的依据是否充足。不可靠的结果和不真实的论据不但不能提供新的科学事实,反而制造混乱,甚至会造成大的损失。刊物上发表的医学文献并非都是正确的,可能出现各种错

误。这些错误有些是明显的,但多数是隐蔽的,因此,阅读有关临床科研文献时,应采取科学的、批判的态度。临床科研文献评价基本方法如下。

(一)研究目的和假说

这属于临床科研选题和立题的范围。每一项医学研究的开展都需要一个合理的科学假说作为前提。提出了假说,才能形成一个明确的研究方向和研究方案。选题的来源可以是临床工作中所遇到的问题,也可以是受临床文献资料启发获得的思路;立题一定要具体、明确,要以问题为基础,并对解决此问题提出假设。整个科研过程就是论证所提出的假设,包括:①研究的目的或要解答的问题是什么?是要解决临床上治疗的问题,还是解决某疾病的发病机制?②所提出的假说有哪些科学依据?③研究者将研究结论用于什么范围?任何科学假说的提出都应能回答这三个方面的问题。

(二)研究设计

要根据不同性质的临床研究课题及各种科研设计方案的科学性和可行性来选择相应的设计方案。各种研究设计方案的论证强度各不相同,如病因和危险因素研究,根据论证强度排列,最强的是随机对照试验,其后依次为前瞻性队列研究、回顾性队列研究、病例对照研究、横断面调查,描述性研究的论证强度最弱。各种设计方案都有一定的局限性和优缺点,要根据课题选择最合适的科研设计方案。

设计好比一项工程的蓝图,没有优良的工程蓝图,绝不可能建设出质量良好的工程。不言而喻,没有良好的科研设计,也不可能完成质量良好的科研。有人说:"制定好一份质量优良的设计方案,科研工作就已完成了一半。"这句话并非言过其实。有关科研设计的基本要点主要有下列九条。

1. 根据研究目的选择恰当的研究对象。如果研究对象是病人,纳入的研究对象诊断标准必须确定,要具有代表性。病例的选择首先要力求符合公认的诊断标准,保证病例的诊断准确无误,有时甚至要求疾病的病理分型也要相同。对诊断有疑问的患者不应纳入病例组中。病例来源可以是社区居民中的某病患者,也可以是在医院就诊的患者。在选取病例时,尽可能选取病因学上同源的一组个体。病例一般可分为三种类型,即新发病例、现患病例和死亡病例。如在病例对照研究中,首选的应是新发病例,因为新发病例有现患病例和死亡病例所不具备的优点:①发病时间更接近于病因暴露时间,病例能更好地回忆自己的有关经历和暴露史,并且容易得到就近的病历资料、职业暴露或其他记录。②新发病例能自己回答问题,比死亡病例靠亲友、家属回答要准确得多。③新发病例刚被确诊就接受调查,尚未受到各种决定生存因素的影响,而现患病例是以往确诊的大批发病病例中的残存者,如果某种因素对生存有影响的话,则可能导致错误的结论。

④如果新发病例收集完全的话,可以得到某种疾病的发病率。应用现患病例也有明显的优点,就是他们的资料容易获得。所选病例对目标人群应有较好的代表性,所选病例应包括轻重各型病例。

如果研究的对象是实验动物,主要应按照以下几个原则:

(1)选择与人体结构、机能、代谢及疾病特征相似的动物:利用实验动物某些与人类相似的特性,通过动物实验与人类的疾病发生和发展的规律进行推断和探索。例如,在结构和功能方面,哺乳动物之间存在许多相似点,从解剖学上看,除体型的大小比例存在差异外,身体各系统的构成基本相似,因此,它们在生命活动中的基本功能过程也是相似的。

从进化的角度看,猩猩和猴与人类最接近。在解剖学、组织器官功能、白细胞抗原等方面与人相似,用这些动物实验的结果来推论人则具有说服力。

以高胆固醇膳食饲喂兔、鸡、猪、狗、猴等动物时,均可诱发动物的高脂血症或动脉粥样硬化。但猴和猪除有动脉粥样硬化外,心脏冠状动脉前降支形成斑块、大片心肌梗死的情况与人更为相似。

一些带有自发性疾病的动物,可以局部或全部地反映人类相似疾病过程的表现,经过遗传育种的方法,可把这些动物培育成疾病的模型动物,以供研究。如遗传性高血压大鼠、糖尿病小鼠等。

在外科手术操作性实验中,选用猪或狗等大动物比用大鼠、小鼠在操作实感上更接近于人类。

家犬是红绿色盲,不能以红绿为刺激条件进行条件反射实验;其汗腺不发达,不宜选作发汗实验;其胰腺小,适宜作胰腺摘除术;其胃小,易作胃导管,便于进行胃肠道生理的研究。

大鼠无胆囊,不会呕吐,不能做胆功能观察或催吐实验。狗、猫、猴等动物呕吐反应敏感,则宜选用。

家兔对体温变化非常敏感,宜选作发热、解热和检查热原的实验研究。大鼠、小鼠体温调节不稳定,不宜选用。

一般动物可自身合成维生素 C,豚鼠则不能合成,因而可用其做维生素 C 缺乏试验。

(2)选用结构简单又能反映研究指标的动物:进化程度高或结构功能复杂的动物有时会给实验条件的控制和实验结果的获得带来一定困难。在能反映实验指标的情况下,应尽量选用结构功能简单的动物,例如,果蝇具有生活史短(12 天左右)、饲养简便、染色体数少(只有 4 对)、唾腺染色体制作容易等诸多优点,所以是遗传学研究的最佳材料,而同样方法若以灵长类动物为实验材料,其难度将大大增加。

(3)选择适龄的实验动物:慢性实验或观察动物的生长发育应选择幼龄动物。在老年医学研究中,常选用老龄动物,因其机体的代谢和各种功能反应接近老年。

2.设置合理的对照,有比较才能鉴别。临床研究大部分通过对比研究来进行,选定能说明问题的对照组十分重要。对照组的选择是决定临床研究成败的关键环节。对照组选择的正确与否,直接关系到结果的真实性。对照组原则上应与病例组有同一来源,即来自同一地区、同一社区中未患所研究疾病的居民(人群对照),或同一医院中未患所研究疾病的其他患者或健康体检者(医院对照)。当病例来源于某个人群基础的研究时,选取一般人群作对照可以保证与病例组有高度的可比性,使研究结果有较高的普遍性。但这种人群对照所花费的人力、物力较大,所选中的个体常常不予合作或不易找到,应答情况比其他类型的对照差。选取医院患者作对照时,通常较为可靠,因为他们有充裕的空闲时间并且能够合作。选择医院对照时,还可以使病例组和对照组间有关决定住院的因素相似。医院对照的一个严重缺陷就是,对照可能因为某个与病因学特征有关的条件而有选择性地入院,并且这种选择性倾向和病例是不同的。这时,就会使结果产生偏倚。另外,医院对照还可能因病种不同,对照和病例回忆时的思维内容也不一定相同。例如,肺癌患者可能更注重于回忆其吸烟史等,而胃癌患者可能更注重回忆其饮食方面的变化。对于某项具体的病例对照研究,是选择人群对照,还是选择医院对照,不能一概而论,要根据研究的具体情况,如病例的来源、性质、选择个体的方法等而定。另外,在动物实验中,对照问题也是非常重要的问题,常有忽视或错误地应用对照的情况,从而造成实验失败。

对照方法很多,有空白对照、实验对照、有效(或标准)对照、配对对照、组间对照、历史对照以及正常值对照等。①空白对照是在不给任何措施的情况下观察研究对象自发变化的规律。如研究的血压水平每天上午和下午有周期性变化。②实验对照是采用与实验相同操作条件的对照,如给药实验中的溶媒、手术、注射液等都可以对研究对象产生影响。③有效(或标准)对照常用于药物研究。对一种新药疗效的研究可用一种已知的有效药或能引起标准反应的药物作对照,这样既可考核试验方法的可靠性,又可通过比较了解新药的疗效和特点。④配对对照是同一个体在前后不同时间比较对照期和实验期的差异,或同一个体的左右两部分作对照处理和实验处理的差异,这样可大大减少抽样误差。在实验中也可用一卵双胎作为研究对象。⑤组间对照是将实验对象分成两组或几组比较其差异。这种对照个体差异和抽样误差比较大。组间对照可用交叉对照方法以减少误差。如观察某药物的疗效,可用两组研究对象先分别做一次实验和对照,再互相交换,以原实验组作为对照组,原对照组作为实验组,重复第一次实验所观察的疗效或影响,而且检查的指标和条件要等同。⑥历史对照与正常值对照。选择这种对照要十分慎重,必须条件、背景、指标、技术方法相同才可进行对比,否则将会得出不恰当的甚至错误的结论。

在实验重复和选用研究对象时,一方面要数量合适,不造成浪费;另一方面也应做必要的重复实验。

3. 分组与抽样均应尽可能采用随机化的方法,以保证其均衡性与代表性。如在临床试验中只有运用随机化分组,才能避免分组时产生的选择性偏倚,才能使对照组与试验组之间的背景因素保持平衡,最后才能进行正确的比较,得出确切的评价。

4. 试验因素要明确、标准化与量化,并尽可能简单化,以避免发生污染与干扰。如果研究的因素不明确,没有标准化或量化,得出的研究结论就可能是错误的,产生信息偏倚及研究因素的错误分类偏倚。

5. 选定适当的设计方案,原则是既要力求具有较高的论证强度,又要切实可行,要结合具体情况而定。

6. 评定指标与标准要求客观、可靠、量化,一般尽可能用不受主观因素影响的客观指标,并制定措施,保证从始至终不变化,不管任何人执行均统一不变。

7. 科学估计合适的样本数量,以达到研究目的为准,防止因样本太少而得不到应有的结论,或样本过大而造成人力物力的浪费与研究周期的延长。

8. 选择正确的收集、整理与分析数据的方法,制定必要的统计表格。原始资料若不经过及时整理,则只是一大堆杂乱无章、不能说明任何问题的材料。因此,资料的整理工作是临床科研中不可或缺的一个重要环节。整理资料的目的就是为了便于研究,使原始资料围绕研究主题有一个系统的说明问题的线索。此外,为了研究和把握研究对象的本质和规律,在对研究资料进行初步整理后,有必要对调研资料进行较为深入的分析与研究。临床科研结果选择用何种统计学方法进行描述和分析并不是一件简单的事情。正确应用统计方法不仅可以得到正确的结论,而且可以提高研究效率,而误用统计学方法则会导致错误的结论。

9. 注意预防与控制机遇、偏倚、混杂与交互作用所造成的误差,力争用盲法处理,并争取使受试者有良好的依从性。

(三)观察或测量方法

1. 观察 包括:①所用术语,包括诊断指标、测量标志和转归标志是否明确;②观察方法是否可靠,重复性如何,有无观察偏倚。

2. 测量 测量是指用定量的方法来衡量医学科研中所发生的各种问题与现象,主要包括:①疾病发生频数与分布的测量,即各种率与比;②症状与体征、分布规律及其变化;③疾病对躯体、精神、经济及社会带来的影响;④疾病带来的费用消耗及如何提高临床工作的经济效能(efficacy)、效果(effectiveness)和效率

(efficiency)等问题。

测量的主要问题是指标的选择,即选择适当的指标,科学准确地反映出其研究结果的问题。除上述设计中所论及的问题外,还要注意:

(1)所选指标的目的:选用的指标必须与研究的目的有本质的联系,如对一名肝脏病病人,为了反映其肝细胞损害的情况,应选用 ALT(GPT),反映肝细胞合成蛋白的功能应选蛋白电泳或白蛋白/球蛋白,反映肝脏的解毒分泌功能则以 BSP 与 ICG 为宜,可根据专业知识确定。指标的高、新、尖固然重要,因能将效应表达得更深刻和精密,但也要考虑根据研究目的选择实用、经济、安全的指标。

(2)指标的客观性:临床数据有硬、软两种。描述人群中疾病的发生与分布的指标,如死亡率、病死率、患病率及标化死亡比等,数据比较明确,属于硬数据,其他如体温、各种皮疹、实验室检查的数据以及因疾病引起的费用消耗数据等,也较明确,属于硬数据;但有些问题,如疼痛、乏力等症状及肿瘤、烧伤病人治疗后的生存质量等,则不容易用明确的数字来测量,属于软数据。

(3)灵敏度(sensitivity)与特异度(specificity):灵敏度又称敏感度或真阳性率,指金标准确诊的病例中待评价试验也判断为阳性者所占的百分比。它可反映待评价试验能将实际患病的病例正确地判断为患某病的能力。灵敏率的理想值应为100%。特异度又称真阴性率,指金标准确诊的非病例中待评价试验也判断为阴性者所占的百分比。它可反映待评价试验能将实际未患某病的研究对象正确地判断为未患某病的能力。特异度的理想值也应为100%。

(4)准确性与精确性:准确性表示测得的结果与真实结果接近的程度,主要受系统误差的影响。精确性或可靠性则表示重复测定时,其多次结果彼此接近的程度。准确性与精确性并不一定并行不悖,可以准确性好但精确性差,反之亦然。所选指标应兼顾这两个方面。

(四)资料收集、处理方法及结果的表达

医学研究的对象是病人,因此,在收集资料时会遇到意想不到的问题。为保证研究结果的正确性,研究资料的收集必须客观,切忌主观,为了保证资料收集的客观性,尽可能实行盲法,即收集资料者不知道研究对象的分组情况和应回答什么科研问题。数据的处理必须符合医学统计学的原理和方法,如结果表达是否清晰、客观、详细,结果是否内部一致,例如数字相加是否正确,不同图表是否有矛盾。

(五)研究结果的分析

分析数字是否有统计分析价值,如有统计分析价值,分析统计分析方法及解析是否正确,统计分析时是否充分考虑到其差异显著性可能是由组间不可比造成的,如性别、年龄结构、临床特点或其他变量的不同。

(六)研究结论的评价

分析哪些结论是由结果所证明的,哪些不是由结果所证明的,分析结论与作者所要解答的问题是否相呼应。

(七)建设性的建议

假如让你设计这项研究,解答所提出的问题,应如何对其不明确处给予改进,提出切实可行的设计、观察指标和分析方法,以提供可靠的信息,解答所欲解决的问题。

三、临床研究类型及其评价工具的合理选择

研究类型不同,所选择的质量评价方法及工具也是有区别的。为方便评价,针对不同研究类型,现在已有一些现成的文献质量评价工具或标准可供选择和借鉴。评价工具大多由一些知名学术机构或组织研发。例如,JAMA发布的用户指导手册系列,CASP严格评价技巧项目网提供的系列质量评价标准等,专门用于评估包括系统评价、随机对照试验、病例对照研究、队列研究、描述性研究、诊断试验和经济学评价研究等在内的不同类型文献,见本章的附件。评价工具可分为清单类(checklist)和尺度评分类(scale)两种。

不同的研究设计,其科学论证强度不同,评价方法及评价工具也有所不同。

1. 原始研究评价工具 以随机对照试验的评价工具最为多见。随机对照试验采用随机、盲法以及设置对照组,最大限度地控制了混杂和偏倚对结果的影响,确保了结果的真实性,被认为是一种论证强度较高的设计方案,因而在临床研究中备受推崇,相关文献发表得也很多,成为临床证据的重要来源,相应的质量评价方法也发展很快。如Mohr早在1995年就列举了34种随机对照试验质量评价工具,Juni等通过手工检索又额外发现了另外14种工具。再如,针对定量研究文献,JAMA用户指导手册中专门制定了五条指导性评价原则:①研究对象是否与研究问题有关;②研究就对象的选择是否有充足的理由;③数据资料的收集方法是否与研究目的和场所相匹配;④数据资料的收集是否完整充分、足以描述观察时间;⑤资料的分析是否合适以及发现的结果是否被充分证实。报告质量的评价可借助于CONSORT(Consolidated Standards of Reporting Trials),方法学质量评价可选择的工具比较多,如Cochrane手册中的偏倚风险评价工具,Jadad评分等;对于观察性研究(包括队列研究、病例对照研究等),报告质量评价可以选择STROBE(Strengthening the Reporting of Observational Studies in Epidemiology),方法学质量评价工具也比较多,常见的有CASP(Critical Appraisal Skills Programme)工具和NOS(The Newcastle-Ottawa Scale)评分等。但具体选用现成工具用来评价文献质量时,要格外慎重,因为有些评价工具的研发过程还不是很严格,即使对同

一篇文献,工具不同,其质量评价结果也可能差异明显。有关 RCT、诊断性试验、预后研究及病因学研究的具体评价方法详见本书相关章节。

2.二次研究评价工具　对二次研究的文献可评价其方法学质量以及报告质量。如评价系统评价的方法学质量工具有 OQAQ、AMSTAR 等;有关报告质量评价工具有 QUOROM 及其升级版(PRISMA)等。其中,PRISMA 是用来规范系统评价的一种标准报告格式,包括 27 个条目,覆盖系统评价中的摘要、简介、方法与结果等方面内容,可用来与一篇系统评价内容逐一进行比对,考核其报告内容是否完整。

(黄　芬)

附件1　STROBE声明：观察性研究的论文报告中需陈述的项目清单

论文章节		队列研究	病例-对照研究	横断面研究
题目和摘要	1	(a)在题目或摘要中用常用术语表明研究所采用的设计		
		(b)在摘要中对所做工作和获得的结果做一个简明的总结		
前言				
背景/基本原理	2	对本次研究的科学背景和基本原理进行解释		
研究目的	3	阐明研究目的,包括预先确定的假说		
研究方法				
研究设计	4	尽早阐述研究设计中的关键内容		
研究现场	5	描述研究现场、研究地点及相关资料,包括招募的时间范围、暴露、随访和数据收集		
研究对象	6	(a)描述入选标准,研究对象的来源和选择方法,随访方法	(a)描述入选标准,病例和对照的来源及确认病例和选择对照的方法,病例和对照的选择原理	(a)描述入选标准,研究对象的来源和选择方法
		(b)如果是匹配研究,需要给出匹配的标准以及暴露和非暴露的人数	(b)如果是匹配研究,需要给出匹配的标准和每个病例匹配的对照的数量	
研究变量	7	明确定义结局、暴露、预测因子,可能的混杂因素及效应修饰因子。如果可以,给出诊断标准		
数据来源/测量方法	8*	对每个有意义的变量给出数据来源和详细的测量方法。如果有一个以上的组,还应该描述不同组间的测定方法的可比性		
偏倚	9	描述解决潜在偏倚的方法		
样本量	10	描述样本量的估算方法		
定量的变量	11	解释如何分析定量的变量。如果可以,描述分组的方法和原因		
统计学方法	12	(a)描述所有的统计学方法,包括控制混杂的方法		
		(b)描述所有分析亚组和交互作用的方法		
		(c)解释如何处理缺失值		
		(d)如果可以,描述失访的处理方法	(d)如果可以,描述如何对病例和对照进行匹配	(d)如果可以,描述考虑到抽样策略的分析方法
		(e)描述敏感性分析的方法		
研究结果				

续表

论文章节		队列研究	病例-对照研究	横断面研究
研究对象	13*	(a)报告每个阶段研究对象的数量,例如可能合格的个体数量,经检查合格的个体数量,最终证实为合格研究对象的数量,参与研究的个体数量,完成随访的个体数量,纳入分析的个体数量等		
		(b)描述每个阶段个体未能参加研究的原因		
		(c)考虑使用流程图		
描述性资料	14*	(a)描述研究对象的基本特征(如人口学、临床和社会学特征)以及关于暴露和可能的混杂因素的信息		
		(b)描述每一个研究变量缺失值的人数		
		(c)总结随访时间(如平均随访时间和总随访时间)		
结局资料	15*	报告结局事件的数量或汇总指标	报告不同暴露水平的个体数量或暴露汇总指标	报告结局事件的数量或汇总指标
主要结果	16	(a)报告未调整的估计值,如果可能,给出混杂因素调整后的估计值及其精确度(如95%可信区间)。阐明调整了哪些混杂因素以及为什么选定这些混杂因素进行调整		
		(b)如对连续性变量进行分组,要报告每组观察值的范围		
		(c)在有意义的危险期内,将相对指标转成绝对差异指标		
其他分析	17	报告其他分析结果,如亚组分析、交互作用分析和灵敏性分析		
讨论				
关键结果	18	概括与研究假说有关的关键结果		
局限性	19	讨论研究的局限性,包括潜在的偏倚或不准确的来源。讨论潜在偏倚的方向和大小		
解释	20	结合研究目的,研究局限性,多重分析,相似研究的结果和其他相关证据,谨慎给出一个总体的结果解释		
结果的外推	21	讨论研究结果的普遍性(外推有效性)		
其他信息				
资金来源	22	描述资金来源和资助者在当前研究中的作用,如果可以,应该介绍资助者在本文基于初始研究中的作用		

译自 http://www.STROBE-statement.org/

*在病例对照研究中,分别描述病例和对照的信息;如果可以,在队列研究和横断面研究中则分暴露组和非暴露组进行描述。

注:在一篇详细的解释和示范文章中,讨论了清单中的每一个条目,提供了方法学背景及已发表的明确报告的示范。STROBE 清单最好与这篇文章联合使用(在 PLoS Medicine、Annals of Internal Medicine 和 Epidemiology 网站可免费获得)。在 STROBE 网站可获得队列研究、病例对照研究和横断面研究各自相应的清单。

附件 2 CONSORT 声明:随机对照试验的论文报告中需陈述的项目清单和流程图

论文章节	条目	描述
题目和摘要	1	研究对象如何被分配接受不同的干预措施(如随机化和随机分配)
前言背景	2	对本研究的科学背景与基本原理进行介绍和解释
研究方法 研究对象	3	研究对象纳入的标准和实验数据收集的机构场所和地点
干预	4	详细地描述每组研究对象接受的干预措施,如何以及何时接受干预
研究目的	5	阐明研究目的和假说
结局	6	明确地定义主要结局和次要结局指标,如果可以,应该描述结局测量的质量控制方法(如多次观察、培训调查员等)
样本量	7	描述样本量的估算方法,如果可以,应该描述试验的中期分析和终止原则
随机化分配序列的产生	8	描述随机分配序列的生成方法,包括任何限制的细节(如区组和分层)
隐藏随机化组方案	9	描述实施随机化分组的方法(如编号的容器或中心控制的电话),说明在分组前是否隐藏了分组方案
实施	10	描述是谁生成的分配序列,谁募集的研究对象,谁分配研究对象到不同的干预组
盲法	11	描述研究对象、实施干预和评估结局的人是否知道分组情况;如果可以,描述如何对盲法实施的成功与否进行评价
统计学方法	12	描述组间比较重要结局指标的统计学方法,以及其他分析(如亚组分析和调整分析)的方法
结果		
流程图	13	强烈建议绘制反映每个阶段研究对象数量的流程图;具体地说,报告每组随机分配、接受分配的治疗方案、完成研究计划、纳入主要结局指标分析的研究对象数量;描述与原始研究设计不同的地方,并解释原因
募集	14	描述募集和随访的日期
基线数据	15	描述每组的基线人口学和临床特征
纳入分析的研究对象数量	16	描述每项分析中每组研究对象的数量(分母),分析是否采用了意向性处理;如果可以,展示结果时应用绝对数而不仅仅是百分比(例如报告10/20,而不仅仅是50%)
结局指标和效应估计	17	报告每组每个主要结局和次要结局指标的汇总结果,以及估计的效应大小及其精确度(例如95%可信区间)

续表

论文章节	条目	描述
其他分析	18	报告其他分析结果,如亚组分析和调整分析,注明哪些是设计阶段已经定好的分析,哪些是分析阶段探索性的分析,避免多重比较引发的问题
不良事件	19	报告每个干预组中发生的所有重要的不良事件或副作用
讨论		
结果解释	20	结合研究假说、可能存在的偏倚或测量误差,以及因多重比较引发的问题,对结果进行解释
结果外推	21	讨论试验结果的外推性(外部真实性)
概括性的结果解释	22	根据当前的证据,对研究结果进行全面的解释

注:在 www.consort-statement.org 网站可检索到每个项目的举例说明。

附件 3　改良 JADAD 评分量表

随机序列的产生 　1. 恰当：计算机产生的随机数字或类似方法（2分） 　2. 不清楚：随机试验但未描述随机分配的方法（1分） 　3. 不恰当：采用交替分配的方法，如单双号（0分）
随机化隐藏 　1. 恰当：中心或药房控制分配方案，或用序列编号一致的容器、现场计算机控制、密封不透光的信封或其他使临床医生和受试者无法预知分配序列的方法（2分） 　2. 不清楚：只表明使用随机数字表或其他随机分配方案（1分） 　3. 不恰当：交替分配、病例号、星期日数、开放式随机号码表、系列编码信封以及任何不能防止分组的可预测性的措施（0分） 　4. 未使用（0分）
盲法 　1. 恰当：采用了完全一致的安慰剂片或类似方法（2分） 　2. 不清楚：试验陈述为盲法，但未描述方法（1分） 　3. 不恰当：未采用双盲或盲的方法不恰当，如片剂和注射剂比较（0分）
撤出与退出 　1. 描述了撤出或退出的数目和理由（1分） 　2. 未描述撤出或退出的数目或理由（0分）

注：1～3 分视为低质量，4～7 分视为高质量。

参考文献

[1] 李立明. 临床流行病学[M]. 北京:人民卫生出版社,2011.

[2] 彭晓霞,冯福民. 临床流行病学[M]. 北京:北京大学医学出版社,2013.

[3] 刘续宝. 临床流行病学与循证医学[M]. 北京:人民卫生出版社,2013.

[4] 郑全庆. 临床流行病学[M]. 西安:西安交通大学出版社,2007.

[5] 叶冬青. 临床流行病学[M]. 合肥:安徽大学出版社,2010.

[6] 王家良. 循证医学[M]. 北京:人民卫生出版社,2016.

[7] 王吉耀,何耀. 循证医学[M]. 北京:人民卫生出版社,2015.

[8] 沈洪兵,齐秀英. 流行病学[M]. 8版. 北京:人民卫生出版社,2013.

[9] 谭红专. 现代流行病学[M]. 3版. 北京:人民卫生出版社,2019.

[10] 詹思延. 临床流行病学[M]. 2版. 北京:人民卫生出版社,2015.

[11] 赵仲堂. 流行病学研究方法与应用[M]. 2版. 北京:科学出版社,2005.

[12] 徐飚. 流行病学原理[M]. 上海:复旦大学出版社,2007.

[13] 李定国,黄红. 医院流行学教程[M]. 北京:科学出版社,2002.

[14] 王家良,王滨有. 临床流行病学[M]. 3版. 北京:人民卫生出版社,2008.

[15] 孙贵范. 预防医学[M]. 北京:人民卫生出版社,2006.

[16] 常存库. 揭开生命与疾病奥秘的钥匙:医学科学方法学[M]. 北京:中国协和医科大学出版社,2006.

[17] 贺石林,陈修. 医学科研方法学导论[M]. 北京:人民卫生出版社,1998.

[18] 方积乾. 卫生统计学[M]. 6版. 北京:人民卫生出版社,2007.

[19] 赵耐青,陈峰. 卫生统计学[M]. 北京:高等教育出版社,2008.

[20] 潘发明. 医用统计方法及其SPSS软件实现[M]. 合肥:中国科学技术大学出版社,2012.

[21] 姜庆五. 临床流行病学[M]. 北京:高等教育出版社,2007.

[22] 黄悦勤. 临床流行病学[M]. 4版. 北京:人民卫生出版社,2014.

[23] 陈坤,陈忠. 医学科研方法[M]. 北京:科学出版社,2011.

[24] 王建华. 医学科研方法[M]. 北京:高等教育出版社,2010.

[25] 马骏,赵醒村.医学科研设计方法[M].北京:北京大学医学出版社,2013.

[26] 邱萍萍,李伟.肺癌术后患者功能锻炼依从性与健康信念的相关性研究[J].中华护理教育,2013,10(8):342-344.

[27] 陈玲,陈彬,闫佳佳.应用跨理论模型提高冠心病患者服药依从性的研究[J].中华护理教育,2017,14(6):410-414.

[28] 江仁美,马金秀,邹迪莎,等.信息动机行为技巧模型对早期DN患者的干预研究[J].华夏医学,2017,30(5):12-15.

[29] 乔晓霞,周婕,杨兴海,等.社区老年慢性病患者服药依从性预测模型的构建[J].中国老年学杂志,2017,37(13):3297-3300.

[30] 李颖.运用计划行为理论探讨2型糖尿病患者饮食治疗依从性影响因素[D].保定:河北大学,2017.